中华钩活术系列丛书

中华钩活术

# 基础理论与专用钩鍉针

魏玉锁 著

全国百佳图书出版单位
中国中医药出版社
·北 京·

**图书在版编目（CIP）数据**

中华钩活术基础理论与专用钩鍉针 / 魏玉锁著 . —北京：中国中医药出版社，2022.1

（中华钩活术系列丛书）

ISBN 978 - 7 - 5132 - 7372 - 5

Ⅰ . ①中…　Ⅱ . ①魏…　Ⅲ . ①针刀疗法　Ⅳ . ① R245.31

中国版本图书馆 CIP 数据核字（2022）第 007804 号

---

**中国中医药出版社出版**

北京经济技术开发区科创十三街 31 号院二区 8 号楼

邮政编码　100176

传真　010-64405721

河北新华第二印刷有限责任公司印刷

各地新华书店经销

开本 787×1092　1/16　印张 16.75　彩插 0.75　字数 362 千字

2022 年 1 月第 1 版　2022 年 1 月第 1 次印刷

书号　ISBN 978 - 7 - 5132 - 7372 - 5

定价　69.00 元

网址　www.cptcm.com

服 务 热 线　010-64405510

购 书 热 线　010-89535836

维 权 打 假　010-64405753

微信服务号　zgzyycbs

微商城网址　https://kdt.im/LIdUGr

官 方 微 博　http://e.weibo.com/cptcm

天猫旗舰店网址　https://zgzyycbs.tmall.com

如有印装质量问题请与本社出版部联系（010-64405510）

# 内容简介

　　本书为中华钩活术基本理论著作，主要内容共8章，包括钩活术概述、钩活术理论、新（魏氏）夹脊穴、魏氏骨关节特定穴、钩鍉针、选穴与操作、临床检查与诊断基础、临床应用等等，详细介绍了钩活术形成与发展的过程，各类钩鍉针的特点与应用范围、主治病症及诊断与检查要点等，体现了钩活术微创、高效、绿色、安全等中医特异针疗法的优势。本书内容实用，针对性强，论述客观严谨，可供广大从事中医临床工作的医务人员，尤其是执业医师参考使用。

# 前　言

　　中华钩活术在国家中医药管理局《中医医疗技术手册》（2013年普及版）中归属于中医微创类技术，充分显示了钩活术微创、高效、绿色、安全等中医特异针疗法的优势。钩活术包括钩活术和钩活骨减压术，本系列丛书重点介绍钩活术。

　　中华钩活术软组织钩鍉针系列丛书为钩活术技术软组织钩鍉针治疗内容，包括利用一次性使用钩活术钩鍉针钩针进行软组织治疗，不包含硬组织钩鍉针治疗的钩活骨减压术。钩活术技术发展历经35年，积累了丰富的临床经验，并在理论、针具、操作手法、感控指南、治疗范围方面形成了系统化。中华钩活术软组织钩鍉针系列丛书是对中华钩活术"传承创新"内容进行优化整理后的总结，其中第一册《中华钩活术基础理论与专用钩鍉针》为基础总述，主要内容为钩活术概述、钩活术理论、新（魏氏）夹脊穴、魏氏骨关节特定穴、钩鍉针、选穴与操作、临床检查与诊断基础、临床应用等。在针具方面重点介绍了一次性使用钩活术钩鍉针钩针，一次性使用钩活术钩鍉针刺探针在《钩活骨减压术》中再做重点介绍。

　　中华钩活术软组织钩鍉针系列丛书第一册重点创新内容：①钩活术钩鍉针总体分为软组织类钩鍉针和硬组织类钩鍉针，由反复使用的钩鍉针创新发展为一次性使用钩活术钩鍉针，钩鍉针型号创新发展至90型；②钩活术操作规范；③钩活术学术思想和学术观点；④钩活术的专有名词术语（钩度、钩量、钩角、钩向、钩速、钩欲、钩迹、钩深）；⑤手感模拟钩度法、不及与太过等创新理论；⑥组合与集合理论；⑦补法与泻法、五钩法与五手法；⑧治法及量表；⑨脊柱稳定性评估；⑩钩活术适应证、禁忌证、注意事项。

　　本书反映了钩活术技术的基础与创新内容，主要供广大从事临床工作的医务人员，尤其是钩活术专业人员参考使用。

　　赵晓明、国凤琴、魏乐为本书的资料收集、内容整理、图表设计、文字校对等做了大量工作，在此表示感谢！

由于作者水平有限，书中不足或不当之处，恳请专家、医界同仁和读者给予批评指正。

魏玉锁

石家庄真仁中医钩活术总医院

2021 年 3 月

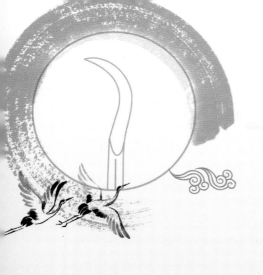
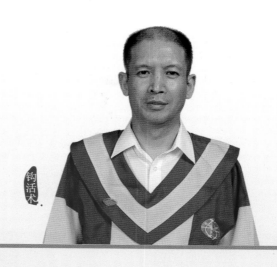

# ■ 著者简介

魏玉锁，主任中医师，钩活术创始人，钩鍉针发明人，腧穴坐标定位法创始人，钩鍉针君臣佐使系统配伍发明人，新夹脊穴发明人，针法组合解除疾病集合理论的创始人，十针法十治法组合人，视觉模拟钩度法发明人，2009脊柱侧弯测量法发明人，中华钩活术流派开派人和学术带头人，石家庄真仁中医钩活术总医院院长，全国钩活术治疗退变性脊柱关节病临床教育基地主任，中国民间中医医药研究开发协会钩活术专业委员会会长，国家中医药管理局适宜技术钩活术师资教师，中华中医药学会会员，中国针灸学会会员，中国针灸学会新九针专业委员会副主任委员，中国中医药报社理事会理事，河北省中医药学会钩活术专业委员会主任委员，中国民间中医医药研究开发协会专家委员会专家，中国生命关怀协会非药物疗法专业委员会专家，世界中医药学会联合会互联网健康产业分会副理事长。

2003年10月获第二届河北省青年科技提名奖；2005年11月获全国农村基层优秀中医荣誉称号；2011年2月获"中华中医药学会科技之星"荣誉称号；2017年11月荣获斯里兰卡"世界传统医学创始人金奖"；2017年11月荣获斯里兰卡"世界传统医学优秀成果奖"；2017年11月荣获斯里兰卡"健康大使"荣誉称号；2018年11月荣获澳大利亚"第四届传统中医药国际论坛演讲证书"。荣获中华中医药学会科技进步奖"三等奖"1项，学术著作奖"三等奖"1项；河北省科技成果6项；河北省科技进步奖6项（三等奖3项、二等奖3项）；国家专利11项（发明专利2项，实用专利9项）。著作16部；发表核心期刊论文40余篇，其中钩活术相关论文27篇。

# 关怀 支持 认可

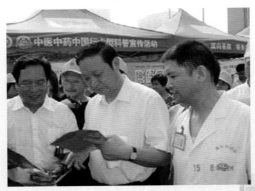

2007 年 8 月 15 日，中医中药中国行在河北石家庄市人民广场举行大型活动，卫生部副部长，国家中医药管理局局长王国强亲临指导，与钩活术创始人魏玉锁交谈钩活术的发展。

| | |
|---|---|
| 河北真仁医学技术有限公司董事长 | 赵晓明（左一） |
| 钩活术创始人、钩鍉针发明人 | 魏玉锁（左二） |
| 国家中医药管理局原副局长 | 于生龙（左三） |
| 中国中医科学院针灸学会会长 | 李维衡（右三） |
| 河北省中医药管理局副局长 | 陈振山（右二） |
| 中国民间中医药开发协会秘书长 | 王恩光（右一） |

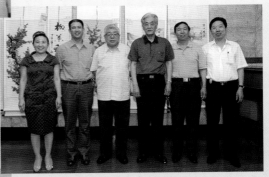

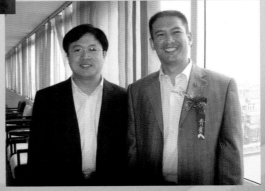

2009 年 6 月 25 日国家中医药管理局杨荣臣处长一行五人，由省局专家及领导陪同到钩活术医院指导工作。

2008 年 10 月 18 日河北省中医药管理局段云波副局长，到钩活术医院指导工作，与钩活术创始人魏玉锁合影留念。

# 钩鍉针的演变创新

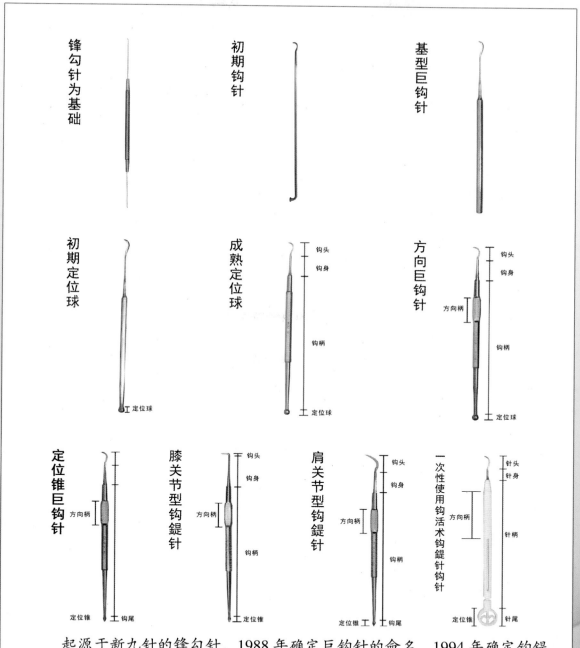

锋勾针为基础

初期钩针

基型巨钩针

初期定位球

成熟定位球

钩头
钩身
钩柄
定位球

方向巨钩针

钩头
钩身
方向柄
钩柄
定位球

定位锥巨钩针

方向柄
定位锥　钩尾

膝关节型钩鍉针

钩头
钩身
方向柄
钩柄
定位锥

肩关节型钩鍉针

钩头
钩身
方向柄
钩柄
定位锥　钩尾

一次性使用钩活术钩鍉针钩针

针头
针身
方向柄
针柄
定位锥　针尾

　　起源于新九针的锋勾针，1988年确定巨钩针的命名，1994年确定钩鍉针的命名，1996年完善了钩尖、钩弧、钩板、钩刃，四位一体。2021年完成一次性使用钩活术钩鍉针钩针的审批。

# 针 具 之 间 的 区 别

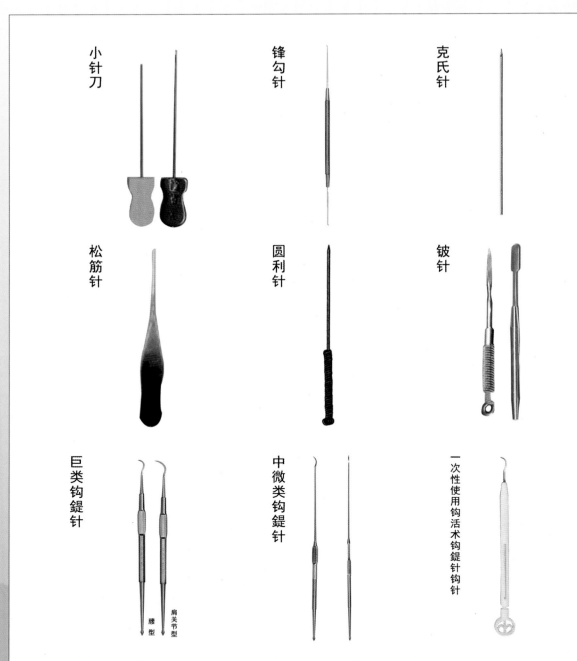

小针刀　锋勾针　克氏针

松筋针　圆利针　铍针

巨类钩鍉针　中微类钩鍉针　一次性使用钩活术钩鍉针钩针

腰型　肩关节型

　　各种针具都起源于古九针，钩鍉针的优势在于钩、割、挑、刺、推、钻、弹、剥、捣、抽，十法并用，皮筋肉骨四维治疗。

# 一次性使用钩活术钩锃针钩针

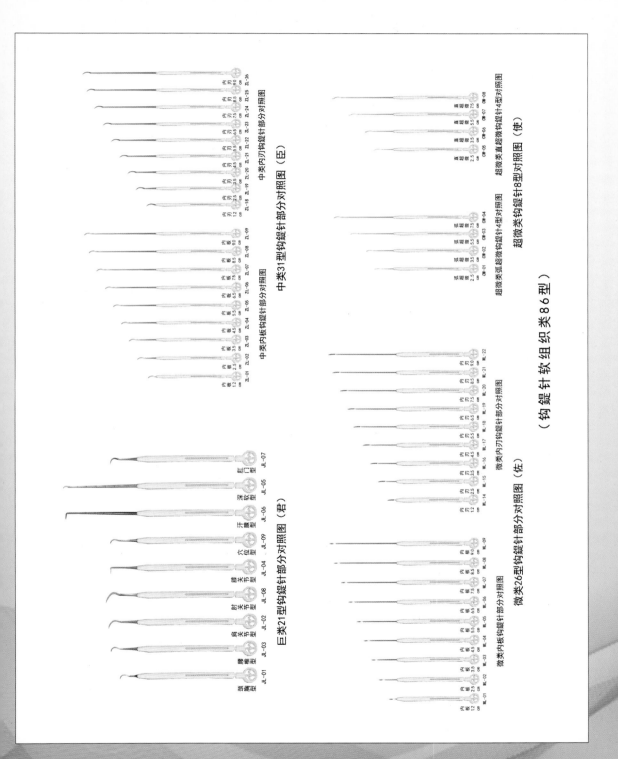

## 一次性使用钩活术钩鍉针

### （分类图）

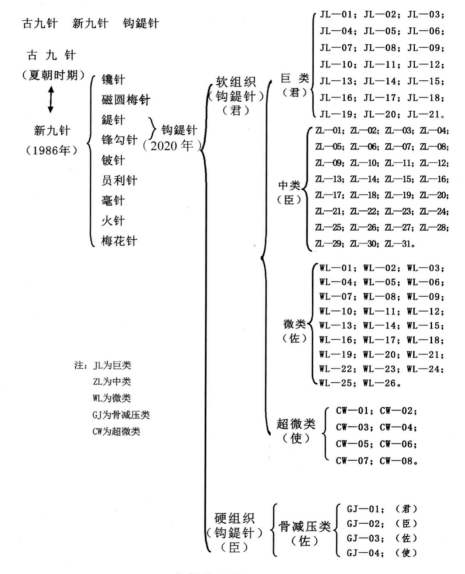

古九针　新九针　钩鍉针

古 九 针
（夏朝时期）

↕

新九针
（1986年）

镵针
磁圆梅针
鍉针
锋勾针
铍针
员利针
毫针
火针
梅花针

钩鍉针
（2020年）

软组织
（钩鍉针）
（君）

硬组织
（钩鍉针）
（臣）

巨类
（君）

JL—01；JL—02；JL—03；
JL—04；JL—05；JL—06；
JL—07；JL—08；JL—09；
JL—10；JL—11；JL—12；
JL—13；JL—14；JL—15；
JL—16；JL—17；JL—18；
JL—19；JL—20；JL—21。

中类
（臣）

ZL—01；ZL—02；ZL—03；ZL—04；
ZL—05；ZL—06；ZL—07；ZL—08；
ZL—09；ZL—10；ZL—11；ZL—12；
ZL—13；ZL—14；ZL—15；ZL—16；
ZL—17；ZL—18；ZL—19；ZL—20；
ZL—21；ZL—22；ZL—23；ZL—24；
ZL—25；ZL—26；ZL—27；ZL—28；
ZL—29；ZL—30；ZL—31。

微类
（佐）

WL—01；WL—02；WL—03；
WL—04；WL—05；WL—06；
WL—07；WL—08；WL—09；
WL—10；WL—11；WL—12；
WL—13；WL—14；WL—15；
WL—16；WL—17；WL—18；
WL—19；WL—20；WL—21；
WL—22；WL—23；WL—24；
WL—25；WL—26。

超微类
（使）

CW—01；CW—02；
CW—03；CW—04；
CW—05；CW—06；
CW—07；CW—08。

骨减压类
（佐）

GJ—01；（君）
GJ—02；（臣）
GJ—03；（佐）
GJ—04；（使）

注：JL为巨类
ZL为中类
WL为微类
GJ为骨减压类
CW为超微类

**钩鍉针90型**

# 目 录

# 第一章 钩活术概述

**钩活术技术——钩针技术** 是利用中医特异钩鍉针（专利）针具（软组织钩鍉针、硬组织钩鍉针），以中医理论和针灸学理论为指导，结合解剖学、影像学、骨伤科学、软组织外科学、生物力学、疼痛治疗学等学科知识，通过辨证施治（针），运用钩治法、割治法、挑治法、针刺法、放血法、减压法、减张法、疏松法、温补法、平衡法等多种治疗方法，对相应腧穴进行治疗（钩、割、挑、刺、推、钻、弹、剥、捣、抽等）的常规无菌操作过程。本技术包括钩活术、钩活骨减压术等，这是广义钩活术技术（钩针技术）的概念。

在新（魏氏）夹脊穴、华佗夹脊穴、骨关节特定穴、阿是穴、十二正经腧穴、奇经八脉腧穴、经外奇穴等全身穴位点，根据不同部位，采用不同型号的钩鍉针治疗，通过钩、割、挑、刺、推、钻、弹、剥、捣、抽，达到软组织减压、减张或（和）硬组织减压、减张的目的，疏通松解，建立四维（皮、肉、筋、骨）平衡，所运用的治则治法是钝性与锐性、曲线与直线的科学组合。

钩活术技术也可以说是针灸学的一个组成部分，一般而言，针灸是针刺与艾灸的合称，但是从广义而言，中医针灸包括针法和灸法。针法包括钩、割、挑、刺、推、钻、弹、剥、捣、抽，针具不但包括毫针，还包括三棱针、皮肤针、皮内针、火针、针刀、圆利针、松筋针、铍针、刃针、带刃针、拨针、挑针、割针、鍉针、大针和钩活术的特异钩鍉针等；灸法包括艾灸、盐灸、天灸、火灸、灯草灸、药灸等。

钩活术技术针具多（90型）、组合多，君臣佐使配伍丰富，采用独立新夹脊穴、坐标腧穴定位、独特手法、弧形钩法等，临床疗效独特，有别于其他特异针疗法。

中华钩活术是传统针灸的创新发展，因为中华钩活术是以传统针法为理论依据、以传统"九针"为施治针具，对针具加以革新改进，提高疗效，针灸学所涉及的十二正经腧穴、奇经八脉腧穴、经外奇穴都可以利用中华钩活术的微类钩鍉针进行钩治。不同的是，针灸通常包括针刺技术和艾灸技术，而中华钩活术疗法不包括艾灸技术，在针刺技术方面，中华钩活术除了针刺法，还包括钩治法、割治法、挑治法、放血法、减压法、减张法、疏松法、温补法、平衡法等。

# 第一节　钩活术命名的由来

钩活术疗法于 1986 年萌芽，经过 10 年的潜心研究，1996 年形成用于临床的钩活术。

**"钩"**：利用的针具是钩鍉针（巨、中、微、水液、骨减压类），所以第一个字是"钩"。

**"活"**：利用特异针具达到了钩治法、割治法、挑治法、针刺法（刺皮、刺骨）、放血法（放皮、放骨）多法并用，把五种方法融在一起，"齐心协力"起到通或补的作用，"通或补"乃使筋脉气血"活"也，所以第二个字是"活"。

**"术"**：此操作过程是无菌操作之手术过程，所以第三个字是"术"。

"钩"有三个含义：①使用的针具——中医特异钩鍉针；②动词，通过钩治使局部减压、减张、疏通、松解、立平衡而治病；③代表钩治过程中钩针运行的轨迹是曲线与直线的组合。"活"是活跃灵活，活动自如，舒筋活络，经络畅通，使局部组织重获新生，使之活之意。"术"乃是无菌操作技术，其发展过程如下。

### 钩活术（确定命名，1994-05-11）

钩为使用的针具形状，钩治的目的使其经络畅通，治疗的方法为通法，五种通法可同步实施，即钩治法、割治法、挑治法、针刺法（刺皮、刺骨）、放血法（放皮、放骨）；"通或补"乃"活"也，通过五法而畅通经络，活血化瘀，使局部软组织活动灵活，重获新生；"术"，无菌操作技术，于是便有了此技术的命名——钩活术。通过钩治之后，达到恢复周围肌肉、筋膜力量的平衡，重建椎管内外的平衡，重新建立脊柱和关节的平衡，恢复机体皮、筋、肉、骨的四维和阴阳平衡的目的。

### 钩活术腧穴（颈三穴、腰三穴，第一例钩活术，1996-06-11）

我们将脊柱的局部解剖结构特点与中医脏腑、经络理论相结合，发现在华佗夹脊穴与足太阳膀胱经背部内线腧穴之间取穴（即后来的魏氏夹脊穴）可收到意想不到的疗效。试验表明，在此取穴符合经络循行规律（膀胱经一支沿着肩胛内侧，夹脊柱，到达腰部，从脊柱旁肌肉进入体腔，联络肾，属于膀胱；督脉起于小腹内，下出于会阴部，向后行于脊柱的内部，上达项后风府，进入脑内，上行颠顶，沿前额下行鼻柱，止于上唇系带处），可治颈腰顽疾，遂定为颈三穴、腰三穴。颈三穴为第 5、6、7 颈椎旁对应的魏氏夹脊穴，腰三穴为第 3、4、5 腰椎对应的魏氏夹脊穴。

1996 年 6 月 10 日，一位神经根性颈椎病患者首次尝试运用钩活术治疗，为钩活尝试第一人，术后获得显著的效果，更坚定了我们发展钩活术的信心。接受钩活术治疗的患者不断增多，钩活术治疗颈椎病、腰突症的疗效不断得到临床验证。

国家认定钩活术的命名（国家中医药管理局，2009-06-24）

2009 年 6 月 24 日，钩活术技术成为国家中医药管理局第四批特定医疗条件下的中医临床适宜技术推广项目。

## 第二节　钩活术技术与钩针技术的命名

国家中医药管理局出版（2013 普及版）、王国强主编的《中医医疗技术手册》第四章（266 页）题目为钩针技术，其内容就是钩活术技术，说明钩活术技术就是钩针技术，明确了钩活术技术与钩针技术同属一个技术，而且确定了技术的命名和适应证：钩活术技术是在新夹脊穴、华佗夹脊穴、骨关节特定穴、阿是穴、十二正经腧穴、奇经八脉腧穴、经外奇穴等全身穴位点，利用钩锃针，采取钩治、割治、挑治、针刺、放血五法并用的一种无菌操作技术，常用于脊柱退变性疾病、骨关节病、软组织退变性疾病的治疗。

## 第三节　钩活术技术相关成果

2009 年 5 月 26 日，钩活术通过了中国中医科学院专家技术鉴定，2009 年 6 月 24 日被列入国家中医药管理局第四批中医临床适宜技术推广项目。至今已发表钩活术学术论文 27 篇，荣获国家专利 13 项，河北省科技成果 6 项，获奖 7 项。钩活术在不断发展中逐步完善，已具备成熟的临床路径、诊疗方案、感控指南、操作规范，并进入了河北医保、山西医保目录。2006 年 9 月，成立了河北省中医药学会钩活术专业委员会，2010 年 5 月，成立了中国民间中医医药研究开发协会钩活术专业委员会，至今已有 11 年历史。2018 年 5 月 5 日，在北京人民大会堂召开的中国民间中医医药研究开发协会第七届常务理事会上，中华钩活术流派获得正式认定，创始人魏玉锁领取"中华钩活术流派"牌匾。根据流派的章程、纲领、拜师规则，我们开展了钩活术全国加盟拜师学习活动，形成流派技术传承模式，至今已举办 10 批拜师仪式，共发展拜师弟子200 余名，钩活术标准化传承对 50 家加盟机构授权 "*** 真仁钩活术医院"。自 2006年第一届钩活术全国学术会议起，至今已举办了 8 届全国钩活术学术会议，而且 2019年举办了中澳国际疼痛康复学术论坛，通过论坛向国际传播了中华钩活术技术。

## 第四节　疗效评价

### 一、颈椎病远期观察

**1. 神经根型颈椎病观察结果**　2001 年选择不同年龄段共 550 例神经根型颈椎病患者进行了 5 年的跟踪观察，结果如下。

表1-4-1　550例神经根型颈椎病患者跟踪观察结果

| 年份 | | 年龄段（例数） | | | | | 年反弹率 |
|---|---|---|---|---|---|---|---|
| | | 20~30岁（110例） | 30~40岁（110例） | 40~50岁（110例） | 50~60岁（110例） | 60岁以上（110例） | |
| 反弹例数 | 2001年 | 0 | 0 | 0 | 1 | 2 | 0.55% |
| | 2002年 | 0 | 0 | 0 | 2 | 3 | 0.90% |
| | 2003年 | 1 | 2 | 2 | 4 | 3 | 2.18% |
| | 2004年 | 3 | 3 | 4 | 6 | 4 | 3.64% |
| | 2005年 | 4 | 5 | 6 | 8 | 6 | 5.27% |
| 年龄段反弹率 | | 7.2% | 0.9% | 10.9% | 19.0% | 16.3% | 总反弹率12.5% |

年龄越小，反弹率越低，年龄在50~60岁反弹率最高，反弹率与钩治后年限成正比，总反弹率12.5%。

**2. 颈型颈椎病观察结果**　2001年选择不同年龄段共550例颈型颈椎病患者进行了5年的跟踪观察，结果如下。

表1-4-2　550例颈型颈椎病患者跟踪观察结果

| 年份 | | 年龄段（例数） | | | | | 年反弹率 |
|---|---|---|---|---|---|---|---|
| | | 20~30岁（110例） | 30~40岁（110例） | 40~50岁（110例） | 50~60岁（110例） | 60岁以上（110例） | |
| 反弹例数 | 2001年 | 0 | 0 | 0 | 0 | 0 | 0.00% |
| | 2002年 | 0 | 1 | 1 | 2 | 2 | 1.09% |
| | 2003年 | 0 | 1 | 2 | 2 | 3 | 1.45% |
| | 2004年 | 1 | 2 | 3 | 5 | 4 | 2.73% |
| | 2005年 | 2 | 3 | 4 | 6 | 4 | 3.45% |
| 年龄段反弹率 | | 2.72% | 6.36% | 9.09% | 14.54% | 12.72% | 总反弹率8.72% |

年龄越小，反弹率越低，年龄在50~60岁反弹率最高，反弹率与钩治后年限成正比，总反弹率8.72%。

**3. 脊髓型颈椎病观察结果**　2001年选择不同年龄段共550例脊髓型颈椎病患者进行了5年的跟踪观察，结果如下。

表1-4-3　550例脊髓型颈椎病患者跟踪观察结果

| 年份 | | 年龄段（例数） | | | | | 年反弹率 |
|---|---|---|---|---|---|---|---|
| | | 20~30岁（110例） | 30~40岁（110例） | 40~50岁（110例） | 50~60岁（110例） | 60岁以上（110例） | |
| 反弹例数 | 2001年 | 0 | 1 | 1 | 2 | 1 | 0.90% |
| | 2002年 | 1 | 2 | 3 | 5 | 3 | 2.54% |
| | 2003年 | 2 | 4 | 6 | 9 | 8 | 4.90% |

续表

| 年份 | | 年龄段（例数） | | | | | 年反弹率 |
| --- | --- | --- | --- | --- | --- | --- | --- |
| | | 20~30 岁<br>（110 例） | 30~40 岁<br>（110 例） | 40~50 岁<br>（110 例） | 50~60 岁<br>（110 例） | 60 岁以上<br>（110 例） | |
| 反弹例数 | 2004 年 | 4 | 7 | 10 | 15 | 14 | 9.09% |
| | 2005 年 | 7 | 10 | 13 | 20 | 17 | 12.18% |
| 年龄段反弹率 | | 12.7% | 21.8% | 30.0% | 46.3% | 39.0% | 总反弹率 30% |

年龄越小，反弹率越低，年龄在 50~60 岁反弹率最高，反弹率与钩治后年限成正比，总反弹率 30%。

**4. 椎动脉型颈椎病观察结果** 2001 年选择不同年龄段共 550 例椎动脉型颈椎病患者进行了 5 年的跟踪观察，结果如下。

表 1-4-4　550 例椎动脉型颈椎病患者跟踪观察结果

| 年份 | | 年龄段（例数） | | | | | 年反弹率 |
| --- | --- | --- | --- | --- | --- | --- | --- |
| | | 20~30 岁<br>（110 例） | 30~40 岁<br>（110 例） | 40~50 岁<br>（110 例） | 50~60 岁<br>（110 例） | 60 岁以上<br>（110 例） | |
| 反弹例数 | 2001 年 | 0 | 0 | 1 | 1 | 2 | 0.72% |
| | 2002 年 | 0 | 1 | 1 | 2 | 3 | 1.27% |
| | 2003 年 | 1 | 2 | 3 | 4 | 3 | 2.36% |
| | 2004 年 | 3 | 3 | 4 | 7 | 4 | 3.81% |
| | 2005 年 | 4 | 5 | 6 | 8 | 7 | 5.45% |
| 年龄段反弹率 | | 7.27% | 10.0% | 11.8% | 18.1% | 16.3% | 总反弹率 13.6% |

年龄越小，反弹率越低，年龄在 50~60 岁反弹率最高，反弹率与钩治后年限成正比，总反弹率 13.6%。

**5. 交感型颈椎病观察结果** 2001 年选择不同年龄段共 550 例交感型颈椎病患者进行了 5 年的跟踪观察，结果如下。

表 1-4-5　550 例交感型颈椎病患者跟踪观察结果

| 年份 | | 年龄段（例数） | | | | | 年反弹率 |
| --- | --- | --- | --- | --- | --- | --- | --- |
| | | 20~30 岁<br>（110 例） | 30~40 岁<br>（110 例） | 40~50 岁<br>（110 例） | 50~60 岁<br>（110 例） | 60 岁以上<br>（110 例） | |
| 反弹例数 | 2001 年 | 0 | 1 | 2 | 3 | 2 | 1.45% |
| | 2002 年 | 0 | 1 | 2 | 5 | 3 | 2.00% |
| | 2003 年 | 1 | 2 | 3 | 5 | 4 | 2.90% |
| | 2004 年 | 3 | 3 | 4 | 7 | 4 | 3.81% |
| | 2005 年 | 4 | 5 | 6 | 10 | 7 | 5.81% |
| 年龄段反弹率 | | 7.27% | 10.9% | 15.45% | 27.2% | 18.1% | 总反弹率 15.8% |

年龄越小，反弹率越低，年龄在 50~60 岁反弹率最高，反弹率与钩治后年限成正比，总反弹率 15.8%。

**6. 混合型颈椎病观察结果** 2001 年选择不同年龄段共 550 例混合型颈椎病患者进行了 5 年的跟踪观察，结果如下。

表 1-4-6　550 例混合型颈椎病患者跟踪观察结果

| 年份 | | 年龄段（例数） | | | | | 年反弹率 |
|---|---|---|---|---|---|---|---|
| | | 20~30 岁<br>（110 例） | 30~40 岁<br>（110 例） | 40~50 岁<br>（110 例） | 50~60 岁<br>（110 例） | 60 岁以上<br>（110 例） | |
| 反弹例数 | 2001 年 | 0 | 1 | 2 | 3 | 2 | 1.45% |
| | 2002 年 | 1 | 2 | 3 | 5 | 6 | 3.09% |
| | 2003 年 | 2 | 3 | 4 | 8 | 7 | 4.36% |
| | 2004 年 | 3 | 5 | 6 | 9 | 8 | 5.63% |
| | 2005 年 | 4 | 5 | 6 | 12 | 9 | 6.54% |
| 年龄段反弹率 | | 9.09% | 14.54% | 19.09% | 33.63% | 29.09% | 总反弹率 21.09% |

年龄越小，反弹率越低，年龄在 50~60 岁反弹率最高，反弹率与钩治后年限成正比，总反弹率 21.09%。

**7. 椎间盘突出型观察结果** 2002 年选择不同年龄段共 550 例椎间盘突出患者进行了 5 年的跟踪观察，结果如下。

表 1-4-7　550 例椎间盘突出患者跟踪观察结果

| 年份 | | 年龄段（例数） | | | | | 年反弹率 |
|---|---|---|---|---|---|---|---|
| | | 20~30 岁<br>（110 例） | 30~40 岁<br>（110 例） | 40~50 岁<br>（110 例） | 50~60 岁<br>（110 例） | 60 岁以上<br>（110 例） | |
| 反弹例数 | 2002 年 | 0 | 0 | 1 | 1 | 2 | 0.72% |
| | 2003 年 | 0 | 1 | 1 | 2 | 2 | 1.09% |
| | 2004 年 | 0 | 2 | 3 | 3 | 3 | 2.00% |
| | 2005 年 | 1 | 3 | 4 | 5 | 3 | 2.90% |
| | 2006 年 | 2 | 3 | 4 | 6 | 4 | 3.45% |
| 年龄段反弹率 | | 2.72% | 8.18% | 11.8% | 15.4% | 12.7% | 总反弹率 10.18% |

年龄越小，反弹率越低，年龄在 50~60 岁反弹率最高，反弹率与钩治后年限成正比，总反弹率 10.18%。

**8. 椎间盘膨出型腰椎病观察结果** 2002 年选择不同年龄段共 550 例椎间盘膨出患者进行了 5 年的跟踪观察，结果如下。

表 1-4-8    550 例椎间盘膨出患者跟踪观察结果

| 年份 | | 年龄段（例数） | | | | | 年反弹率 |
|------|------|------|------|------|------|------|------|
| | | 20~30 岁（110 例） | 30~40 岁（110 例） | 40~50 岁（110 例） | 50~60 岁（110 例） | 60 岁以上（110 例） | |
| 反弹例数 | 2002 年 | 0 | 0 | 1 | 1 | 1 | 0.72% |
| | 2003 年 | 0 | 1 | 1 | 2 | 2 | 1.09% |
| | 2004 年 | 0 | 1 | 3 | 3 | 3 | 1.81% |
| | 2005 年 | 1 | 2 | 3 | 4 | 2 | 2.18% |
| | 2006 年 | 2 | 3 | 4 | 5 | 4 | 3.45% |
| 年龄段反弹率 | | 2.72% | 6.36% | 10.90% | 13.63% | 10.90% | 总反弹率 8.90% |

年龄越小，反弹率越低，年龄在 50~60 岁反弹率最高，反弹率与钩治后年限成正比，总反弹率 8.90%。

**9. 椎间盘脱出型腰椎病观察结果**    2002 年选择不同年龄段共 550 例椎间盘脱出患者进行了 5 年的跟踪观察，结果如下。

表 1-4-9    550 例椎间盘脱出患者跟踪观察结果

| 年份 | | 年龄段（例数） | | | | | 年反弹率 |
|------|------|------|------|------|------|------|------|
| | | 20~30 岁（110 例） | 30~40 岁（110 例） | 40~50 岁（110 例） | 50~60 岁（110 例） | 60 岁以上（110 例） | |
| 反弹例数 | 2002 年 | 0 | 0 | 1 | 2 | 1 | 0.73% |
| | 2003 年 | 1 | 2 | 2 | 4 | 3 | 2.18% |
| | 2004 年 | 1 | 3 | 3 | 5 | 4 | 2.90% |
| | 2005 年 | 3 | 4 | 5 | 7 | 6 | 4.54% |
| | 2006 年 | 4 | 5 | 7 | 9 | 10 | 7.63% |
| 年龄段反弹率 | | 8.18% | 12.7% | 16.36% | 24.54% | 21.81% | 总反弹率 16.72% |

年龄越小，反弹率越低，年龄在 50~60 岁反弹率最高，反弹率与钩治后年限成正比，总反弹率 20.9%。

**10. 手术失败综合征（FBSS）观察结果**    2002 年选择不同年龄段共 550 例 FBSS 患者进行了 5 年的跟踪观察，结果如下。

表 1-4-10    550 例 FBSS 患者跟踪观察结果

| 年份 | | 年龄段（例数） | | | | | 年反弹率 |
|------|------|------|------|------|------|------|------|
| | | 20~30 岁（110 例） | 30~40 岁（110 例） | 40~50 岁（110 例） | 50~60 岁（110 例） | 60 岁以上（110 例） | |
| 反弹例数 | 2002 年 | 0 | 1 | 2 | 3 | 3 | 1.63% |
| | 2003 年 | 1 | 2 | 3 | 8 | 7 | 3.81% |
| | 2004 年 | 2 | 3 | 4 | 10 | 8 | 4.90% |

| 年份 | | 年龄段（例数） | | | | | 年反弹率 |
|---|---|---|---|---|---|---|---|
| | | 20~30 岁（110 例） | 30~40 岁（110 例） | 40~50 岁（110 例） | 50~60 岁（110 例） | 60 岁以上（110 例） | |
| 反弹例数 | 2005 年 | 3 | 5 | 6 | 11 | 10 | 6.36% |
| | 2006 年 | 5 | 6 | 8 | 14 | 11 | 8% |
| 年龄段反弹率 | | 10% | 15.45% | 20.9% | 41.8% | 35.45% | 总反弹率 24.72% |

年龄越小，反弹率越低，年龄在 50~60 岁反弹率最高，反弹率与钩治后年限成正比，总反弹率 24.72%。

## 二、近 3 年钩活术疗效结果

对 2017~2019 年石家庄真仁中医钩活术总医院及中华钩活术流派弟子所在医疗机构（弟子院）的钩活术疗法进行疗效评价，主要针对钩活术治疗颈椎病、腰椎病、骨关节病、带状疱疹后遗神经痛、强直性脊柱炎和其他疼痛类疾病进行疗效评价，有效率均在 90% 以上，具体结果详见下表。

**表 1-4-11　2017 年度钩活术疗法全国疗效评价（94949 例）**

| 病名 | 颈椎病 | 腰椎病 | 骨关节病 | 带疱神经痛 | 强直性脊柱炎 | 其他 | 总数 |
|---|---|---|---|---|---|---|---|
| 总院 | 2180 | 2315 | 1520 | 55 | 588 | 10 | 6668 |
| 弟子院 | 22800 | 24001 | 16222 | 1100 | 22638 | 1520 | 88281 |
| 有效率 | 96.8% | 95.8% | 94.1% | 92.1% | 94.1% | 93.5% | 94.4% |

**表 1-4-12　2018 年度钩活术疗法全国疗效评价（97291 例）**

| 病名 | 颈椎病 | 腰椎病 | 骨关节病 | 带疱神经痛 | 强直性脊柱炎 | 其他 | 总数 |
|---|---|---|---|---|---|---|---|
| 总院 | 2220 | 2425 | 1702 | 95 | 612 | 56 | 7110 |
| 弟子院 | 22930 | 24581 | 17522 | 1390 | 22038 | 1720 | 90181 |
| 有效率 | 96.8% | 96.3% | 95.1% | 94.6% | 94.2% | 93.6% | 95.1% |

**表 1-4-13　2019 年度钩活术疗法全国疗效评价（110398 例）**

| 病名 | 颈椎病 | 腰椎病 | 骨关节病 | 带疱神经痛 | 强直性脊柱炎 | 其他 | 总数 |
|---|---|---|---|---|---|---|---|
| 总院 | 2803 | 2995 | 2315 | 155 | 835 | 115 | 9218 |
| 弟子院 | 225153 | 27710 | 19836 | 2395 | 24098 | 1988 | 101180 |
| 有效率 | 96.8% | 96.6% | 95.8% | 94.8% | 94.5% | 94.1% | 95.4% |

分析：近三年钩活术总医院和各加盟机构的病例数、有效率都在增长，人民群众的接受率在增高，平均三年的增长率为 9.43%，有效率增加 4.3%。

## 三、小结

**1. 临床有效率** 钩活术治疗颈椎病、腰椎间盘突出症、椎管狭窄症、骨性关节炎、骨质 – 增生症等疾病其临床有效率各不等同，但都在 90% 以上。

**2. 临床反弹率** 钩活术所治疗疾病，进行两年的跟踪追查，其反弹率在 8%~15%。因所致病种大多是退变性老年病。老年人反弹率高于中青年。

**3. 临床感染率** 由于采用常规无菌操作，严格执行无菌过程中的每一个环节，治疗前进行相关检查，所以目前局部针孔感染率为 0%。

**4. 临床不良反应率** 不良反应：患者在治疗过程中发现晕针占 0.02%，麻药反应占 0.04%，术中疼痛占 0.07%，术后疼痛占 0.2%，脂肪液化占 0.02%。

原因分析：晕针因精神紧张、饥饿所致；麻药反应，过敏体质；术中疼痛因对麻药不敏感所致；术后疼痛因个体差异所致；脂肪液化因过于肥胖所致。

防范措施：治疗时排除饥饿情况，使患者精神放松并了解治疗过程。对过敏体质的患者，局麻前做药物皮试；对麻药不敏感等存在个体差异的患者，在允许量的前提下适当加大麻药用量；术后疼痛者，给患者提前口服止痛药；对肥胖患者，操作时要轻巧，尽量少刺激脂肪，治疗结束后局部严格加压包扎，预防脂肪液化。

# 第二章　钩活术理论

钩活术治疗疾病，是以中医基础理论为指导，运用中医特异钩鍉针这一针具来治疗疾病，根据患者的具体情况进行辨证论治，以症为纲，以病为目。疾病的发生、发展和临床证候表现虽然错综复杂，但究其原因则不外乎人体阴阳失去相对平衡，主要反映为人体脏腑经络功能的失调。钩活术就是根据阴阳、脏腑、经络学说，运用"四诊"方法诊察疾病，以获取病情资料，进行辨证，明确疾病的病因病机、所在部位、疾病性质和病情的标本缓急，在此基础上采用相应的钩法与手法、治法、补法与泻法、平补平泻法，以通其经脉，调其血气，使脊柱左右平衡，椎管内外平衡，阴阳归于相对平衡，从而达到治愈疾病的目的。

## 第一节　钩活术治法

钩针技术钩活术是指通过钩鍉针的四位实现钩、割、挑、刺、推、钻、剥、弹、捣、抽，通过手法如钩治法、割治法、挑治法、针刺法、放血法、减压法、减张法、疏松法、温补法、平衡法等达到治病的目的，十种治法的组合为中华钩活术特定治法（图 2-1-1、图 2-1-2）。

### 一、特点

钩针技术钩活术是利用钩鍉针的钩头四个不同的部位（钩尖、钩弧、钩板、钩刃），直接刺入穴位点进行钩提，在治疗过程中完成钩、割、挑、刺、推、钻、弹、剥、捣、抽的操作（图 2-1-1）。

1. **钩**　利用钩弧和钩板的组合钩开、钩松软组织。

2. **割**　利用钩刃割开、割断软组织。

3. **挑**　挑开表皮、真皮和皮下组织。

4. **刺**　利用钩鍉针的钩尖刺入软组织或刺入骨质。

5. **推**　钩鍉针进入软组织，推进钩鍉针顶端。

6. **钻**　利用钩活骨减压针的直锥钻的尖部和套管钻组合，既钻皮筋肉，又钻骨膜和骨松质。

7. **剥**　利用钩鍉针进入软组织，通过操作剥开其粘连病变组织。

**8. 弹**　钩鍉针钩治后暂时存留组织内，操作者微微震动钩尾，使其左右或前后震颤。

**9. 捣**　利用钩鍉针钩尖、钩弧的组合捣划软组织。

**10. 抽**　利用钩活骨减压钩鍉针进入骨松质，利用套管钻的尾部抽吸骨内瘀血。

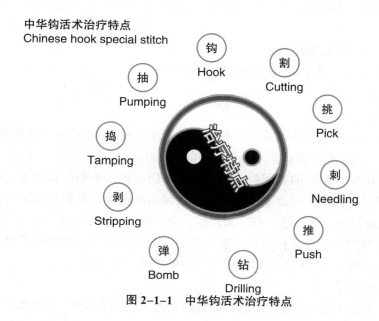

图 2-1-1　中华钩活术治疗特点

## 二、组合与联合

**1. 组合**　从 $n$ 个不同元素中，任取 $m$（$m \leq n$）个元素并成一组，叫作从 $n$ 个不同元素中取出 $m$ 个元素的一个组合；从 $n$ 个不同元素中取出 $m$（$m \leq n$）个元素的所有组合的个数，叫作从 $n$ 个不同元素中取出 $m$ 个元素的组合数。用符号 c（$n$，$m$）表示。

中华钩活术特点组合

组合或联合应用才能增效，人的生理和病理都是组合存在的，治法上也应该组合和联合应用。

（1）双组合：钩割组合、挑刺组合、钩挑组合、钩刺组合、钩推组合、钩弹组合、钩剥组合、钩捣组合、推钻组合、钻抽组合、捣剥组合、弹推组合、割剥组合、挑捣组合、弹剥组合。共 15 项组合，其中钩的组合占 8 项。由此可见"钩"的重要性，钩针代替直针的必要性。

（2）多组合

① 钩割挑组合、钩割挑刺组合、钩割挑刺推组合、钩割挑刺推弹组合、钩割挑刺推弹剥组合、钩割挑刺推弹剥捣组合、钩割挑刺推弹剥捣钻组合、钩割挑刺推弹剥捣钻抽组合。

②挑刺弹组合、挑刺弹剥组合、挑刺弹剥捣组合、挑刺弹剥捣钻组合、挑刺弹剥捣钻抽组合。

③推钻弹组合、推钻弹剥组合、推钻弹剥捣组合、推钻弹剥捣钻组合、推钻弹剥捣钻抽组合。

④刺推弹组合、刺推弹剥组合、刺推弹剥捣组合、刺推弹剥捣钻组合、刺推弹剥捣钻抽组合。

⑤捣钻抽组合、推钻抽组合。

以上共 25 个联合，其中钩的组合最多，占 8 个。

（3）链锁组合

①锐性与钝性组合

钩活术钩锃针是四位一体的弧形针具，由钩尖（三菱针）、钩刃（割治针）、钩弧（钩治针）、钩板（挑治针）组成。

在操作过程中应该割治的利用钩刃锐性割治，应该钩治的利用钩弧进行钩治，该挑治的利用钩板进行挑治，应该撑开的利用钩弧顶端的钝性弧度和由钩尖逐渐扩大的特殊结构科学地进行撑、涨、推、分，而且撑、涨、推、分都是钝性。

针具根据病理的需要自动科学化定制，是锐性分离与钝性分离的完美组合，操作者无须考虑分离度的大小，只考虑钩度即可，简单易行，安全极效。

②曲线与直线组合

a. 人体的组成是直线与曲线的组合，如脊柱正侧观，一个直线一个曲线。

b. 钩活术的操作采取比类取象的形式，首先弧形进入（针刺法、钝性分离法、弧形挑治法）软组织，触及软组织病灶后直线拉出（割治法、挑治法、减压法、锐性分离法、病理性和生理性组织辨认法）。

c. 曲线与直线的操作过程是各种治法及辨认法的组合。

③横与竖组合

a. 人体软组织的排列是横线与竖线的组合，如肌肉之间、筋膜之间等。

b. 钩活术的操作有横钩和竖钩、有横透和竖透（强直性脊柱炎）。

c. 横和竖的操作过程是各种治法及辨认法的组合。

④左与右组合

a. 人体有左有右，是左右的组合，如左右上下肢等。

b. 钩活术的操作根据具体情况，钩治左侧治右侧、钩治右侧治左侧、左右侧同时钩治的组合形式。

c. 左与右的操作过程是辨认法的组合。

⑤上与下组合

a. 人体的上下是一个组合体，如头颅与四肢、脊柱上段与脊柱下段等。

b. 钩活术的操作下病上取机会最多、上病下取依然存在，上下组合的形式在钩活术治疗中时时出现。

c. 上与下的治疗过程是各种治法及辨认法的组合。

⑥ 脊柱与四肢组合

a. 人体的脊柱乃是一身之脊梁，没有脊柱就没有四肢，四肢的神经都来源于脊柱。

b. 钩活术的辨证治疗是根据人体的生理情况而选取脊柱旁的新夹脊穴，同时新夹脊穴与四肢关节的穴位点同时钩治，形成一个组合。

c. 脊柱与四肢组合是钩活术辨证施钩、辨证选穴的具体体现。

⑦ 软组织与软组织间组合

a. 人体软组织与软组织之间是非常默契的组合，如各种软组织之间。

b. 钩活术通过钩治的过程达到了十种治法的综合使用，使不协调的软组织与软组织之间形成的病理性组合重新恢复生理性组合。

c. 软组织与软组织的操作过程调节了它们之间的组合。

⑧ 软组织与骨膜之间组合

a. 人体的软组织是附着在骨膜上的一种组合。

b. 钩活术的操作是既钩治软组织又刺激骨膜的治病形式。

⑨ 骨膜与硬组织组合

a. 人体的骨膜是在骨松质的外层，与骨松质形成一个紧密的组合。

b. 钩活术在钻骨时首先锐性刺激骨膜，然后锐性刺激骨松质，最后钝性刺激骨膜与骨松质，使骨膜与骨松质更加协调、更加默契。

c. 骨膜与硬组织的同时操作过程是各种治法及辨证法的组合。

⑩ 软组织与硬组织骨组合

a. 人体是软组织与硬组织的组合体。

b. 钩活术的操作过程是既钩治软组织又钩治硬组织，使它们固有的组合更加生理化、匹配化。

c. 软组织与硬组织骨的组合操作是中医治病总体观念的体现。

**2. 联合**　联结和闭合同时出现，把某一个组合或几个单位放在一起，形成一个新单位。

a. 链锁中的组合，是联合的体现，联合又会生成不同的组合。

b. 联合中又有组合，组合又是联合的基础。所以联合与组合是辩证关系。

c. 钩活术的操作是组合联合、联合组合的复杂变化。

## 三、集合

集合是指具有某种特定性质的具体的或抽象的对象汇总成的集体，这些对象称为该集合的元素。

通过集合的定义，分析人体病灶形成，尤其是生物力学异常应力释放至某一个部位汇总成一个集体，符合集合的定义，在钩活术理论中称为病理性集合。

钩活术疗法利用特定多种针法达到特定多种治法联合破坏病理性集合建立新的生

理平衡是最终目的。

## 四、内容

**1. 钩治法**　钩活术的钩治法是指钩鞮针进入软组织，利用钩弧和钩板的组合提拉局部软组织，达到降低局部软组织压力或缓解张力而治病目的的方法。

**2. 割治法**　钩活术的割治法包括割脂法和割膜法，利用钩鞮针钩尖和钩板的组合进入皮肤割开脂肪而割脂；利用钩鞮针钩尖和钩刃的组合割开皮下"白膜"而割膜，达到调整局部软组织而治病的目的。

**3. 挑治法**　钩活术的挑治法是指钩鞮针进入软组织，利用钩尖和钩板的组合挑拨局部软组织，尤其对浅筋膜的挑治，达到挑而调的目的。

**4. 针刺法**　钩活术的针刺法包括软组织刺法和硬组织刺法：软组织刺法是指钩鞮针的钩尖刺入表皮、真皮、浅筋膜、肌肉等软组织；硬组织刺法是指用钩鞮针的尖部和直锥刺入骨膜及骨松质，达到刺法（强刺、中刺、弱刺）而治病的目的。

**5. 放血法**　钩活术的放血法包括软组织放血和硬组织放血：软组织放血是指通过钩鞮针治疗后，挤压针孔周围软组织，排除局部软组织瘀血；硬组织放血是指通过骨减压针钻透骨松质，进入骨髓腔，利用套管钻负压抽吸红褐色骨髓液若干量，达到排除瘀血，骨内减压而治病的目的。

**6. 减压法**　钩活术的减压法包括软组织减压和硬组织减压：软组织减压是指钩鞮针进入软组织，通过钩弧和钩板的组合提拉局部软组织，使局部肌纤维、筋膜等软组织之间压力减小；硬组织减压是指钩活骨减压针进入骨松质后，利用套管钻抽吸若干量褐色骨髓液，骨髓液的抽出降低了骨内压力，进一步降低了软组织和硬组织之间的压力，达到软组织和硬组织同时减压而治病的目的。是降低局部压力而治病的方法。

**7. 减张法**　钩活术的减张法包括软组织减张和硬组织减张：软组织减张是指钩鞮针进入软组织，通过钩刃的割治作用，使局部肌纤维等软组织断开回缩，张力减小；硬组织减张是指钩活骨减压针进入骨松质，骨松质有一个"圆孔"出现，使骨组织之间的张力减小，达到减缓局部软组织和硬组织的张力而调理治病的目的。

**8. 疏松法**　钩活术的疏松法包括软组织疏松和硬组织疏松：软组织疏松是指钩鞮针进入软组织，通过钩弧钩板提拉、钩刃割开、钩身提插、钝性锐性的分离，达到疏通和松解软组织而治病的目的；硬组织疏松是指钩活骨减压针进入骨松质后，通过锐性强刺骨膜、骨松质减张、骨内减压，达到疏通调理的目的。

**9. 温补法**　钩活术的温补法包括软组织温补和硬组织温补：软组织温补是指钩鞮针进入皮肤后，由浅入深为补法，深入过程中或有停顿，如常用的"烧山火"法；硬组织温补是指钩鞮针钩弧的顶端抵触骨面后，通过钝性按摩刺激骨膜，达到冷凉改善而温补治病的目的。

**10. 平衡法**　钩活术的平衡法是指钩鞮针进入软组织，通过钩尖强刺、钩弧钩板提拉、钩刃割开、钩身提插弹剥、钩活骨减压等钝性锐性、上下左右、软硬组织、皮筋肉骨的治疗过程，既平衡软组织，又平衡硬组织，达到调软、调硬、软硬平衡、（管）内外平衡的目的，重建立力平衡而治病的方法。

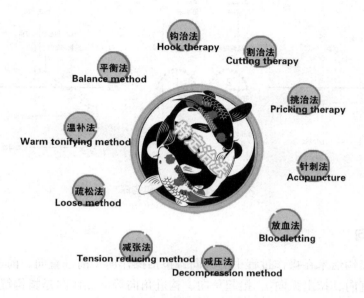

图 2-1-2　中华钩活术特定治法

## 五、钩速

钩速也就是钩活术进针、出针操作的速度，是钩活术在钩治腧穴过程中弧形进针的速度、出针速度及直线拉出速度，根据临床研究这两个速度确定为 6~12s（抛物线上升 2s，抛物线下降 2s，直线拉出 2s，最快完成时间 6s/ 次），如果超过这个速度为超速，低于这个速度为低速。

但是在浅单软中完成钩提的时间为常规的 3 倍，即 18~36s（抛物线上升 6s，抛物线下降 6s，直线拉出 6s，最快完成时间 18s/ 次）。弧线钩迹的速度在浅单软钩法中体现"轻"，直线钩迹的速度体现"慢"，1/3 的钩量体现"少"。

## 六、钩角

钩活术的钩角是钩活术操作过程中进针、钩治、出针时钩鍉针与皮肤之间的角度，包括抬起角和钩进角。钩弧抬起的角度是以钩弧与钩身交界点为基准点、按照相应的进钩角度进入皮下组织后，所抬起弧形进针的角度，抬起角一般掌握在 45°~50°，如（图 2-1-3）；钩针与所钩治腧穴表皮进针的角度为钩进角度，由钩进角形成倒八字钩治法。脊柱的新夹脊穴钩角的大小可查阅钩活术度量图。

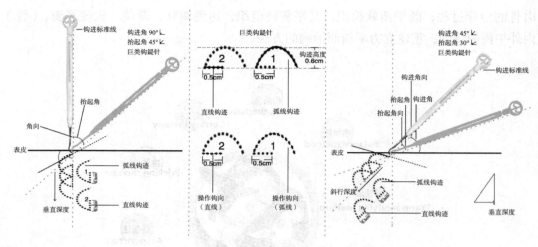

图 2-1-3　钩角和钩深

## 七、钩向

钩向是指钩活术在操作过程中的方向，包括操作向（前进直向、前进弧向、正向、反向、提拉直向、拉出弧向）、抬起角向、钩进角向等。操作向是指钩鍉针进入皮肤后操作过程中钩尖的方向；抬起角向是指钩鍉针进入皮肤后准备操作时钩尖的方向；钩进角向是指未进入皮肤、准备钩治时钩鍉针与所钩治腧穴表皮所形成角度的方向（图2-1-3）。

## 八、钩迹

钩活术在操作中是呈弧形进入软组织，达到深度后进行直线提拉，钩迹是指由弧线进入直线提拉的轨迹，分为弧线形、直线形两种。同一个穴位操作的钩迹基本等同，因为是弧线与直线的重复，弧线与直线的夹角，也就是钩角中的抬起角。直线形钩迹的长度 ≤ 0.5cm，根据圆周长公式 $C=d\pi$ 求得弧形钩迹的长度为 ≤ 3.14156/2 ≈ 1.57（图2-1-3）。

## 九、钩量

钩量是钩着的量，也就是钩治病灶的量，钩量的大小在浅单软钩法中体现"少"。浅单软的轻、慢、少通过钩速和钩量来体现。在量比上为 1:3 的比例，如钩速和钩量比正常减少 3 倍为浅单软。

在钩角的正常范围内钩着病灶（软组织）量的分度：45°钩抬角弧形（各类钩鍉针）进入应有垂直深度，垂直向外提拉 0.5cm 时，钩量定为 5 分量，无论手感模拟有无病灶（钩没钩着阻力）都定为 5 分钩量，按此标准成比例增加或缩小，产生以下钩量数轴，即手感模拟钩量（图2-1-4）。

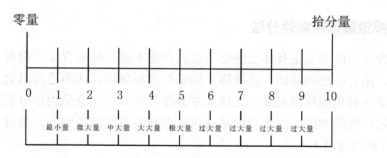

**图 2-1-4　手感模拟钩量（钩着模拟病灶量表）**
**（feel analog hook，简称 FAH）**

## 十、钩深

钩深就是钩活术进入皮肤的深度，钩深包括两个方面：一是进针的深度，即倾斜进针深度；二是垂直深度，即垂直于腧穴皮肤为基准垂直入内的深度，新夹脊穴大部分腧穴在钩治中都有钩进角度，根据勾股定理测算垂直深度（图 2-1-3）。根据所钩治部位的不同而有不同的深度，所选择钩鍉针的类别不同也有不同的深度，深浅度的大小是保障安全的前提。

## 十一、钩度

钩活术的钩度包括钩的深度、钩起的度、割开的度、分离的度、钩着的量度、钩速的刺激度等，是钩活术的核心，也是各种量度的总和，用手感模拟钩度法来表示。

## 十二、钩欲

钩活术所提到的钩欲，是指钩活术操作者大脑思维中钩治的欲望值，欲望值过大，就会形成过度操作，欲望值过小，也会影响疗效，但是在钩活术的不及与太过原理中，明确了欲望值宁小不大的原则，是为保证临床安全而设定的。

# 第二节　钩活术量表

钩活术的有关量表是系列量表的总称。疼痛的程度无法用语言表达清楚，目前视觉模拟评分法（VAS）已经普便地用于临床工作中测量疼痛程度。VAS 提供了一种在临床中测量疼痛强度的常用方法，而且具有受试者易懂、实时记录快而简单、适用人群广等特点，所以广泛应用于临床实践和临床教学。故此，钩活术的钩度、巨中微类钩鍉针的使用、钩活术中的补泻法，以及疾病的痛、麻、木、凉等，均参照 VAS 的形式进行度量，通过量表体现钩活术的度量制。

## 一、视觉模拟疼痛评分法

疼的含义在医学上是身体上感觉不适或严重不适，痛的含义不但有身体的不适或严重不适，还有心理的障碍，是身体上的感觉和心理障碍或不适的组合。视觉模拟疼痛评分法是一种模拟疼痛量表，无痛为零分度，疼痛不能忍受为拾分度。下面用一个数轴来表示疼痛的程度，这个程度是通过患者自我感觉而得到的，用量表数轴的形式表现出来（图 2-2-1）。

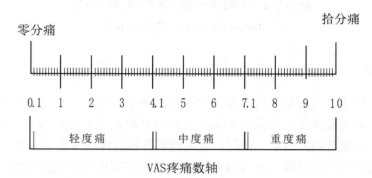

VAS疼痛数轴

**图 2-2-1　视觉模拟疼痛评分法**
（visual analogue pain score，简称 VAS）

注：0 无痛；0.1~4 轻度疼痛（能忍受，睡眠不受影响）；4.1~7 中度疼痛（疼痛明显，不能忍受，要求服用镇痛药物，睡眠受影响）；7.1~10 重度疼痛（疼痛剧烈，不能忍受，需服用镇痛药物，睡眠严重受影响，可伴有自主神经紊乱或被动体位）

## 二、视觉模拟麻感评分法

麻感既有身体上的不适或功能敏感度的下降，又有心理的不适或障碍。视觉模拟麻感评分法是一种模拟麻感量表，无麻感为零分度，麻感至最大程度或有憋胀为拾分度。下面用一个数轴来表示麻感的程度，这个程度是通过患者自我感觉而得到的，用量表数轴的形式表现出来（图 2-2-2）。

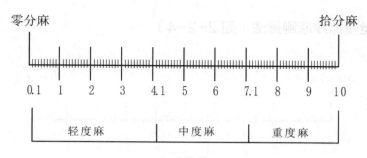

VAM麻感数轴

**图 2-2-2　视觉模拟麻感评分法**

（visual analogue anesthesia measurement，简称 VAM）

注：0 无麻感；0.1~4 轻度麻感（能忍受，工作、生活不受影响）；4.1~7 中度麻感（麻感明显，影响工作、生活，要求治疗）；7.1~10 重度麻感（麻感严重或生活不能自理，不能忍受，甚至影响睡眠，或被迫体位，迫切要求治疗）

## 三、视觉模拟木感评分法

　　木感是敏感度的下降或消失，或有身体局部的不适及功能和心理的不适，患者对木的表述是以健康的肢体去触摸非健康的部位而获得的一种感觉。视觉模拟木感评分法是一种模拟木感量表，无木感为零分度，木感至最大程度甚至失去感觉，如果切开皮肤仍无痛感的为拾分度。下面用一个数轴来表示木感的程度，这个程度是通过患者自我感觉而得到的，用量表数轴的形式表现出来（图 2-2-3）。

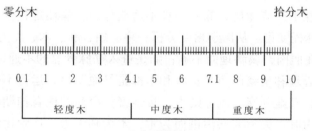

VAM木感数轴

**图 2-2-3　视觉模拟木感评分法**

（visual analogue wood sense measurement，简称 VAM）

注：0 无木感；0.1~4 轻度木感（能忍受，工作、生活不受影响）；4.1~7 中度木感（木感明显，影响工作、生活，要求治疗）；7.1~10 重度木感（木感严重或生活受影响，或失去感觉，迫切要求治疗）

### 四、视觉模拟冷凉测量法（图2-2-4）

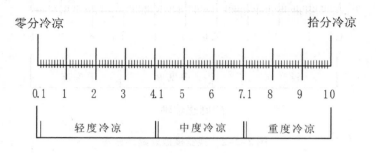

图 2-2-4　视觉模拟冷凉测量法

（ visual analogue cooling measurement method，简称 VCM ）

　　注：VCM冷凉数轴与寒战高热不同，此冷凉数轴是指脊柱退变性疾病引起的下肢冷凉：0 无冷凉感；0.1~4 轻度冷凉，与常人比，穿衣稍有增加，自感冷凉，夏季也不能接受冷风凉气而穿上长衣长衫；4.1~7 中度冷凉，穿衣与常人相对增加一季；7.1~10 重度冷凉，几乎达到夏天穿棉衣、冬天不出门的程度

### 五、肌力分级标准

　　参照第七章钩活术临床检查与诊断基础。

　　小结：现代医学认为疼是身体的不适或严重不适；痛不仅有身体的不适或严重不适，而且伴有心理的不适或障碍；麻感既有身体上的不适或功能敏感度的下降，又有心理的不适或障碍；木感是敏感度的下降、消失，或有身体局部的不适及功能和心理的不适。疼无心理不适或障碍，痛有心理不适或障碍，痛比疼程度重；麻有感觉，木是没感觉，木比麻程度重。从医学角度分析，疼、痛、麻、木、无力呈依次加重。

　　中医认为疼在肌肉，属腠理的不通；痛是进入筋脉骨骼的不通，肝主筋，肾主骨，痛必然肝郁而有心理和情绪的改变；麻和木都是气血不足、运行不畅所致。所以不通则痛、痛则不通、气虚则麻、血虚则木。腰椎管狭窄症的患者初期时疼，慢慢地加重为痛，久而久之为麻，失治或误治进而为木，木久则无力，症状逐渐加重。中风之前很多人都会出现手指尖麻或者半身麻，继而半身不遂，就是因为长期的气血亏虚使气血不能濡养四肢，产生四肢或者前臂、上臂、某些局部经脉不通，气血不得濡养，产生麻木的感觉。

　　关于中文的麻木与浅感觉、深感觉的关系：中文的麻木所指范围很广，包括浅感觉障碍（皮肤缺乏感觉或感觉丧失等）、深感觉障碍（体位感、反应、动作障碍等）和精神与心理障碍。一般的麻木或麻木感是指浅感觉障碍，手脚麻木是人们日常生活中常常会出现的症状，如神经炎最常出现的手脚麻木、颈椎病引起的上肢麻木、腰椎间盘突出压迫神经导致的下肢疼痛与麻木等。

# 第三节　手感模拟钩度法

手感模拟钩度法是中医钩活术用于测量钩起、割开、钝推、分离程度的一种测量方法，简称"钩度"（不包括深度）。钩度作为钩活术手法与钩法的重要理论，使钩活术的理论向科学化、数字化、规范化方向发展，有效指导临床和培训。

手感模拟钩度法是一种用量表通过手感模拟钩度的方法。皮下软组织处于完整无破坏状态为零分度，软组织通过锐性或钝性分离全部豁开（最大程度）为拾分度，参照 VAS 的方法模拟成量表数轴，通过量表数轴指导临床操作者的手感（图 2-3-1）。

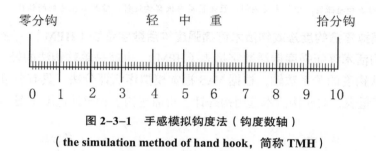

**图 2-3-1　手感模拟钩度法（钩度数轴）**

（ the simulation method of hand hook，简称 TMH ）

注：1 分钩度、2 分钩度、3 分钩度依次类推。

手感模拟钩度法只针对软组织，不针对硬组织；在钩活术的五手法（钩提法、捣划法、分离法、触骨法、钻骨法）中只针对钩提法；在钩活术的五钩法（浅单软、单软、双软、深双软、重深双软）中只针对浅单软、单软（轻、中、重）、双软。

## 一、手感模拟钩度法与钩鍉针（内板型泻法）

钩活术手感模拟钩度的量与钩鍉针大小有着极为密切的关系，因为巨类、中类、微类、超微类，其大小有着很大的差距，下面具体予以介绍。

**1. 钩活术手感模拟钩度法与钩鍉针的匹配量表（TMH）**　手感模拟钩度法与内板型钩鍉针在钩度上有一个匹配的量表，称为钩活术手感模拟钩度法与钩鍉针的匹配量表（TMH），它是结合钩度与针具大小的关系而列表，同时特别标识了过度钩为禁区，提醒钩活术执行人绝对不能触碰禁区。内板型钩鍉针相对以泻法为主，所以在 TMH 中主要针对泻法，或以泻法为主（图 2-3-2）。

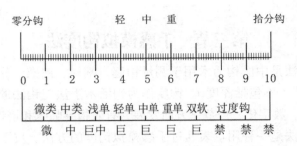

**图 2-3-2　手感模拟钩度法（钩度与单双软）**

（the simulation method of hand hook，简称 TMH）

注：微是微内板和超微类、中是中类内板、巨是巨类内板型钩鍉针，禁是不能达到的钩度。

**2. 手感模拟疼痛钩度法或钩活术疼痛强度钩活数字量表（HPM）** 手感模拟疼痛钩度法又称为钩活术疼痛强度钩活数字量表（HPM），也就是单软钩法的轻、中、重钩度止痛量表单软钩度的关系数轴，根据 VAS 视觉模拟疼痛评分法，具有分度特征的 0~10 疼痛强度数字量表，对应钩活术选用钩鍉针（辨痛选钩）和辨证选度（图 2-3-3）。

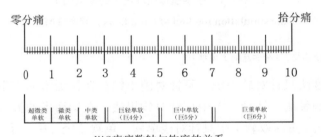

VAS疼痛数轴与钩度的关系

**图 2-3-3　手感模拟疼痛钩度法（钩度与疼痛）**

（hand feel analog pain hook method，简称 HPM）

（1）巨类内板钩鍉针的钩度在钩度数轴上表现为手感模拟钩度法（钩度数轴巨类内板）（图 2-3-4）。

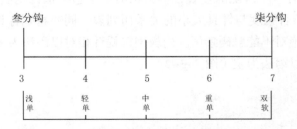

**图 2-3-4　手感模拟钩度法（钩度数轴巨类内板）**

（the simulation method of hand hook，简称 TMH）

（2）巨类内板钩鍉针钩度与疼痛在数轴上的关系为手感模拟疼痛钩度法（巨类）（图2-3-5）。

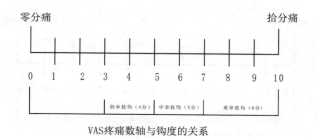

VAS疼痛数轴与钩度的关系

**图2-3-5　手感模拟疼痛钩度法（巨类）**

（handle analog pain hook degree method，简称HPM）

（3）中类内板钩鍉针的钩度在钩度数轴上表现为手感模拟钩度法（钩度数轴中类内板）（图2-3-6）。

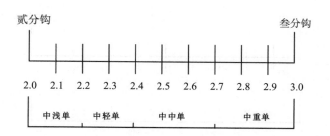

**图2-3-6　手感模拟钩度法（钩度数轴中类内板）**

（the simulation method of hand hook，简称TMH）

（4）中类内板钩鍉针钩度与疼痛在数轴上的关系为手感模拟疼痛钩度法（中类）（图2-3-7）。

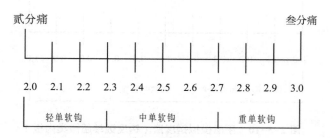

**图2-3-7　手感模拟疼痛钩度法（中类）**

（handle analog pain hook degree method，简称HPM）

（5）微类内板钩鍉针的钩度在钩度数轴上表现为手感模拟钩度法（钩度数轴微类内板）（图2-3-8）。

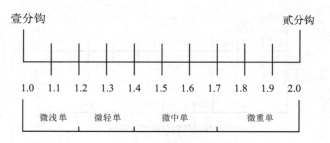

**图 2-3-8　手感模拟钩度法（钩度数轴微类内板）**

**（ the simulation method of hand hook，简称 TMH ）**

（6）微类内板钩鍉针钩度与疼痛在数轴上的关系为手感模拟疼痛钩度法（微类）（图2-3-9）。

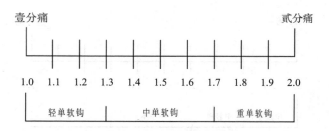

**图 2-3-9　手感模拟疼痛钩度法（微类）**

**（ handle analog pain hook degree method，简称 HPM ）**

（7）超微类内板钩鍉针的钩度在钩度数轴上表现为手感模拟钩度法（图2-3-10）。

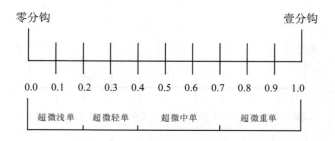

**图 2-3-10　手感模拟钩度法（钩度数轴超微类内板）**

**（ the simulation method of hand hook，简称 TMH ）**

（8）超微类内板钩鍉针钩度与疼痛在数轴上的关系为手感模拟疼痛钩度法（超微类）（图2-3-11）。

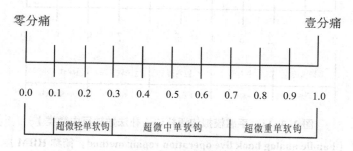

**图2-3-11　手感模拟疼痛钩度法（超微类）**

（handle analog pain hook degree method，简称 HPM）

## 二、手感模拟钩度法与钩鍉针（内刃型补法）

临床用内刃型钩鍉针操作时，钩头处于皮下为零分度，钝性推进插入所产生的最大钝性分离度（或骨面）为拾分度，参照 VAS 的方法模拟成量表数轴，通过量表数轴指导临床操作者的手感。用量表数轴的形式表现出来，形成的量表为手感模拟钩活补法（图2-3-12），将量表手感模拟钩活补法与各类型钩鍉针对应后形成的量表为手感模拟钩活补法（补法数轴巨中微类）（图2-3-13）。

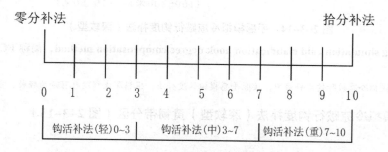

**图2-3-12　手感模拟钩活补法**

（handle analog hook live operation repair method，简称 HHM）

注：0无补泻；1~10补法为先浅后深，重推进、轻提拉，推进为主，推进力度较大，提拉力度较小。操作过程在提拉时稍向钩弧方向抬起，尽量不割断软组织，达到最大补法。

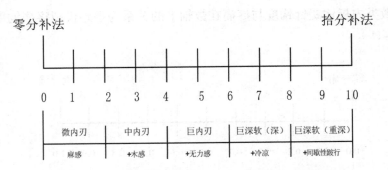

**图 2-3-13 手感模拟钩活补法（补法数轴巨中微类）**

（handle analog hook live operation repair method，简称 HHM）

## 1. 手感模拟冷凉跛行钩度补法（深软型）（图 2-3-14）

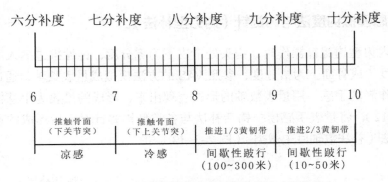

**图 2-3-14 手感模拟冷凉跛行钩度补法（深软型）**

（feeling simulation cold claudication hook degree compensation method，简称 FCM）

注：在手感模拟冷凉跛行钩度补法中，按照手感模拟钩度补法，根据深浅程度也可分为轻补、中补、重补。

## 2. 手感模拟冷凉跛行钩度补法（深软型）黄韧带分区（图 2-3-15）

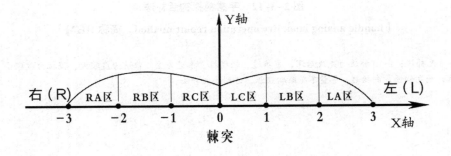

**图 2-3-15 黄韧带分区**

**3.** 手感模拟冷凉跛行钩度补法（深软型）角度及深度量表（表2-3-1）

表2-3-1　重深双软深度角度量表

| 新夹脊穴 | L1穴（腰5椎） | L2穴（腰4椎） | L3穴（腰3椎） | L4穴（腰2椎） |
|---|---|---|---|---|
| 深度（cm） | 2.6~3.2 | 2.8~3.2 | 2.5~3.0 | 2.4~2.8 |
| 角度（锐角度） | 20~40 | 30~45 | 35~45 | 40~45 |
| 深度补量<br>（分离深度和<br>补量成正比） | 3/10（轻补）<br>6/10（中补）<br>9/10（重补） | 3/10（轻补）<br>6/10（中补）<br>9/10（重补） | 3/10（轻补）<br>6/10（中补）<br>9/10（重补） | 3/10（轻补）<br>6/10（中补）<br>9/10（重补） |

注：在手感模拟冷凉跛行钩度补法（深软型）角度量表中，角度是指水平抬起的锐角度叫抬起角。

　　重深双软是分离法，根据分离黄韧带的深度分为轻度补法（进入黄韧带3/10）、中度补法（进入黄韧带6/10）、重度补法（进入黄韧带9/10），不能穿透黄韧带。

**4.** 手感模拟无力感钩度补法（图2-3-16）

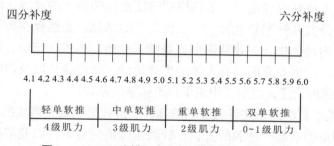

图2-3-16　手感模拟无力感钩度补法（巨内刃）

（feeling analogue feebleness hook degree compensation method，简称FFM）

注：在手感模拟无力感钩度补法中，按照手感模拟钩度补法，根据深浅程度也可分为轻补、中补、重补。

**5.** 手感模拟木感钩度补法（图2-3-17）

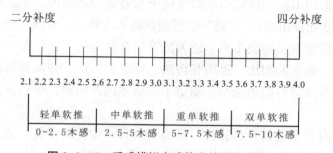

图2-3-17　手感模拟木感钩度补法（中内刃）

（hand-feeling simulation wood-feeling hook degree compensation method，简称HWM）

注：在手感模拟木感钩度补法中，按照手感模拟钩度补法根据深浅程度也可分为轻补、中补、重补。

### 6. 手感模拟麻感钩度补法（图 2-3-18）

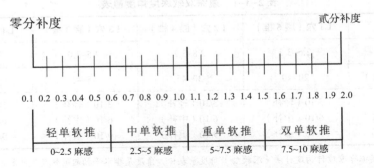

图 2-3-18　手感模拟麻感钩度补法（微内刃）

（hand-feeling analogue numbness hook degree compensation method，简称 HNM）

注：在手感模拟麻感钩度补法中，按照手感模拟钩度补法，根据深浅程度也可分为轻补、中补、重补。

　　**小结**：钩活术独有的理论——手感模拟钩度法是钩活术的灵魂，钩活术技术是中医针灸的延伸，是古九针和新九针"守正创新"的结晶，必然存在泻法和补法。在中医的古典论著《内经》中，主要从阴阳、脏腑、经络、病机、诊法、治则、针灸、按摩、方药、疾病、摄生等方面，对人体的生理活动、病理变化以及诊断、治疗方法做了较为全面而系统的论述，奠定了中医学理论体系的基础。

　　《内经》中关于针法的论述涉及针刺的器具、持针的法则、刺法的种类、补泻手法的区分、针刺剂量的掌握、针刺的宜忌、针灸医师的应备条件以及某些疾病的针刺方法，其中最重要的是刺法中的补泻法。针灸临床必须根据病症的属虚属实而施行补法或泻法。《灵枢·经脉》："盛则泻之，虚则补之，热则疾之，寒则留之，陷下则灸之。"《灵枢·九针十二原》："凡用针者，虚则实之，满则泄之，菀陈则除之，邪胜则虚之。"《灵枢·官针》篇记载的各种刺法，主要是讨论如何使用九针来治疗不同病症。其中有以九针应九变的"九刺"。另根据病变部位的深浅、大小等不同，提出了刺浅、刺深和发针多少，以及运用不同的针刺角度以适应十二经各种病症的"十二刺"。"五刺"是针对五脏有关病变而提出的。"三刺"是指毫针刺入皮肤后，分浅、中、深三种不同深度的分层刺法，后世发展为烧山火、透天凉等综合补泻法。在针灸学中还有迎随补泻法、捻转补泻法、徐疾补泻法、提插补泻法、呼吸补泻法、开阖补泻法等。对古人在针灸中的各种补泻法进行归纳总结，制定了钩活术的补泻法，依然分为针具补泻和手法补泻。

　　针具补泻：内刃型钩鞮针为补法，巨类为大补、中类为中补、微类为小补；内板型钩鞮针为泻法，巨类为大泻、中类为中泻、微类为小泻。

　　手法补泻：先浅后深、重推轻提、只推不提、部分钝性或锐性分离法为补法；先深后浅、重提轻推、只提不推、部分锐性或钝性分离法为泻法。如内刃推分补法、菱形分离法、散射分离法、烧山火法、深双软、重深双软、触骨法等为补法；钩提法、捣划法、浅单软、单软、双软等为泻法，扇形分离法、面形分离法、圆形分离法也为泻法。

混合补泻：手感模拟钩度法中的补法和泻法都不是绝对的，补和泻的度是手感模拟出来的理论数字，根据中医针灸学补泻理论而延伸出钩活术的手感模拟钩度法的补泻，在操作过程中是补中有泻、泻中带补的混合补泻过程，这就是阴阳互补、阴中求阳、阳中有阴的矛盾相对论，证明钩活术的混合补泻手法符合人体的生理和病理规律。

## 第四节  手法与钩法

钩活术技术的手法与钩法是"术"字的核心，疾病不同，部位不同，生理病理不同，病情程度不同，选择的钩法与手法也不同，包括钩提法、分离法、捣划法、触骨法、钻骨法五手法和浅单软、单软、双软、深双软、重深双软五钩法。

### 一、手法与钩法的定义

#### （一）钩活术特定手法

中医钩活术治疗过程中主要有五种操作手法：钩提法、分离法、捣划法、触骨法、钻骨法。

**1. 钩提法**  钩鍉针按钩活术进针法进入皮肤（真皮）后，施治时先钩后提拉、再钩再提拉，循序前进。内板钩头侧重于钩提和挑拨，内刃钩头侧重于剥割和推分，在钩提法中有泻法和补法。

（1）内板泻法为主：内板型钩鍉针垂直钩提法进针后，钩提前进的方向垂直于固有皮肤表面或骨面。脊柱及脊柱旁穴用此操作方法，根据操作的不同又分为一般钩提法和特殊钩提法。

① 一般钩提法：进针后匀速定向钩提，达到要求的钩度后，退出钩鍉针，完成治疗过程，为一般垂直钩提法。

② 透天凉钩提法：进针达到深度后再钩提，按要求钩提；达到一定深度，再钩提；再达到一定深度，再钩提。三次完成后退出钩鍉针，完成治疗过程，由深入浅的钩治方法称为透天凉钩提法。

透天凉钩提法：将钩鍉针钩入腧穴应钩深度的下1/3（地部），进行钩提，再将钩鍉针退回中1/3（人部），进行钩提，然后再将钩鍉针退回上1/3（天部），进行钩提，即为钩活透天凉法，多用于治疗急性水肿期、发作期及持续期脊柱退变性疾病。

③ 恢钩钩提法：《灵枢·官针》："凡刺有十二节，以应十二经。"节是节要的意思。由于刺法中有十二节要，所以能应合于十二经的病症。又称"十二节刺"中第三刺法为恢刺："恢刺者，直刺傍之，举之，前后恢筋急，以治筋痹也。"这种刺法，是专门针

对筋肉拘急痹痛的部位四周针刺。先从傍刺入，得气后，令患者做关节功能活动，不断更换针刺方向，以疏通经气、舒缓筋急。恢，有恢复其原来活动功能的意思。根据恢刺的本意，钩活术疗法在钩提法中完成1/2钩度时，开始活动有障碍的关节或肢体，边活动边钩提，达到应钩治的钩度，完成治疗，增加疗效，最大限度恢复功能，称为恢钩钩提法。

④ 扇形钩提法：一般钩提法操作时，按要求沿一个方向钩活后，使钩鍉针退置于皮下（真皮下），调整方向后再做钩提操作。需要三个方向的操作，其三方终点的连线与进针点形成一个扇形平面，常用于膝关节髌骨下穴（图2-4-1）。

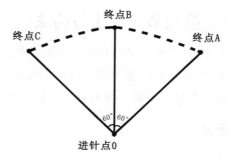

图 2-4-1　扇形钩提法

⑤ 倒八字钩提法：在钩治新夹脊穴时，同一椎体左右两个进针点，根据解剖安全的要求，进针的方向需要与垂直方向形成一个夹角，形成一个倒八字形平面（图2-4-2、图2-4-3）。

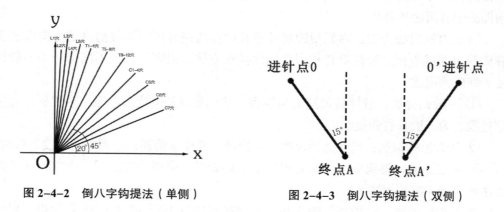

图 2-4-2　倒八字钩提法（单侧）　　　　图 2-4-3　倒八字钩提法（双侧）

（2）内刃补法为主：内刃型钩鍉针临床有剥割钩提泻法和推分补法，根据钩鍉针的方向分为垂直剥割泻法、推分补法和倒八字剥割泻法、推分补法。

① 内刃剥割泻法：进针后匀速定向钩提，达到剥割钩度后，退出钩鍉针，完成钩提过程，临床不常用。

② 内刃推分补法（也称为分离法）：进针后匀速定向推进，利用内刃钩鍉针钩弧

顶端的圆钝形状推开分离软组织，达到一定的深度和分离度后，退出钩鍉针，在操作过程中也有提拉动作，但是提拉时要向钩弧的方向稍稍抬起，尽量少或不割开软组织，临床补法中最常用。

③ 烧山火推分补法：内刃型钩鍉针如果弧形钩进入一定的深度进行推分后，再钩进一定深度，再推分，三次完成后弧形退出钩鍉针，称为钩活烧山火，即烧山火推分补法：将内刃钩鍉针钩入腧穴应钩深度的上 1/3（天部），进行推分，再将钩鍉针钩入中 1/3（人部），进行推分，然后再将内刃钩鍉针钩入下 1/3（地部），进行推分，即为钩活烧山火法，即由浅入深、以补为主的方法，多用于治疗冷痹顽麻、虚寒性脊柱退变性疾病等。

**2. 分离法（钝性和锐性）** 是指钩鍉针深达病灶处，因病灶面积较大，必须使其分离才能畅通，利用钩头或钩尾（定位锥）到达病灶的中央做分离动作，根据针具或针具的部位不同，分为钝性（钩弧顶端、钩尾）分离和锐性（钩刃、钩头）分离。根据病灶的形态和部位特点分别采用锐性分离画圆法、扇形分离法、上下分离法、左右分离法、面形分离法、散射分离法。

锐性分离法为泻法，钝性分离法为补法。钝性分离法中放射分离法、左右上下分离法、菱形分离法为补法；扇形分离法、面形分离法、圆形分离法为泻法。

钩鍉针到达相应深度后，接触骨面或病灶时，以骨面或病灶面为基准面，以基准面的中点为圆心，做旋转手法，达到活血、畅通、祛瘀的目的。根据旋转的幅度又分为锐性分离画圆法、圆形分离法、面形分离法（图 2-4-4）和扇形分离法（图 2-4-5）。

根据病情的不同选择使用不同的分离法。基准面非常关键，基准面的中点是旋转的圆心，操作要准确，防止误伤。

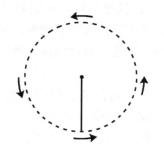

图 2-4-4　面形分离法（泻法）

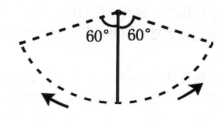

图 2-4-5　扇形分离法（泻法）

（1）扇形分离法：钩鍉针钩头或定位锥达病灶的一侧，向病灶部位进行扇形分离（泻法）。

（2）上下分离法：钩鍉针钩头或定位锥达病灶中央，顺肌纤维走行方向上下分离（补法）。

（3）左右分离法：钩鍉针钩头或定位锥达病灶中央，垂直肌纤维走行方向左右分离（补法）。

（4）面形分离法：钩鎚针钩头或定位锥达病灶中央，以中央点为基准进行面形分离（泻法）。

（5）散射分离法（图2-4-6）：钩鎚针钩头或定位锥达病灶中央，以中央点为基准散射分离（补法）。

（6）菱形分离法（图2-4-7）：钩鎚针钩头或定位锥达病灶中央或骨面，以中央点为基准菱形分离（补法）。

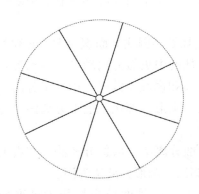

图2-4-6　散射分离法

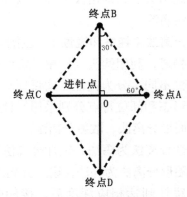

图2-4-7　菱形分离法

**3. 捣划法**　钩鎚针的钩尖部到达病灶的中央，使钩尖在病灶处做捣划的动作，达到破坏病灶、畅通经络的目的，为泻法。

（1）直接捣划法：是指钩鎚针到达相应的深度时，接触病灶后以直接捣划的手法操作，达到消除病灶、畅通气机的目的。

（2）鸟啄捣划法：是指钩鎚针到达相应的深度时，接触病灶，在病灶区以鸟啄样的手法操作，达到消除病灶、畅通气机的目的。如果病灶较大且坚硬者，通过钩尖在病灶处做重复划割的动作，慢慢地使粘连解除、经络畅通、血运加速，此法适用于大病。

**4. 触骨法**　《灵枢·官针》："凡刺有五，以应五脏。"这是从五脏应合五体（皮、脉、筋、肉、骨）的关系分成五种刺法，故又名五脏刺。其中"输刺者，直入直出，深内之至骨，以取骨痹，此肾之应也"，这是一种直进针、直出针，深刺至骨骼的刺法，与十二刺中的短刺、输刺相类似。输是内外输通的意思，故称输刺，用刺骨痹（包括深部病症）。根据输刺的含义，钩活术疗法利用钩鎚针钩弧的顶端抵触骨面后，通过钝性按摩刺激骨膜，达到补肾、补骨、补阳的目的。内刃型钩鎚针除割治作用外，其主要作用就是按骨，钩头越大，按骨的作用越强，钩头越小相应作用越小，所以按钩头的大小分为小补、中补、大补，根据临床需求选择使用。

**5. 钻骨法**　根据《灵枢·官针》五体（皮、脉、筋、肉、骨）的关系理论，病之深，入骨，需祛除骨之瘀积，触骨、刺骨、放骨血。钩活术疗法利用钩活骨减压钩鍉针穿透软组织直接钻骨，通过锐性强刺和钝性慢刺骨膜进入骨松质，钻骨成功，直椎钻退出，存留套管钻吻合一次性注射器，抽吸骨髓液2~18mL，退出套管钻，完成骨减压，此即为钻骨法。钻骨法降低了骨松质张力、减小了骨内压力，达到刺骨、治骨、减（骨）压、减（骨）张、排（骨）瘀、疏通（骨）的目的，又称骨放血法。

### （二）钩活术特定钩法

中医钩活术钩治软组织的特定方法，又称钩软法。

**1. 浅单软法**　用巨类内板钩鍉针，在指定穴位点上（同向或反向）单向钩治，达到3分度的程度为浅单软法，轻（弧形进针的速度减至1/3）、慢（直线拉出的速度减至1/3）、少（钩着的量减至1/3）为原则，操作过程中要重复每一个钩提动作都应遵原则执行，达到相应的3分钩度，以治疗胸椎病为主。

也可以用中、微类内板钩鍉针，在指定穴位点上（同向或反向）单向钩治，达到相应2、1分度的浅单软法，相应类别钩鍉针以轻（弧形进针的速度减至1/3）、慢（直线拉出的速度减至1/3）、少（钩着的量减至1/3）为原则，重复操作每一个钩提动作达到相应的钩度，治疗症状较轻的胸椎病。

**2. 单软法（图2-4-8）**　用巨类内板钩鍉针，在指定穴位点上（同向或反向）单向钩治，达到4、5、6分度的程度为单软法，操作过程中要重复每一个钩提动作都应遵循≤5分钩量原则，达到4分度为轻单软法，达到5分度为中单软法，达到6分度为重单软法，治疗疼痛。

也可以用中、微类内板钩鍉针，在指定穴位点上（同向或反向）遵循相应类别钩鍉针≤5分钩量单向钩治，达到相应的2、1分度的单软法，治疗相应分度的疼痛。

**3. 双软法（颈腰椎）（图2-4-8）**　用巨类内板钩鍉针，在指定穴位点上双向（两个同向单软遵循≤5分钩量原则重复钩提动作达到4分钩度的反向组合）钩治，达到7分度的程度为双软法，同一穴位双向钩为特点，治疗疼痛、麻木并存。

也可以用中、微类内板钩鍉针，在指定穴位点上双向（中微类钩鍉针两个同向单软遵循≤5分钩量原则重复钩提动作达到相应4分钩度的反向组合）钩治，达到相应的4、3分度的双软法，同一穴位双向钩为特点，治疗疼痛、麻木并存。

**4. 深双软法（腰椎）**　用巨类内板钩鍉针，在指定穴位点上双向钩治，达到7分度的程度后，在同一穴位用深软型钩针深达骨面，治疗下肢冷凉。

也可用中、微类内板钩鍉针，在指定穴位点上双向钩治，达到相应的4、3分度，不出针，在同一穴位用中、微类内板钩鍉针深达骨面，治疗下肢中、轻度冷凉。

**5. 重深双软法（腰椎）**　用巨类内板钩鍉针，在指定穴位点上双向钩治，达到7分度的程度后，在同一穴位用深软型钩鍉针完成深双软法后深达黄韧带，在相应钩抬角、钩进角的角度内分离黄韧带的深度达3/10、6/10、9/10相应为轻、中、重补法，用于腰3、腰4、腰5椎，治疗间歇性跛行＜300米的患者。

也可用中、微类内板钩鍉针，在指定穴位点上双向钩治，达到相应的4分、3分度，不出针在同一穴位用中、微类内板钩鍉针完成相应的深双软法后深达黄韧带，在相应钩抬角、钩进角的角度内分离黄韧带的深度达3/10、6/10、9/10相应为轻微、中微、中和微、轻微、中微补法，用于腰3、腰4、腰5椎，治疗间歇性跛行300~500米、500~1000米的患者。

## 二、手法与钩法中的补泻法

无论是钩提法、分离法、捣划法、触骨法、钻骨法的五手法，还是浅单软、单软、双软、深双软、重深双软的五钩法，都有补法和泻法。根据中医针灸学捻转补泻、提插补泻、疾徐补泻、迎随补泻、呼吸补泻、开阖补泻、平补平泻的补泻理论，对应钩活术的钩法和手法，前进的、推动的、顺时针的、钝触的、插进的分离法、触骨法、深双软、重深双软为补法；倒退的、拉出的、逆时针的、锐钻的、拔出的钩提法、捣划法、钻骨法、单软、浅单软、双软属泻法。其实五钩法和五手法中都不是单一的补和泻，钩提法中进入皮肤时和进入皮肤后，钩头运动的轨迹是一个弧形分离过程，弧形分离为补法，达到深度后拉出的过程为泻法，这样的混合操作治疗过程，应是先补后泻的过程，但以泻为主，所以为泻法；触骨法中应用深软型钩鍉针进入皮肤的过程为插进补法，但是触骨的过程又有小幅度提拉泻法，应是先补后泻的混合过程，但以补为主，所以为补法，这就是补中有泻、泻中有补的体现。

钩活术技术的补法、泻法通过五钩法中单软、双软、深双软、重深双软来体现（图2-4-8）。

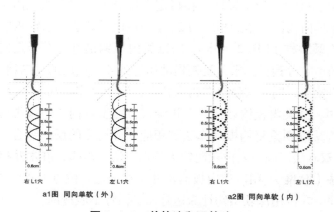

图 2-4-8  单软法和双软法

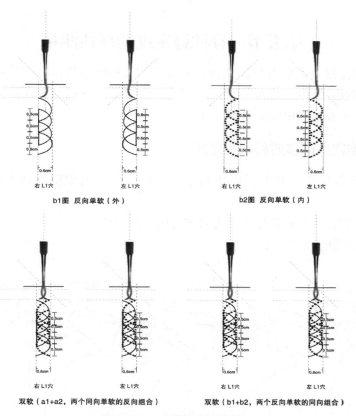

图 2-4-8　单软法和双软法

在操作过程中的双软是两个同向单软的反向组合，或两个反向单软的同向组合。两个同向单软的同向组合或两个反向单软的反向组合都是错误的（图 2-4-9）。

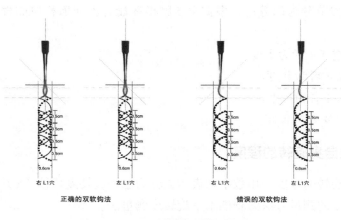

图 2-4-9　正确与错误的双软法

# 第五节　脊柱稳定度的评估测量

脊柱的稳定度是判定脊柱退变性疾病近期和远期疗效的标准，其综合判断包括椎体的旋转、侧摆、滑脱、压缩和脊柱曲度、侧弯度等，这就是脊柱稳定度的评估，下面介绍几种关于脊柱稳定度的测量方法。

## 一、脊椎自身前移或后移的程度

脊椎自身前移或后移的程度用数字来表示，称为滑脱度评估（前移或后移度）（m）。

前移或后移度大小的测量方法为脊椎滑脱度测量法。

Meyerding 测量法（图 2-5-1）

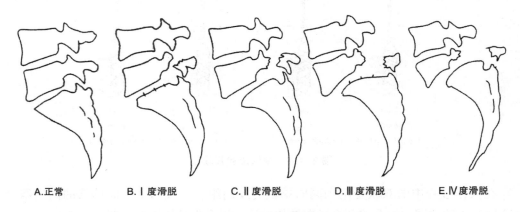

A.正常　　　B.Ⅰ度滑脱　　　C.Ⅱ度滑脱　　　D.Ⅲ度滑脱　　　E.Ⅳ度滑脱

图 2-5-1　Meyerding 测量法

将骶骨上关节分为四等份，根据第 5 腰椎在骶骨上向前移位的程度，将脊椎滑脱分为 4 度。

滑脱不超过 1/4 者为Ⅰ度。

滑脱 1/4~2/4 者为Ⅱ度。

滑脱 2/4~3/4 者为Ⅲ度。

滑脱大于 3/4 者为Ⅳ度。

## 二、脊椎自身旋转的程度

脊椎自身旋转的程度，用数字来表示，称为水平旋转度评估（x）。

旋转度大小的测量方法为脊椎水平旋转度测量法。

**1.Nash CL，1969 测量法**　脊柱以凸侧椎弓根为标准将脊椎旋转程度分为 4 级（图2-5-2）。

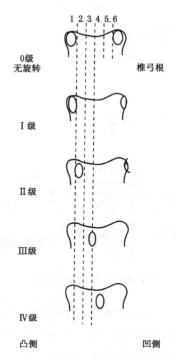

图 2-5-2　以椎弓根为标准测定脊椎旋转程度

在正位像上，将脊椎纵分为六等份，自凸侧至凹侧分为 1~6 段。

0 级：椎弓根呈卵圆形，两侧对称，并位于外侧段，无旋转。

Ⅰ级：凸侧椎弓根两侧缘稍变平，轻度内移，但仍在外侧段。凸侧椎弓根向外移位，外缘影像渐消失。

Ⅱ级：凸侧椎弓根影像移至第 2 段，凹侧椎弓根基本消失。

Ⅲ级：凸侧椎弓根影像移至脊椎中线或在第 3 段。

Ⅳ级：凸侧椎弓根越过中线至第 4 段，位于脊椎的凹侧。

**2. 坐标数字 2009 测量法（魏氏 2009 测量法）**　通过坐标定位取穴法公式会发现坐标平移值能反映水平旋转的程度大小，所以我们把坐标平移值的绝对值数 $|x|$ 定为旋转度的大小值。

旋转度 $|x|=0$ 时，认为本脊椎无旋转

旋转度 $|x|=1$ 时，认为本脊椎旋转度为 1

旋转度 $|x|=$ 最大值（n）时，认为本椎体旋转为最大值

完全旋转的脊椎在 X 线正位像表现出棘突在脊椎的一侧，可在"O"点的左侧或右侧，此时 a 或 b 值成为最大值，按照以上坐标定位取穴法公式 x=a 或 b 的最大值，由于脊椎之间关节突的咬合和椎间盘关节"相互应力"的作用，限定了椎体旋转的尺度，在某些情况下 a 或 b 值成为最大值，但是我们测量的是垂直投照的数值，随其旋转度的增加，其投照值与实际数值成比例缩小，但其 $|x|$ 仍能准确反映其旋转度。

所以　无旋转：　　|x|=0

部分旋转：|x|=0.1~ 最大值（4~8cm）

最大旋转：|x|= 最大值（4~8cm）

如下例旋转为 0.5（图 2-5-3）。

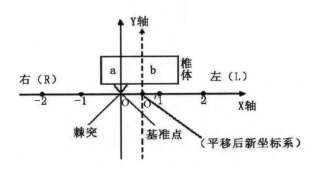

图 2-5-3　脊柱旋转测定

通过脊椎坐标定位取穴法，一能反映脊椎旋转度的大小；二能测量出旋转后脊椎周围穴位的准确位置；三能通过观察旋转度的大小，推测本脊椎稳定性和弹性系数的大小。弹性系数与旋转度成反比。

### 三、脊椎自身的侧摆程度

脊椎自身的侧摆程度，用数字来表示，称为侧摆度评估（β）。

侧摆度大小的测量方法为脊椎侧摆度测量法。

**1. 脊椎的侧摆方式**

（1）脊椎左下缘为侧摆轴点（以正面观为基准）：由于脊椎的自体旋转，影响到上下脊椎的相邻关系，脊椎本身要发生侧摆现象，侧摆的过程是以脊椎的左下缘为侧摆轴点，脊椎以侧摆轴点为中心，上下摆动。

（2）脊椎右下缘为侧摆轴点（以正面观为基准）：侧摆的过程是以脊椎的右下缘为侧摆轴点，脊椎以侧摆轴点为中心，上下摆动。

（3）棘突为侧摆轴点（以正面观为基准）：侧摆的过程是以脊椎的棘突下缘为侧摆轴点，脊椎以侧摆轴点为中心，上下摆动。

（4）以上三种情况之外的全脊椎侧摆：侧摆的过程是没有固定的侧摆轴点，上下摆动，左右移位，也是较常见的一种侧摆方式。

**2. 坐标角度 2009 测量法（魏氏 2009 测量法）** 侧摆度是反映侧摆的程度，用弧度来表示，弧度值为侧摆度值。

侧摆后的脊椎按坐标定位取穴法形成的 X 线片与本脊椎的棘突下引一水平射线形成的夹角为其侧摆度，可用求弧度值的方法求得，逆时针方向向上侧摆，顺时针方向为向下侧摆，分别用 "+" "-" 表示。如 β=15°或 β=-25°，分别表示脊椎向上旋转

15°或向下旋转 25°。

由此可知：坐标定位取穴法的旋转值代表本脊椎的旋转度；X 轴与 X′ 轴（水平轴）所形成夹角的弧度数，为脊椎的侧摆度（图 2-5-4）。

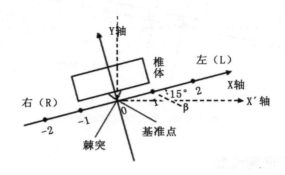

**图 2-5-4　侧摆脊椎的坐标定位取穴**

**3. 脊椎的侧摆现象（魏氏 2009）**　旋转本身就会影响上下相邻脊椎，使其也发生不同程度的旋转，由于关节之间的咬合，在旋转过程中脊椎一侧就要向上或向下移动，此现象称为脊椎的侧摆现象，是脊椎旋转的继发现象。

由于生理结构的特点，发生侧摆的脊椎仍以颈椎的 $C_4$、$C_5$、$C_6$、$C_7$ 和腰椎的 $L_3$、$L_4$、$L_5$ 最多，胸椎由于胸廓的固定、骶尾椎由于骨盆的固定，发生侧摆现象的可能性较小，由于病邪的侵入、部分遗传疾病、自身免疫性疾病、严重的先天不足等，胸椎和骶尾椎也会有侧摆现象发生，在脊柱的侧摆现象里，胸椎和骶尾椎的侧摆视为较重，颈椎、腰椎的侧摆现象视为较轻。

## 四、脊椎自身的稳定程度

脊椎自身的稳定程度，用数字来表示，称为稳定度评估（α）。

稳定度大小的测量方法为脊椎稳定度测量法。

**脊椎稳定度测量法（魏氏 2009 测量法）**　旋转度和侧摆度能反映出脊椎的移位和旋转情况。

旋转度的绝对值，加上侧摆的绝对值，能反映出脊椎的稳定性，所以有如下公式：

$\alpha = |x| + |\beta|$

α 代表脊椎的稳定性

x 代表平移值

β 代表侧摆度

α 值越大，稳定性越差；

α 值越小，稳定性越强；

α 为 "0" 值，稳定性最好。

脊椎稳定度：$\alpha = |x| + |\beta|$（"0" 值最稳定）（图 2-5-5）

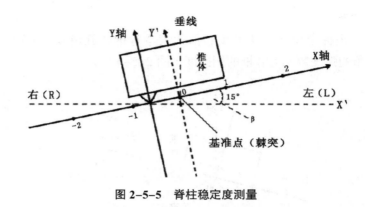

图 2-5-5　脊柱稳定度测量

## 五、脊柱自身的侧弯程度

脊柱自身的侧弯程度，用数字来表示，称为脊柱侧弯度评估（f）。

侧弯度大小的测量方法为脊柱侧弯度测量法。

**1.Cobb 角测量法**　适用于测量侧弯角大于 50°者。在正位像上找出弯曲上下端脊椎。原发侧弯的上下端脊椎确定方法，即原发性侧弯变为继发性侧弯的部位，X 线像显示椎间隙左右相等或仍有宽窄不同，但与前相反，与此间隙连接的脊椎（上端或下端），即为原发性侧弯的上端或下端。沿上端脊椎上缘终板及下端脊椎下缘终板平行线为终板线。再向相对方向做两终板垂线，测量垂线交角。如果脊柱有双向侧弯，需以同样方法测量每一弯曲的角度。正常接近 0°。

此角的大小反映脊柱侧弯的程度，可分四度：轻度：小于 40°；中度：40°~59°；重度：60°~79°；极度：大于 80°（图 2-5-6）。

**2. Ferguson 测量法**　适用于测量侧弯角小于 50°者。以弯曲最突之脊椎棘突为顶点，与弯曲上、下两端最末的脊椎棘突连线相交成角，测其补角。此角的大小反映侧弯的程度（图 2-5-7）。

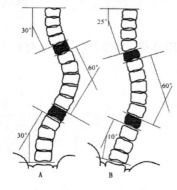

图 2-5-6　Cobb 角测量法

A. 正位；B. 骨盆倾斜（或侧弯）位

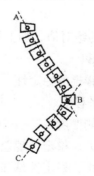

图 2-5-7　Ferguson 测量法

A. 右上突最远棘突；B. 腰椎侧弯左突最远棘突；C. 右下突最远棘突

在特发性脊柱侧弯，可借助 X 线片来确定脊柱的主弯曲和代偿性弯曲，投照正位片，骨盆向左及向右倾斜 10cm，或使脊柱向左、向右弯曲各摄一片，测定倾斜试验的结果。主弯曲在倾斜骨盆（或弯腰）时无明显改变，其椎间盘凸侧宽、凹侧窄。有改变的曲度是代偿性弯曲，椎间隙宽窄大致相等。

代偿完全的侧弯，原发侧弯的角度等于上下继发侧弯角度的总和。若原发侧弯角度大于继发侧弯角度的总和，说明原发侧弯代偿不全。

**3.WeiZhao "X" ghs 测量法（魏氏 2009 测量法）** 在同一个平面内的正位 X 线像，以两侧肩峰和两侧股骨大转子为四个定点，左侧肩峰与右侧股骨大转子引一条连线，右侧肩峰与左侧大转子引一条连线，两线交叉点为 "O" 点，即基准点。正常情况交叉点位于棘突的连线上，一般交叉在 $L_2$ 和 $L_3$ 椎连线之间。以基准点为中心引一个垂线为 R 线，R 线为基准线，正常情况下此基准线即是整个脊椎棘突的连线，如果棘突的连线和基准线为重叠或平行线，则视为脊柱没有侧弯度，为正常的脊柱像（图 2-5-8）。如果脊椎棘突的连线是弧形或 S 形、其他形时，视为脊柱侧弯，其连线形成的弧形在基准线的左侧视为左侧侧弯，在右侧视为右侧侧弯。

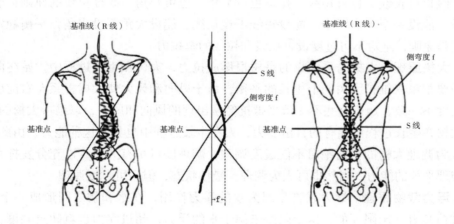

**图 2-5-8　WeiZhao "X" ghs 测量法**

侧弯度的大小，以每脊椎棘突距基准线的水平数据为准，1mm 为 1°，用 f=1 来代表；10mm 为 10°，用 f=10 表示。左侧侧弯 10mm 为 "左 10°"，如 $L_3$ 椎左侧弯 10mm，可用 "左 $L_3$-10°" 来表示。如 $T_7$ 椎向右侧弯 12mm，可用 "右 $T_7$-12°" 来表示。

此脊柱侧弯度测量法能够整体反映出脊柱的侧弯程度，通过连线一目了然，又能具体反映出每一个脊椎的侧弯程度，既宏观，又具体。

## 六、脊柱自身的稳定程度

脊柱自身的稳定程度，用数字来表示，称为脊柱稳定度评估（D）。

根据锥体的旋转、侧摆、滑脱和脊柱的侧弯度综合分析其不稳定因素的总和反映脊柱的不稳定性，其反向值为稳定度，由此得出公式：

稳定度评估 D ＝椎体滑脱度 m ＋椎体稳定度 α ＋脊柱侧弯度 f ＋曲度超值＋压缩值

D 值越大稳定性越差，D 值越小稳定度越大，成反比关系。"0"值时脊柱最稳定。

注：曲度超值是两个方面：过度屈曲的度，或欠佳甚至反张，这两个值都是超值。

# 第六节　不及与太过

钩活术的不及与太过理论是钩活术技术理论之一。因为钩活术的针具较大，需要防止过度（即太过）的治疗，而影响临床疗效，由此增加了钩活术的安全系数。

## 一、理论来源

**1. 线杆原理**　线杆的平衡靠两边的拉线和杆上的横线四线相互调整而维持平衡，如果杆上的横线能够自调平衡，那就不需要两边拉线，根据具体情况也可设一个拉线，拉线的角度和长短也因具体情况而有变化，因此得知：线杆拉线也可不设、也可设一个，拉线也可长线、也可短线，拉角也可大角、也可小角。线杆拉线的原则：能不设可不设、能设一个不设两个、能设短线不设长线、能设大角不设小角，平衡稳定、不能过度是原则，绝对不可过度设置拉线和拉线的牵拉力。

**2. 大树原理**　大树的平衡靠的是树根形成拉力，大树在生长过程中，始终向上生长，需要根系来维护大树向上生长的平衡，由于风向和风力使大树根系左右前后大小和密集度不一致，通过这些不一致来抵抗经常出现的风向和风力，以维持大树的平衡，这是大树在生长过程中独有的自由能力，人在生长过程中也具备这种能力，由此得知：如果人为调理大树的平衡绝对不能过度调理，调理度可稍有欠缺，以充分发挥大树自身的调理平衡的能力，当然也可人为调理至最佳状态，但不可过度调理。

**3. 浮力载物原理**　浮力载物是因为水的浮力作用，在水和物之间形成一个平衡。船的载荷是有一定限度的，这个限度来源于水的浮力，超过浮力也就超过限度，但是载荷有一个最佳量，超过最佳量对船是一种损伤，持续损伤就会形成破损。根据生物力学原理，正力和反力、压力和应力、浮力和沉力、应力与反应力、异常应力与正常应力等，都应处于平衡状态，人的脊柱载荷大部分在后关节（小关节），两个关节突关节（后关节）与椎体和椎体之间的椎间盘关节形成三关节的脊椎链接，椎间盘关节面积虽大，但载荷较小，两个后关节首先接触载荷，为什么形成椎间盘突出？那就是两个后关节超载荷后，迫及椎间盘关节，进而使载荷的椎间盘纤维环破裂，形成椎间盘突出症，可见椎间盘突出不治盘是正确的，应该治疗后关节。一个椎间盘突出的患者，必然后关节退变老化，后关节的载荷持续或突然加大，必然形成后关节的老化，持续或反复载荷量增大，不得已而传输于椎间盘关节，形成椎间盘突出症，那么后关节异常应力释放于后关节的后方软组织，后方软组织的释放点就是钩活术技术的新夹脊穴，钩活术技术根据释放量的大小而确定钩度。

**4. 人体自调原理** 有些椎间盘突出症和感冒患者通过休息或饮食调养而症状消失，甚至完全康复。如椎间盘突出患者通过自身调养和休息，症状不但消失了，而且突出的椎间盘也吸收了，这就是人体的五脏六腑、十二正经、奇经八脉、西医的九大系统之间的自我调整能力。人体有巨大的自我调整能力，这是生物有机体生存的本能，植物和动物都存在这种本能，因此应充分调动和发挥人体的自我调整能力，进而达到治病和康复的目的。

**5. 阴阳五行学说** 中医理论中阴阳五行学说占了很大的比重。阴阳是对立的统一，阴中有阳、阳中有阴、阴消阳长、阳消阴长，阴阳相互制约、相互为用、彼此生存，无阴无所谓阳、无阳无所谓阴。五行木、火、土、金、水之间存在着密不可分的生、克、乘、侮关系：木火土金水的相生、木土水火金的相克、反克、反生、生而不及、生而太过、克之不及、克而太过，充分说明了人体各系统、各脏腑、各条经络、各腧穴、各组织、各细胞之间存在着密不可分的特殊联系，所以在治病过程中绝对不能太过，过则有害，过则破坏了固有的阴阳五行之间的关系。

## 二、治疗度的总则

钩活术技术治疗度的总则：宁可不及，不能太过。钩活术的不及与太过理论具体体现在以下几方面。

**1. 针具设计** 在钩治和割治设计方面为双弧形，双弧形的目的在于通过双弧智能化选择正常与非正常组织，保证了安全，当然在针具保障安全的同时要准确掌握钩度；在钝性分离的设计方面为钝圆形弧顶，设计的目的在于减慢钝性分离速度，增大钝性分离的力度，保证了安全，但一定要注意钝性分离的深度。

**2. 钩类选择** 钩活术专用针具钩鍉针，在设计方面首先有巨类、中类、微类、超微类之分。在类别选择方面，如果应选中类而选用巨类必然造成伤害，根据钩活术不及与太过理论，应选巨类而选用了中类，绝对不会造成伤害，也达到了治疗部分疾病的目的，所以在选针方面要遵守宁可中类不巨类、宁可微类不中类的原则。

**3. 钩度大小** 如果钩度过大，就会对正常组织形成损伤，根据浮力载物原理，损伤正常组织，也就是损伤了载船本身，载船损伤必然影响载船的载荷，人体也是如此。反过来，钩度不到位，疾病恢复较少，但是没有损伤正常组织，也就是没有损伤载船本身，通过自我调整能力也能达到治愈疾病的目的，这就是钩活术宁可不及也不能太过的治疗原理。所以钩活术在钩度方面秉持宁少不多、宁三分不四分的思想意识进行操作，补法也是如此（图2-6-1、图2-6-2、图2-6-3、图2-6-4）。

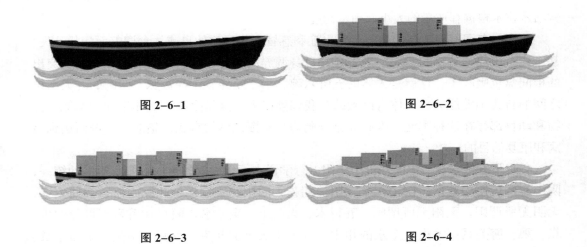

图 2-6-1          图 2-6-2

图 2-6-3          图 2-6-4

**4. 提拉度量**　钩活术在钩治过程中需注意钩度和钩量，钩度也就是钩灶分度的大小，钩量是钩弧下在手感模拟的前提下钩着模拟病灶的大小量。钩量有大有小，如果需要小量钩治，如浅单软只需要 1/3 的量，如果增加就会钩伤，引起不必要的胸痛、肋间神经痛、局部疼痛等不适；反过来，只需 1/3 的量，而钩着的量为 1/4，这样就不会出现任何不适，也能达到治病的目的。所以根据钩活术不及与太过原理，钩量宁小不大，万无一失。

**5. 重深双软**　人体存有巨大的自我调整能力，这是生物有机体生存的本能，植物和动物都存在这种本能。随着椎体的退变，人体本能地出现了黄韧带肥厚和皱褶，进而使椎管更加狭窄，通过针具钝性分离黄韧带，可达到解除压力、阻止肥厚和皱褶形成的目的。但是钝性分离黄韧带在量上必须把握准，如果量大，穿透黄韧带必然太过，但还不是最大损伤，破坏硬膜囊则会形成最大伤害，所以分离黄韧带而不穿透黄韧带，准确控制分离度为最佳。如果因技术的问题而难以掌握，这时应以"钩活术的不及与太过理论"为指导，以宁可少分离、不可多分离、绝对不能过度分离的思想意识进行操作，既保证安全，又确保疗效。

**6. 钩角大小**　钩角是指钩治新夹脊穴、深双软、重深双软时钩鍉针与水平方向形成的锐角，角度越大，安全系数越低。从生理结构分析得知，颈椎角度最小而腰椎角度最大，腰 5 椎可达 90°角，如果应该形成 45°角而形成 65°角，必然增加了危险系数而未增加疗效，反之则既安全又有效。安全是保障，安全是疗效的前提，这就是钩活术宁可不及也不能太过的治疗原理。所以钩活术在钩角方面宁小不大、宁 45°不 65°，这样才能保证钩活术安全有效。

**7. 定位宽窄**　钩活术定位的方法是坐标定位法，通过坐标定位法找到所钩治的新夹脊穴，其下方就是本椎体的下关节突，用目测或体外测量的方法大概是颈椎棘突旁开 1.0cm、腰椎棘突旁开 1.5cm。如果在原定尺度的基础上变宽，就会到下一个椎体上关节突或神经根周围，甚至会形成对神经根的损伤。反过来，在原定尺度的基础上变窄，就会到本椎体下关节突的内侧，即椎弓根或椎板周围，不会形成对神经根或其他重要组织的损伤。根据钩活术不及与太过原理，在新夹脊穴定位时应以宁窄不宽为原则。

**8. 深浅分度** 钩活术在治疗过程中选择不同长度钩身的钩鍉针，目的在于通过针具控制操作者在操作过程中的深度。当然钩身长短的设计有一定的伸缩性，不能只凭钩身的长短度控制其深度。如果钩治的深度加大，必然造成损伤或产生其他不良影响；如果钩治的深度偏浅，虽然在某些程度上稍影响疗效，但是安全系数大大增加，安全永远是第一位的。如果达不到应有的疗效，通过患者的自我修复能力也可能达到应有的疗效，也可以观察七天再进行一次轻度治疗，形成损伤那就不可挽回。所以必须遵循钩活术不及与太过原则，宁可不及，不可太过。

**9. 钩治速度** 钩活术在钩治腧穴过程中弧形进针有一个速度，根据临床研究，弧形进钩和直线拉出的正常速度均为6~12s，速度和刺激量成正比，如果超速必然超刺激，降速必然降刺激，按照钩活术不及与太过原则，宁可降速不能超速，以保证安全。

**10. 思维欲望** 医者仁心也，医者意也，钩活术的操作者必须用仁心之术，精心、细心、耐心地进行操作。医者的欲望和患者的心情完全一样，疾病好的越快越好，能一秒钟好不愿一分钟好，所以医者在操作钩活术过程中也可能出现急于求成的现象，如速度加快、钩度加大、深度增加、针具加大、角度增大、分离量增强等，形成蛮性操作，形成过量治疗，必然造成不良后果。所以在操作过程中，操作者的思维欲望一定要平稳或降低，根据钩活术不及与太过原理，思维欲望值宁小不大，保护与安全是最大的治疗。

## 第七节　钩活术的坐标系

钩活术数字化研究中充分利用坐标系准确测量每一个数值，主要体现在新夹脊穴定位和钩迹的测量。

### 一、坐标定位取穴法

利用脊柱的X线正位像（1：1）为标准，建立平面直角坐标系，由此推出坐标定位取穴法公式，该内容将在第三章中叙述。

### 二、坐标钩迹测量法

钩活术的弧形钩迹类似抛物线型，以钩进基准线为基准，其反向为X轴的正向，从抛物线钩迹弧高的顶点引一垂直于X轴的线与X轴相交于O点，以弧高的顶点为正向建立坐标系，建立坐标系后可以准确标示弧形钩迹和直线钩迹，而且通过抛物线公式和微积分能够准确推算弧形钩迹的长度，在数字化研究方面具有重要意义。具体方法如下（图2-7-1）。

以巨类钩鍉针为代表，推算弧形钩迹的数值：

巨类的钩鍉针直线形钩迹的长度 0.4~0.5cm，钩迹弧高 0.6cm，为抛物线型轨迹，以钩进基准线为基准，其反向为 X 轴的正向，从抛物线钩迹弧高的顶点引一垂直于 X 轴的垂直线与 X 轴相交于 O 点，以弧高的顶点为正向建立坐标系。

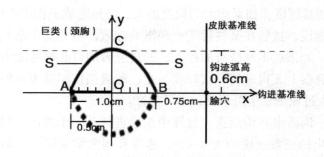

图 2-7-1  坐标钩迹

根据图中所示：

A 点在坐标系中是 -0.5，即 $x = -0.5$

B 在坐标系中是 0.5，即 $x = 0.5$

C 在坐标系中是 0.6。即 $y = 0.6$

根据抛物线公式为：

$$y = ax^2 + bx + c$$

将 $x$、$y$ 代入抛物线公式得到 $a$、$b$、$c$ 的数值，

然后求得 $y$ 值公式，

利用微积分公式求得钩迹（$S$）弧长值为 1.63cm。

$y = ax^2 + bx + c$

$a = -\dfrac{12}{5}$, $b = 0$, $c = \dfrac{3}{5}$

$y = \dfrac{-12}{5}x^2 + \dfrac{3}{5}$

$y$ 的导数 $y'$ 为

$y' = \dfrac{-24x}{5}$

$S = 2\displaystyle\int_0^{0.5} \sqrt{1 + (y')^2}\, \mathrm{d}x$

设 $\dfrac{24}{5}x = \tan t$，所以 $dx = \dfrac{5}{24}\tan t$

$$S = 2\int_0^{0.5} \sqrt{1+\tan^2 t}\, d\frac{5}{24}\tan t$$

$$= 2 \times \frac{5}{24} \times \int_0^{0.5} \sqrt{1+\tan^2 t}\, d\tan t$$

$$= 2 \times \frac{5}{24} \times \int_0^{0.5} \sec t \cdot \sec^2 t\, dt$$

所以 $$= 2 \times \frac{5}{24} \times \int_0^{0.5} \sec t \cdot d\tan t$$

$$= 2 \times \frac{5}{24} \times \int_0^{0.5} (\sec t \cdot \tan t - \int \tan t \cdot d\sec t)$$

$$= 2 \times \frac{5}{24} \times \int_0^{0.5} (\sec t \cdot \tan t - \int \sec^3 t\, dt + \int \sec t\, dt)$$

$$S = \frac{1}{2} \times 2 \times \frac{5}{24} \times \int_0^{0.5} \sec t \cdot \tan t + \frac{1}{2} \times 2 \times \frac{5}{24} \times \frac{1}{2} \times \ln\frac{1+\sin t}{1-\sin t}$$

所以 $$S = \frac{1}{2} \times 2 \times \frac{5}{24} \times \int_0^{0.5} \sec t \cdot \tan t + \frac{1}{2} \times 2 \times \frac{5}{24} \times \frac{1}{2} \times \ln\frac{1+\sin t}{1-\sin t}$$

因为 $\tan t = \frac{24}{5}x$，$\sec t = \sqrt{1+(\frac{24}{5}x)^2}$，$\sin t = \frac{\tan t}{\sec t}$，$x = 0.5$代入上式，

所以 $S = 1.63$

这是巨类钩鍉针弧形钩迹的结果。

## 中、微、超微类钩鍉针治疗脊柱退变性疾病的钩迹都是类抛物线型。

根据各类钩鍉针的设计，通过抛物线公式和微积分求得钩迹的数值：

巨类弧高 0.60cm、直线钩迹 0.50cm、弧线钩迹 1.63cm。

中类弧高 0.35cm、直线钩迹 0.50cm、弧线钩迹 1.27cm。

微类弧高 0.22cm、直线钩迹 0.50cm、弧线钩迹 1.12cm。

超微类弧高 0.13cm、直线钩迹 0.50cm、弧线钩迹 1.05cm。

并通过勾股定理进行数值再核准。

注：各个数值以 cm 为单位，小数点后保留两位数，采取四舍五入的办法，如 $1.115 \approx 1.12$。

# 第八节　钩活术的有关度量

钩活术的有关度量来源于临床实践、解剖学、影像学的有关数据。

以下引用内蒙古医学院学报 1999 年 9 月第 21 卷第 3 期论著:《椎骨关节突关节间距与椎弓根间距的解剖学测量及临床意义》，作者为李志军等，内蒙古医学院解剖学教研室。

关节突关节和椎弓根参与构成椎管，其发育状况及病理改变可直接构成椎管（包

括中央管和神经根管）狭窄与否的骨性因素。由于上关节面内侧缘多呈倒"八"字形或双弧形，临床上较难测量双内缘间距，而 IFD/IPD 是诊断椎管狭窄较好的客观性指标，文献报道仅研究 $L_3$~$L_5$，缺乏对脊柱各椎骨的连续性研究，也无性别间比较。为给临床提供系统翔实的解剖学依据，对 100 例原配完整的脊柱骨标本进行了解剖学测量。

**1. 材料和方法**　材料来自内蒙古通辽地区，颅骨、椎骨及髋骨均配套。经骨骼人类学多指标性别和年龄鉴定，均为成年，其中男 57 例，女 43 例。用游标卡尺测量双上关节突内缘中点间距（IFD）和椎弓根内缘间距（IPD），即椎管横径。

**2. 结果**

（1）上关节突内缘中点间距（IFD）：详见表 2-8-1。$C_2$~$C_7$ 呈"山峰"形变化，$C_2$ 上关节突在椎体两侧且相距较近，其值为 13.8mm，最大在 $C_4$~$C_6$，平均为 25.2mm；$T_1$~$T_{12}$ 总体呈"马鞍"形趋势，从 $T_1$ 的 19.1mm 渐减到 $T_5$、$T_6$ 约 10.0mm，向下渐增到 $T_{12}$ 为 13.9mm，$L_1$~$S_1$ 则呈急剧增大趋势，即从 $L_1$ 的 16.0mm 增加到 $S_1$ 为 25.4mm，性别间差异均为男大于女，$C_2$~$T_{10}$ 差异有显著性（$P < 0.05$），而 $T_{11}$~$S_1$ 则无显著性（$P > 0.05$）。

（2）椎弓根内缘间距（IPD）：详见表 2-8-2。其总体趋势与 IFD 相似。颈段（$C_3$~$C_7$）与其对应的 IFD 接近，而胸及腰段均较其 IFD 值大，IPD 各节段均为男大于女，性别间差异 $C_2$~$L_4$：$P < 0.01$，$L_5$~$S_1$：$P < 0.05$。

（3）IFD/IPD：详见表 2-8-3。从表中可知，其总体变化有明显的内在规律性。$C_2$ 为特殊椎骨，其值较小为 0.65，$C_3$~$T_1$ 十分接近，均值为 1.05，$T_2$~$T_5$ 逐渐减小，$T_5$ 为 0.65，$T_6$~$S_1$ 则逐渐增大，总体变化范围较小，在 0.65~1.10，IFD/IPD 能客观地评价上关节突向内增生的程度，是衡量椎管狭窄的标准之一。

**3. 讨论**

IFD 及 IPD 均为临床上诊断椎管狭窄的指标，但二者比值更能客观地评价上关节突向内增生的程度，是衡量椎管狭窄的标准之一。对 IFD 及 IFD/IPD 未见大样本全椎骨的报道。王福权等报道了 $L_3$~$L_5$（$L_3$：0.65、$L_4$：0.67、$L_5$：0.74），较本文测量值小，可能与测量部位不同有关，对 IPD 的测量也多在腰段，但干燥骨、尸体骨、X 片及 CT 等测量结果相差甚大，故仅凭一项指标判断椎管狭窄局限性很大。而 IFD/IPD 值无论采用何种方式测量均是相对恒定的指标，CT 可同时测量二者，其比值和正常值比较可协助诊断。X 线片上 IFD 难以测定，可测量 IPD 后推算 IFD 或与患者 IFD 比较。本文测量值在关节突增生、骨折、黄韧带骨化或椎弓根增粗、崩裂甚至椎管内肿瘤等的诊断、治疗方面有重要的临床价值。

表 2-8-1　上关节突内缘中点间距（IFD）

Tab.1 The distance between middle points of medial border of superior articular process（IFD）$\bar{x}$ false ± s（min~max）mm

| level | male（n=57） | female（n=43） | total（n=100） |
|---|---|---|---|
| $C_2$ | 14.3±1.4（11.3~16.8） | 13.6±1.8（10.2~17.2） | 13.8±1.6（10.2~17.2）* |
| $C_3$ | 23.9±1.6（21.3~27.0） | 23.2±1.6（20.8~28.2） | 23.6±1.7（20.8~28.2）* |
| $C_4$ | 25.6±1.9（22.0~30.0） | 24.0±1.6（21.5~28.5） | 25.1±1.9（21.5~30.0）** |
| $C_5$ | 25.9±1.9（21.2~32.5） | 24.5±1.9（20.8~29.2） | 25.3±2.0（20.8~32.5）** |
| $C_6$ | 25.8±2.2（21.8~32.2） | 24.4±2.4（20.0~30.5） | 25.2±2.4（20.0~32.2）** |
| $C_7$ | 22.8±2.2（18.2~31.2） | 21.7±2.7（16.5~27.4） | 22.3±2.5（16.5~31.2）* |
| $T_1$ | 19.7±1.8（13.5~24.5） | 18.3±2.0（13.7~22.0） | 19.1±2.0（13.5~24.5）** |
| $T_2$ | 16.1±1.6（12.3~19.0） | 14.4±1.8（10.9~18.3） | 15.4±1.9（10.9~19.0）** |
| $T_3$ | 13.0±1.6（9.6~17.2） | 12.0±1.6（8.5~16.0） | 12.6±1.6（8.5~17.2）** |
| $T_4$ | 11.0±1.6（7.3~14.5） | 10.2±1.2（7.9~14.7） | 10.6±1.5（7.3~14.7）** |
| $T_5$ | 10.2±1.4（6.3~13.0） | 9.5±1.3（7.0~12.8） | 9.9±1.3（6.3~13.0）* |
| $T_6$ | 10.5±1.3（8.2~13.8） | 9.5±1.1（7.7~11.5） | 10.0±1.3（7.7~13.8）** |
| $T_7$ | 11.0±1.5（7.1~14.8） | 9.9±1.3（7.2~13.0） | 10.5±1.5（7.1~14.8）** |
| $T_8$ | 10.8±1.4（8.2~14.3） | 10.1±1.4（7.9~12.8） | 10.5±1.5（7.9~14.3）* |
| $T_9$ | 11.3±1.5（9.2~15.2） | 10.4±1.3（8.8~13.4） | 10.9±1.5（8.8~15.2）** |
| $T_{10}$ | 11.7±1.7（8.1~16.5） | 10.8±1.3（8.7~14.0） | 11.3±1.6（8.7~16.5）** |
| $T_{11}$ | 11.5±1.3（9.2~14.3） | 11.1±1.3（8.5~14.3） | 11.4±1.3（8.5~14.3） |
| $T_{12}$ | 14.1±1.9（10.5~18.0） | 13.5±2.7（8.5~20.0） | 13.9±2.3（8.5~20.0） |
| $L_1$ | 16.2±5.8（11.5~20.8） | 15.6±1.7（12.0~21.6） | 16.0±1.8（11.5~21.6） |
| $L_2$ | 17.0±1.8（13.2~22.0） | 16.5±1.7（12.3~21.0） | 16.8±1.7（12.3~22.0） |
| $L_3$ | 17.4±2.4（12.1~26.4） | 17.1±2.0（12.0~20.5） | 17.3±2.3（12.0~26.4） |
| $L_4$ | 18.3±3.1（12.8~25.5） | 17.5±2.4（13.5~23.0） | 17.9±2.8（12.8~25.5） |
| $L_5$ | 21.3±3.8（14.2~30.0） | 20.4±3.2（14.9~28.5） | 20.9±3.6（14.2~30.0） |
| $S_1$ | 26.1±4.2（17.0~33.3） | 24.4±3.6（17.6~33.2） | 25.4±4.0（17.0~33.3） |

性别间差异 *$P < 0.05$，**$P < 0.01$

表 2-8-2　椎弓根内缘间距（IPD）

Tab.2 The distance between medial borders of pedicles（IPD）$\bar{x} \pm s$（min~max）mm

| level | male（n=57） | female（n=43） | total（n=100） |
|---|---|---|---|
| $C_2$ | 22.2±1.3（19.1~25.8） | 20.8±1.6（16.5~23.8） | 21.6±1.6（16.5~25.8）** |
| $C_3$ | 22.1±1.0（20.0~24.8） | 20.9±1.5（18.0~24.6） | 21.6±1.4（18.0~24.8）** |
| $C_4$ | 23.2±1.2（20.0~25.5） | 21.6±1.3（10.5~24.0） | 22.5±1.5（19.5~25.5）** |
| $C_5$ | 24.1±1.1（22.2~26.6） | 22.5±1.3（20.0~25.9） | 23.4±1.4（20.0~26.6）** |
| $C_6$ | 24.4±1.3（22.5~27.3） | 23.0±1.4（20.3~26.2） | 23.7±1.5（20.3~27.3）** |
| $C_7$ | 23.1±1.3（20.5~26.2） | 22.1±1.3（19.5~24.6） | 22.7±1.4（19.5~26.2）** |
| $T_1$ | 20.0±1.4（17.2~23.1） | 18.5±1.6（15.3~22.2） | 19.3±1.7（15.3~23.1）** |
| $T_2$ | 17.4±1.3（15.1~20.5） | 16.0±1.4（13.6~19.3） | 16.8±1.5（13.6~20.5）** |
| $T_3$ | 16.3+1.4（14.0~19.5） | 15.7±1.4（12.8~19.1） | 15.8±1.5（12.8~19.5）** |
| $T_4$ | 16.0±1.6（13.5~19.5） | 14.7±1.2（12.2~16.6） | 15.4±1.5（12.2~19.5）** |
| $T_5$ | 15.7±1.5（13.5~19.6） | 14.7±1.4（12.0~16.8） | 15.2±1.5（12.0~19.6）** |
| $T_6$ | 15.7±1.6（13.2~20.0） | 14.5±1.3（11.3~16.3） | 15.2±1.6（11.3~20.2）** |
| $T_7$ | 15.9±1.8（13.3~20.5） | 14.5±1.4（11.0~16.3） | 15.3±1.8（11.0~20.5）** |
| $T_8$ | 16.0±1.8（13.0~21.0） | 14.6±1.3（11.8~17.0） | 15.4±1.7（11.8~21.0）** |
| $T_9$ | 15.8±2.2（7.5~19.8） | 14.6±1.3（11.5~17.2） | 15.4±1.9（11.5~19.8）** |
| $T_{10}$ | 15.9±1.9（8.9~20.5） | 14.9±1.2（12.2~17.0） | 15.5±1.7（8.9~20.5）** |
| $T_{11}$ | 17.1±1.9（14.3~22.0） | 15.6±1.0（12.3~18.2） | 16.5±1.9（12.3~22.0）** |
| $T_{12}$ | 20.2±2.2（15.6~25.3） | 18.2±2.1（14.3~22.3） | 19.4±2.4（14.3~25.3）** |
| $L_1$ | 21.6±2.0（17.6~26.9） | 20.3±1.5（16.9~23.6） | 21.0±1.9（16.9~26.9）** |
| $L_2$ | 22.0±1.9（18.5~26.8） | 20.6±1.5（17.2~24.0） | 21.4±1.8（17.2~26.8）** |
| $L_3$ | 22.5±1.9（19.0~27.0） | 21.3±1.5（17.7~23.7） | 22.0±1.8（17.7~27.0）** |
| $L_4$ | 23.5±2.1（19.3~27.4） | 22.1±5.7（18.6~25.3） | 22.9±2.0（18.6~27.4）** |
| $L_5$ | 26.0±2.7（19.6~31.3） | 24.7±2.4（20.2~30.5） | 25.4±2.6（19.6~31.3）* |
| $S_1$ | 30.2±3.1（23.0~37.6） | 29.0±3.1（23.0~28.2） | 29.6±3.1（23.0~37.6）* |

性别间差异 *$P < 0.05$，**$P < 0.01$

表 2-8-3　上关节突内缘中点间距与椎弓根内缘间距之比（IFD/IPD）

Tab.3　IFD/IPD

| level | male | female | total | level | male | female | total |
|-------|------|--------|-------|-------|------|--------|-------|
| $C_2$ | 0.65 | 0.65 | 0.65 | $T_7$ | 0.69 | 0.68 | 0.68 |
| $C_3$ | 1.08 | 1.11 | 1.09 | $T_8$ | 0.68 | 0.69 | 0.68 |
| $C_4$ | 1.09 | 1.09 | 1.09 | $T_9$ | 0.72 | 0.71 | 0.71 |
| $C_5$ | 1.08 | 1.09 | 1.09 | $T_{10}$ | 0.72 | 0.72 | 0.72 |
| $C_6$ | 1.06 | 1.06 | 1.06 | $T_{11}$ | 0.68 | 0.71 | 0.70 |
| $C_7$ | 0.99 | 0.98 | 0.99 | $T_{12}$ | 0.70 | 0.74 | 0.72 |
| $T_1$ | 0.99 | 0.99 | 0.99 | $L_1$ | 0.75 | 0.76 | 0.76 |
| $T_2$ | 0.93 | 0.92 | 0.92 | $L_2$ | 0.78 | 0.79 | 0.78 |
| $T_3$ | 0.80 | 0.80 | 0.80 | $L_3$ | 0.78 | 0.78 | 0.78 |
| $T_4$ | 0.70 | 0.69 | 0.69 | $L_4$ | 0.78 | 0.78 | 0.78 |
| $T_5$ | 0.65 | 0.65 | 0.65 | $L_5$ | 0.82 | 0.82 | 0.82 |
| $T_6$ | 0.67 | 0.66 | 0.66 | $S_1$ | 0.85 | 0.85 | 0.85 |

注：以上数据来源于医学知网：李筱贺，李志军，李少华，等.青少年胸腰椎关节突形态研究及意义［J］.中国临床解剖学杂志，2009，27（2）：174-176。

通过 CT 影像进行测量，结果如表 2-8-4。

表 2-8-4　下关节突下缘中点间距定位量表

| $C_7$穴 | 颈1椎 | 2.8（寰椎后结节下关节面后正中点） | 2.8 | 30° |
|--------|------|------------------|-----|-----|
| $C_6$穴 | 颈2椎 | 3.0 | 3.0 | 32° |
| $C_5$穴 | 颈3椎 | 3.0 | 3.0 | 40° |
| $C_4$穴 | 颈4椎 | 3.0 | 3.0 | 41° |
| $C_3$穴 | 颈5椎 | 3.0 | 3.0 | 42° |
| $C_2$穴 | 颈6椎 | 3.0 | 3.0 | 45° |
| $C_1$穴 | 颈7椎 | 2.8 | 2.8 | 45° |
| $T_{12}$穴 | 胸1椎 | 3.0 | 3.0 | 45° |
| $T_{11}$穴 | 胸2椎 | 2.5 | 2.5 | 45° |
| $T_{10}$穴 | 胸3椎 | 2.2 | 2.2 | 45° |
| $T_9$穴 | 胸4椎 | 2.5 | 2.5 | 50° |
| $T_8$穴 | 胸5椎 | 2.5 | 2.5 | 60° |

| 新夹脊穴 | 椎体 | 下关节突间距 /cm | 两侧同穴外表间距 /cm | 进钩角度 |
|---|---|---|---|---|
| $T_7$穴 | 胸6椎 | 2.5 | 2.5 | 65° |
| $T_6$穴 | 胸7椎 | 2.5 | 2.5 | 70° |
| $T_5$穴 | 胸8椎 | 2.5 | 2.5 | 70° |
| $T_4$穴 | 胸9椎 | 3.0 | 3.0 | 70° |
| $T_3$穴 | 胸10椎 | 2.5 | 2.5 | 80° |
| $T_2$穴 | 胸11椎 | 2.2 | 2.2 | 85° |
| $T_1$穴 | 胸12椎 | 1.8 | 1.8 | 89° |
| $L_5$穴 | 腰1椎 | 2.0 | 2.0 | 90° |
| $L_4$穴 | 腰2椎 | 2.2 | 2.2 | 90° |
| $L_3$穴 | 腰3椎 | 2.5 | 2.5 | 90° |
| $L_2$穴 | 腰4椎 | 3.5 | 3.5 | 90° |
| $L_1$穴 | 腰5椎 | 4.0 | 4.0 | 90° |
| $S_4$穴 | 骶1椎 | 3.0 | 3.0 | 90° |
| $S_3$穴 | 骶2椎 | 2.5 | 2.5 | 90° |
| $S_2$穴 | 骶3椎 | 2.2 | 2.2 | 90° |
| $S_1$穴 | 骶4椎 | 2.0 | 2.0 | 90° |

注：实际椎骨颈椎和胸椎椎骨上下关节突难以彻底分辨，以上测量数值为上下关节突混合部分下缘中点的间距，腰椎椎骨测量为下关节突的实际间距。

通过以上的结果确定钩活术所指定的新夹脊穴。

本椎体下关节突下缘中点在体表投影为新夹脊穴的定位点利用坐标定位法定位是准确的、科学的、规范的。

中华钩活术度量图（图2-8-1）。

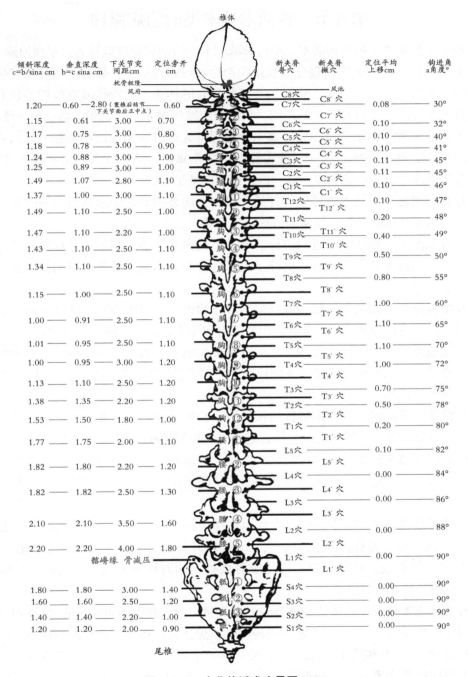

**图 2-8-1　中华钩活术度量图 2020**

# 第九节　钩活术技术类的治病原理

钩活术技术类（包括钩活术、钩活骨减压术）的治病原理概括为：平衡原理。

钩活术技术类的治病过程分为软组织治疗和硬组织治疗：软组织治疗通过钩鎚针的四位（钩尖、钩刃、钩弧、钩板）智能化组合的钩头，抛物线或直线性钝性分离和直线性锐性分离，提拉和扩张软组织，使软组织减压减张，达到皮、筋、肉三维平衡；硬组织治疗又称为钩活骨减压术，其治疗过程首先通过软组织减压减张，进入骨膜进行锐性刺激，继而钝性刺激，再进入骨松质打孔减张，最后进入骨松质抽吸骨髓液，降低骨髓腔压力，最终达到皮、筋、肉、骨的四维平衡。

**1. 减压原理**　钩活术通过钩鎚针的弯弧自内向外钩治，钩治的过程解除了局部的压力，达到了减压的目的。异常应力得到了释放。

**2. 减张原理**　钩活术通过钩鎚针的钩刃自内向外割治，割治的过程使局部痉挛挛缩的肌肉、肌腱等软组织断开，解除了局部的张力，达到了减张的目的。异常应力得到了释放。

**3. 松解原理**　钩活术通过钩鎚针的钩刃和钩弧自内向外钩割，其过程是钩治和割治同时进行，疏松和协调了局部软组织的张力和压力，达到了松解的目的。

**4. 疏通原理**　通过钩鎚针四位，进行了最大幅度的抛物线型钝性分离，通畅了气机，疏通了经络，加速了局部血液循环，使神经根管周围的软组织减除了张力和压力，达到了疏通的目的。

**5. 解除卡压原理**　通过钩鎚针钩弧和钩刃的钩治和割治，直接解除周围软组织的卡压，尤其是解除了骨纤维管的卡压，达到了解除周围神经卡压的目的。

**6. 破坏蜘蛛网原理**　人体的结构就像一个蜘蛛网，相互制约，病理性结构恶性循环，疾病便逐渐加重。钩活术通过四位十法解除了蜘蛛网的致病"网络"体系，达到了治病的目的。

**7. 破坏恶性循环"环"原理**　脊柱退变性疾病和四肢关节退变性疾病，随着年龄的增长逐渐加重，发作一次加重一次，恶性循环，通过钩活术四位十法，直接钩治软组织和钻骨抽液，使软组织和硬组织骨骼处于相对性平衡状态，破坏恶性循环之"环"，建立良性循环状态。

**8. 大树平衡原理**　人体的脊柱就像一棵大树，对于颈椎而言，颈6、7椎相当于树根；对于腰椎而言，腰4、5椎相当于树根。要想让大树稳定，必须调理树根，所以钩活术以治颈6、7椎和腰4、5椎为主，使脊柱处于平衡稳定状态而防病和治病。

**9. 电线杆平衡原理**　人体就像一个电线杆，必须用周围的拉线固定，才能风吹不倒，稳固站立。得病原因，是因为拉线拉力不平衡而造成，所以钩活术调理新夹脊穴，是调理拉线的拉力，使拉力平衡而达到治病的目的。

**10. 应力阻尼运动原理**　阻尼运动，是运动中带有阻力，应力是阻尼运动的力量。

随着人体频繁的阻尼运动，异常应力随之增加，异常应力的释放点集中于本椎体的下关节突，钩活术的新夹脊穴就是本椎体的下关节突在体表的投影，可用于释放异常应力。

**11. 中医不通原理**　"通则不痛，不通则痛"，不通的原因有三：① 外因有六淫（风、寒、暑、湿、燥、火）；② 内因包括七情的喜、怒、忧、思、悲、恐、惊，伤及脏器，功能失调，生理病理性产物"痰"和"瘀"，痰和瘀又成为致病因素，造成脏腑功能失调；③ 不内外因有劳损扭伤、外伤、久坐、久站、久立、固定姿势劳动等。经络不通，骨质增生，局部功能障碍，痛、麻、冷、凉、木、胀、酸、眩、晕等，病位在颈部则造成颈椎病，病位在腰部则造成腰椎间盘突出症，久则椎管狭窄。但其根本原因是机体免疫力下降，不能抗御外邪，不能把病理产物消化吸收；其标是颈腰疲劳，生活、工作、学习的姿势不妥，颈腰扭伤，局部压力张力增加，功能障碍。治病必求其本，应以滋补肝肾、祛风除湿、活血祛瘀、化痰通络为主，以"通"为治则。

**12. 不荣则痛的原理**　经脉得不到荣养，就会产生疼痛，钩活术利用补法，补气补血，使经脉荣养，达到治病的目的。

**13. 加速血运原理**　钩活术解除局部组织的张力和压力，进行钝性分离和锐性分离，局部血液循环即刻加速，致炎物质、致痛物质即刻代谢吸收，疼痛便得到了缓解。

**14. 祛瘀生新原理**　通过软组织和硬组织放血的方法，尤其是硬组织骨通过钩活骨减压术直接抽吸红骨髓液 2~18mL，减小了压力，更重要的是祛除了瘀血，新血滚滚而生。

**15. 消除水肿原理**　通过钩活术的四位十法，张力压力得到解除，代谢加速，神经根水肿即刻消退。

**16. 生物力学原理**　生物力学（biomechanics）是应用力学原理和方法对生物体中的力学问题定量研究的生物物理学分支。其研究范围从生物整体到系统、器官（包括血液、体液、脏器、骨骼等），从鸟飞、鱼游到植物体液的输运等。生物力学的基础是能量守恒、动量定律、质量守恒三定律并加上描写物性的本构方程。生物力学研究的重点是与生理学、医学有关的力学问题。依研究对象的不同可分为生物流体力学、生物固体力学和运动生物力学等。在血液流动中引进了外周阻力的概念，同时指出该阻力主要来自组织中的微血管，能量守恒、动量定律、质量守恒三定律确定了医学中的相对平衡，功能障碍、疼痛麻木、骨质增生、椎管狭窄、侧弯畸形都是在自调平衡，若想治病止痛，便应消除产生的力，消除了产生的力，也就解除了疼痛和功能障碍，达到了通过医源物理性力的调整而治病的目的。

**17. 骨膜医学原理**　骨膜医学认为刺激骨膜上的敏感点与内脏疾病和疼痛麻木疾病有密切关系，根据骨膜 - 内脏相关理论和全息理论对各骨点的主治效能进行了归纳分类，而且明确了适用范围，自 1966 年至今已有 54 年历史，国内外学者对于骨膜医学的应用研究及原理探讨取得了很大进展，形成了独特的骨膜医学。钩活术疗法利用软组织钩鍉针钩弧的顶端钝性刺激骨膜在五钩法中为"深双软"；利用硬组织钩鍉针（钩活骨减压针）的直椎尖部锐性刺激骨膜、利用套管针的尖平部钝锐混合刺激骨膜，从而达到治疗疼痛、麻木、冷凉、功能障碍的目的。

**18. 交感原理** 交感神经的活动比较广泛，副交感神经的活动比较局限。当机体处于平静状态时，副交感神经的兴奋占优势，有利于营养物质的消化吸收和能量的补充，有利于保护机体。当剧烈运动或处于不良环境时，交感神经的活动加强，调动机体许多器官的潜力提高适应能力来应付环境的急剧变化，维持内环境的相对稳定。钩活术通过钩弧的顶端钝性刺激软组织、通过钩活骨减压针锐性钝性混合刺激骨膜，达到调节交感神经的目的，更好地发挥交感神经和副交感神经的调节作用。

钩活术的原理即为减压、减张、松解、疏通、立平衡而治病。

# 第十节 钩活术软组织治疗施术标准

钩活术治疗包括软组织治疗和硬组织治疗，本节介绍软组织施术的标准，硬组织施术的标准在下节介绍。

钩活术软组织施术可治疗脊柱退变性疾病、脊柱相关疾病、四肢关节退变性疾病、股骨头缺血性坏死、强直性脊柱炎、带疱后遗神经痛等。

## 一、需要具备的条件

**1. 病史** 有发病过程和发病原因，或有治疗史。

**2. 症状** 必然存在相关的功能障碍、疼痛、麻木、头晕、头疼等症状。

**3. 体征** 存在相关的压痛、病理征阳性、关节活动受限、感觉障碍、肌力下降等阳性体征，或无明显阳性体征。

**4. 影像** 通过 X 线、CT、MRI、B 超、TMT 等检查，发现骨质退变增生、椎间盘突出、生理曲度变化、椎体失稳（旋转、侧摆、滑脱）、脊柱侧弯、压缩性骨折、生理间隙变化、骨坏死等，或无影像变化。

**5. 排除** 综合分析排除其他疾病。

## 二、五钩法施术的标准

五钩法：浅单软、单软（轻、中、重）、双软、深双软、重深双软。

**1. 浅单软** 胸椎退变性疾病、胸椎管狭窄症、胸髓变性、胸椎强直性脊柱炎、胸椎带疱后遗神经痛、胸椎相关性疾病、胸椎压缩性骨折、胸椎侧弯等胸椎疾患。

**2. 单软** 治疗疼痛、麻木、功能障碍的颈椎疾患；治疗疼痛为主的腰椎疾患。

**3. 双软** 治疗疼痛、麻木并重或麻木重于疼痛的腰椎疾患。

**4. 深双软** 治疗麻木重于疼痛或痛麻并重且兼有下肢冷凉的腰椎疾患。

**5. 重深双软** 治疗痛、麻、凉、神经源性间歇性跛行的腰椎疾患。

### 三、五手法施术的标准

五手法：钩提法、分离法、捣划法、触骨法、钻骨法。

**1. 钩提法** 疼痛为主、功能障碍等需要泻法为主的一类疾病。

**2. 分离法** 麻木为主、功能障碍等需要补法为主或分离为主的一类疾病。

**3. 捣划法** 结节条索、功能障碍、疼痛麻木等需要捣破划开为主的一类疾病。

**4. 触骨法** 冷凉为主、功能障碍等需要补法为主或以静息痛为主的一类疾病。

**5. 钻骨法** 静息痛、固定痛、负重痛为主，局部压痛、压敏、功能障碍等骨内压增高的一类疾病。

### 四、只扎不钩施术的标准

由于治疗部位的特殊性，不能大幅度刺激或钩拉分离。

腧穴：风府穴、风池穴、股骨颈穴、股骨头穴、腰三横突穴、大部分十二正经腧穴。

钩法：重深双软中的"重"治疗手法。

手法：分离法。

### 五、中、微、超微类针具施术标准

**1. 中类钩鍉针** 根据手感模拟钩度法，2~3 分钩度。

**2. 微类钩鍉针** 根据手感模拟钩度法，1~2 分钩度。

**3. 超微类钩鍉针** 根据手感模拟钩度法，0.1~1 分钩度。

### 六、补法施术标准

**1. 针具补法** 内刃类钩鍉针（弧顶为钝性）。

**2. 手法补法** 分离法、触骨法。

**3. 钩法补法** 深、重深双软中的"深、重深"。

# 第三章　新（魏氏）夹脊穴

新（魏氏）夹脊穴是根据脊柱的生理病理特点，以及脊柱与周围脏器的关系和十二正经、脏腑经络的特点，发现的一组穴位点。本组穴位点位于脊柱两侧，包括脊穴、脊撇穴和脊撇撇穴。脊柱两侧枕骨髁后缘、寰椎下关节面后缘、颈 2 至腰 5 椎骨的下关节突、各骶骨棘突下与两侧中间嵴交点在正后部的体表投影点，称为脊穴；脊柱两侧寰椎上关节面后缘、枢椎上关节面后缘、颈 2 至腰 5 椎下方椎体的椎板、各骶椎棘突与两侧中间嵴交点在正后部的体表投影点，称为脊撇穴；脊柱两侧同一序数脊穴与撇穴在体表连线的中点，为同一序数的脊撇撇穴。新（魏氏）夹脊穴与脊柱椎骨呈倒序排列，共 83 穴。本组穴位点是利用钩活术技术治疗脊柱退变性疾病、脊柱相关疾病、强直性脊柱炎等骨伤科疾病及五脏六腑病、十二正经病的主要穴位点。

## 第一节　选穴的依据

新（魏氏）夹脊穴的选穴，是根据脊柱的局部解剖、脊柱的生理特点、交感干分布、脊柱的病理特点、贯穿于脊柱上下的督脉理论、十二正经中的膀胱经理论、脏腑经络等理论而选穴的。

### 一、局部解剖的依据

脊柱是人体的中心柱轴，由 24 块椎骨和骶尾骨组成，人体的任何一种运动都要脊柱的配合。每一个脊椎旁都有一个椎间孔，是脊神经的出口。脊椎和脊椎之间的连接在椎骨后方，即上下关节突之间的连接，上下关节突之间形成关节突关节，为典型滑膜关节。人体各种运动的产生都有相应关节突关节的参与，关节突关节发生退变、老化或其他病变，必然影响人体的运动。关节突关节活动量最多，也最易受损，受损必然影响人体运动功能，影响脊柱的平衡，进而影响脊柱整体的功能。

脊柱旁的椎间孔是两个椎弓之间的小孔，脊神经从此孔走出椎管。脊神经的功能多而复杂，遍及全身各部。如果此孔发生退变（增生、变窄、缩小、机械性压迫），必然影响脊神经的功能。椎间孔的结构正常，脊神经功能才能不受影响。

脊柱两侧有众多肌肉包绕，其中最重要的是竖脊肌，自骶椎开始向上止于颞骨乳突，走行于脊柱的两侧，充填于棘突与肋角之间的深沟内，为一对强大的伸脊柱肌。

脊柱的运动都有竖脊肌的参与，该肌肉易劳损、易退变。

从脊柱的关节突关节、椎弓下椎间孔、以竖脊肌为代表的重要肌肉等可以看出，治疗脊柱病退变性疾病、脊柱相关疾病，新（魏氏）夹脊穴定位于关节突关节的后方非常必要。

## 二、生理依据

**1. 脊柱的功能**　脊柱具有保护脊髓、脊神经，支持身体、增加弹性、吸收震荡和进行众多运动的功能。脊柱是通过多个运动节段联合作用进行活动的，相邻两个椎骨之间的运动范围有限。多个运动节段的联合使整个脊柱的运动范围显著增大。脊柱可进行多种多样的运动，可沿横轴做前屈、后伸运动，沿纵轴做旋转运动和侧屈运动。脊柱各部运动的性质和范围大小取决于关节突关节面的方向、形状和脊椎形态、宽窄以及椎间盘的厚薄。在脊柱一系列活动中，颈椎关节突关节面的方向接近水平，故能做较大幅度的前屈、后伸、侧屈和旋转的活动。胸椎因和肋骨、胸骨构成框架，较大程度上限制了其运动幅度，只能做侧屈运动，而且下胸段较上胸段活动度大。腰骶椎借着骨盆的倾斜可增大整个躯干的活动度，所以屈伸运动范围较大，而旋转度很小。概言之，屈伸幅度以腰部最大，颈部次之，胸部最小；侧屈和旋转幅度以颈部最大，在胸部和腰部几乎相等；胸腰部旋转幅度以胸腰部交界处大，下腰部最小。此外，运动范围还因年龄和锻炼情况不同而有较大差别，老年人与年轻人相比，脊柱运动范围可减少一半。

脊柱各种功能尤其是运动功能的完成，必须由脊椎、椎间盘、椎间关节以及周围的肌肉、韧带共同完成，治病取穴于椎间关节周围较为科学。

**2. 脊柱的组成及其力学特性**　脊柱是由脊椎、椎间盘、小关节、韧带组成。

（1）脊椎：脊椎和椎间盘共同组成脊柱的前部结构，承受着脊柱的大部分压缩载荷。脊椎截面随着上部躯干重量的逐步增加，由上而下越来越大。这主要是由于脊椎自上而下体积逐渐增大，从而使承载面积也相应增大。脊椎是椎骨受力的主体。

（2）椎间盘：从组织解剖结构上观察，椎间盘由纤维环、髓核和软骨终板三部分组成。椎间盘与脊椎连接坚固，使二者不易滑动和分离，这样，髓核就被严密包裹在由纤维环的内、外层纤维和软骨终板等构成的空间里。椎间盘具有压缩、拉伸、弯曲、剪切、扭转、黏弹等特性。

（3）小关节：小关节作为组成脊柱的一部分，生物力学功能主要是承受压缩、拉伸、剪切、扭转等不同类型的载荷，保持脊柱的稳定性，并在此基础上提供一定范围的生理活动。

（4）韧带：脊柱的前部和后部均有坚强的韧带，承担着大部分张力载荷。除黄韧带外，延伸率均极低，因此可与椎间盘一同提供脊柱内源性稳定。脊柱各韧带协同作用，既保持脊柱相邻椎骨之间的正常关系，又保持适度的生理活动，限制脊柱的过度活动，而且在快速高载荷创伤环境中，还可吸收突然增加的大量能量，保护脊髓不受损伤。

（5）脊柱周围肌肉与韧带：脊柱的运动是在神经和肌肉的协同作用下完成的。脊柱前方的肌肉收缩可使脊柱前屈，后方的肌肉收缩可使脊柱后伸，脊柱一侧的肌肉收缩可使脊柱侧屈，纤维斜行的肌肉收缩可使脊柱旋转，而前屈、侧屈、后伸再侧屈的依次连续动作可完成环转运动。脊柱在躯干稳定中起主要作用，其之所以能承担较大的负荷，主要依靠躯干的肌肉。当弯腰提取重物时，腰骶部将产生很大的应力，是由骶棘肌和臀大肌的收缩，通过短力臂来举起重量的。

脊柱韧带也承担着脊柱的大部分张力负荷。韧带的黏弹性既能控制脊柱于生理限度内充分活动，又能保持一定的姿势、体位。当身体前屈时，前纵韧带松弛，椎间盘前部被挤压至运动极限时，后纵韧带、黄韧带、棘间及棘上韧带和椎间盘的后部均处于极度绷紧状态；又如侧屈时，椎间盘侧部受压，对侧拮抗肌的张力和周围韧带都是限制侧屈的因素。

### 三、脊椎病变累及脊神经

**1. 脊神经根**  脊髓的两侧前、后方各有1对神经根，前、后根均由一系列神经纤维束（根丝）组成。前根为运动性传出根，后根为感觉性传入根，后根较前根略粗，二者在椎间孔处会合。后根在会合前邻近椎间孔处有一椭圆形膨大，为脊神经节（图3-1-1）。前根起于脊髓的前角和侧角，含有大小两种有髓鞘纤维。大纤维属随意肌运动纤维，支配躯体的横纹肌；小纤维是自主神经的节前纤维，支配血管和内脏器官的平滑肌，只见于第8颈髓至第3腰髓和第2~4骶髓前根内。后根由神经节细胞的中枢突所组成，大的有髓鞘纤维，传导来自肌肉、肌腱、关节和皮肤黏膜的本体感觉；小的有髓鞘纤维传导痛觉、温度觉和部分触觉。此外也有极少数由侧角细胞发出的纤维加入后根、脊神经，支配皮肤血管的舒缩运动。

脊神经前、后根在穿出硬脊膜后，排列关系有了改变，在椎间孔中部呈上下排列，后根在上，前根在下。在椎间孔内脊神经节的外方，前、后根会合组成脊神经。

**2. 神经根与椎间孔的关系**  由于脊髓短而椎管长，各节段的脊神经根在椎管内走行的方向和长短各有不同。颈神经较短，其神经根行程略近水平；胸部的神经根则斜向下行；而腰骶部的神经根较长，行程近于垂直，并汇集成束，称为马尾。

脊神经出椎间孔的方位也因脊椎节段不同而各异。第1~7颈神经是在同序颈椎上方的椎间孔穿出，第8颈神经是在第7颈椎下方的椎间孔穿出，胸、腰神经均在同序椎骨下方的椎间孔出椎管，第1~4骶神经由同序的骶骨前、后孔穿出，第5骶神经和尾神经由骶管裂孔穿出。

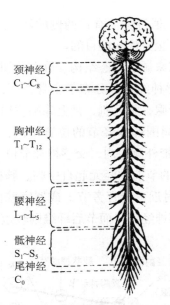

颈神经
$C_1 \sim C_8$

胸神经
$T_1 \sim T_{12}$

腰神经
$L_1 \sim L_5$

骶神经
$S_1 \sim S_5$
尾神经
$C_0$

图 3-1-1　颈胸腰骶尾脊神经

C：颈；T：胸；L：腰；S：骶；$C_0$：尾

在椎间孔处，脊神经有重要的毗邻关系，其前方有脊椎和椎间盘，后方有椎间关节及黄韧带，而在颈椎椎间孔的前方还有钩椎关节。此外，出入椎间孔的结构还有脊髓的动、静脉和脊神经的返支，又称窦椎神经。因此脊椎病变可累及脊神经，出现感觉或运动障碍。当钩椎关节退变增生时，对神经根的压迫因病变部位不同而有不同的表现。骨刺靠近椎间孔时只压迫前根，可出现迟缓性瘫痪而无感觉改变。骨刺在椎间孔中部上方时，只压迫后根和神经节，仅有疼痛等感觉障碍而无运动障碍。治疗脊神经障碍性疾病，应考虑椎间孔问题，在治疗选穴上应以椎间孔周围为主。

脊椎既有负重、吸收震荡作用，又可保护脊髓做前屈、后伸、侧屈、旋转和环转运动。脊柱各部运动的性质和范围大小取决于关节突关节面的方向和形状、脊椎的形态和椎间盘的厚薄。在脊柱一系列活动中，关节突关节（小关节）起着主导作用，所以新（魏氏）夹脊选穴目标针对的是关节突关节（小关节），钩针就在关节突关节上方钩治，解除关节突关节周围的压力和张力，使小关节活动灵活，钩治后脊柱由不平衡状态重新建立平衡，所以在此选穴尤为正确。

另外，同时出入椎间孔的结构除脊神经，还有脊髓的动静脉和脊神经的脊膜支（窦椎神经），魏氏夹脊撇撇穴正是脊神经发出椎间孔的位置，因此脊椎病变累及脊神经，会出现感觉或运动障碍。新（魏氏）夹脊撇撇穴可视为阻滞穴，此穴位点的下方即是脊神经，在此选穴目标明确，具有针对性，药物可直达病所，疗效显著。通过钩治椎间孔的周围穴位点，使局部减压、减张、疏通、松解，而使经过椎间孔的动静脉、脊神经的周围压力也相应降低，加速了局部的血液循环，受压的脊神经得到了疏通。

**3. 交感干分布依据**　交感干分布于脊柱的两侧，调节指挥全身脏器的功能，是交感神经和副交感神经的总干，通过钩治脊柱两侧的新（魏氏）夹脊穴，从而调节交感神经和副交感神经，达到治疗全身疾病的目的。

交感神经与副交感神经在来源、形态结构、分布范围和功能上存在下列不同点。

（1）分布范围不同：交感神经几乎分布于全身各部，而副交感神经分布则比较局限，一般认为大部分血管、汗腺、竖毛肌、肾上腺髓质均无副交感神经支配。

（2）低级中枢的部位及周围部神经节的位置不同：交感神经的节前神经元起自 $T_1$~$L_3$ 脊髓节灰质侧柱的中间带外侧核内，交感神经节位于脊柱两旁（椎旁节）和脊柱前方（椎前节）；副交感神经的节前神经元起自中脑、脑桥、延髓及 $S_{2-4}$ 脊髓节，副交感神经节位于所支配的器官附近（器官旁节）或器官壁内（器内节）（图 3-1-2）。因此副交感神经节前纤维比交感神经长，而节后纤维则较短。

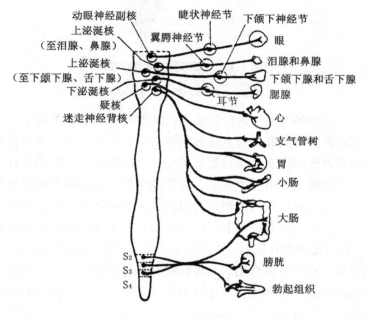

图 3-1-2　副交感神经系

（3）节前神经元与节后神经元的比例不同：一个交感节前神经元的轴突可与许多节后神经元组成突触，而一个副交感节前神经元的轴突则与较少的节后神经元组成突触，所以交感神经的作用范围较广泛，而副交感神经则较局限。

（4）对同一器官的作用不同：交感与副交感对同一器官的作用既是互相拮抗的，又是互相统一的（表 3-1-1）。当机体运动加强时，交感神经的活动加强，而副交感神经的活动则减弱，于是出现心跳加快、血压升高、支气管扩张、瞳孔开大、消化活动受抑制等现象，此时机体的代谢加强，能量消耗加快，以适应环境的剧烈变化。而当机体处于安静或睡眠状态时，副交感神经的活动反而加强，而交感神经却受到抑制，因而出现心跳减慢、血压下降、支气管收缩、瞳孔缩小、消化活动增强等现象，这有利于体力的恢复和能量的储存。

表 3-1-1　交感神经与副交感神经的功能对比

| 分布 | 交感神经 | 副交感神经 |
|---|---|---|
| 脉管系统 | 心跳加快、加强 | 心跳减慢 |
| | 冠状血管舒张 | 冠状血管收缩 |
| | 腹部内脏和皮肤血管收缩 | 消化腺血管扩张 |
| 呼吸系统 | 支气管扩张 | 支气管平滑肌收缩 |
| 消化系统 | 胃肠道蠕动减弱 | 胃肠道蠕动增强 |
| | 消化腺分泌少量黏稠消化液 | 消化道分泌多而稀的消化液 |
| | 胆囊舒张 | 胆囊收缩 |
| | 肛门内括约肌收缩 | 肛门内括约肌舒张 |
| 泌尿系统 | 尿道内括约肌收缩、血管收缩 | 膀胱逼尿肌收缩，尿道内括约肌、排尿舒张 |
| 眼 | 瞳孔开大 | 瞳孔缩小 |
| 汗腺、竖毛肌 | 汗腺分泌、竖毛 | |
| 内分泌腺 | 促进肾上激素分泌 | 促进胰液分泌 |
| 代谢 | 促进异化作用 | 促进同化作用 |

（5）反应的间隔期不同：效应器对交感神经传导冲动发生反应的间隔期为几秒至1分钟，作用时间可维持几秒至几分钟；而对副交感神经的反应间隔期仅为百分之几秒至千分之几秒，作用维持时间也很短。

（6）神经递质不同：交感神经和副交感神经节前纤维的神经末梢释放的神经递质为乙酰胆碱；大部分交感神经节后纤维的神经末梢释放交感素（即去甲肾上腺素及少许肾上腺素）；副交感神经节后纤维及小部分交感神经节后纤维（支配汗腺及骨骼肌）的神经末梢也释放乙酰胆碱。

**4. 颈部交感神经**　颈部交感神经属自主（内脏）神经系统的一部分。自主神经系统与躯体神经系统在形态及功能上有如下不同点。

（1）躯体传入纤维受体表、骨、关节及肌肉传来的刺激，调节机体运动及机体与外界环境的相对平衡；而自主性传入纤维则感受身体内部脏器传来的冲动，调节机体的内在环境。

（2）躯体运动神经支配骨骼肌，使其发生迅速适宜的运动；而自主性神经纤维则支配内脏、心血管、平滑肌和腺体，在正常情况下，进行相对平衡且有节律性的内脏活动，以调节机体的新陈代谢，在环境发生急剧变化时，则促使机体发生一系列的内脏应激活动。

（3）躯体神经传出纤维较均匀地起于脑干及脊髓的全长，在周围保持明显的分节性；自主性神经的周围传出纤维仅由中枢神经系统的几个部分发出，即中脑、脑桥、延髓、脊髓的 $T_1$~$L_3$ 及 $S_{2-4}$ 节；从脊髓发出者，区分为胸腰部及骶部，但缺乏明显的分节性。

（4）在与效应器的联络方式上，躯体神经传出神经元的细胞体位于脊髓的前角内，其轴突经前根走出，直达骨骼肌；自主性神经的传出神经纤维并不直达效应器，而是在自主神经节内交换神经元，再由节内神经元发出纤维到达效应器。因此，自主神经的全部径路分为节前与节后两部分。神经节分为脊柱两侧的椎旁神经节、脊柱前方的椎前神经节及内脏壁内神经节。节后神经元的数目较多，一个节前神经元可以和多个节后神经元构成突触（图 3-1-3、图 3-1-4）。

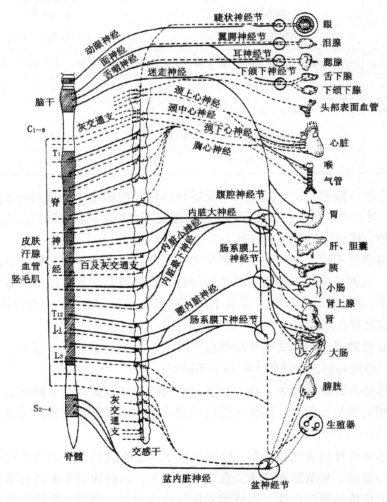

图 3-1-3　内脏运动神经概况

——节前纤维；------ 节后纤维

（5）自主神经传出神经节后纤维的分布形式和躯体神经亦有不同。躯体神经以神经干的形式分布，而自主神经节后纤维常攀附脏器或血管形成神经丛，由丛再发出分支至效应器。

（6）躯体运动神经纤维一般是比较粗的有髓纤维，而自主神经的运动神经纤维则是薄髓（节前纤维）和无髓（节后纤维）的细纤维。

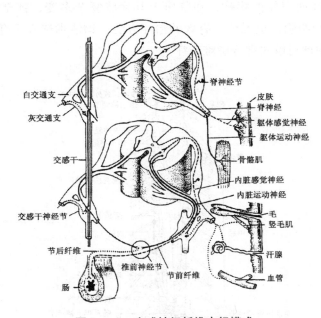

图 3-1-4　交感神经纤维走行模式

（7）躯体运动神经纤维对效应器的支配，一般都受意志的控制；而自主神经的运动神经对效应器的支配则在一定的程度上不受意志的控制。

（8）躯体运动神经只有一种纤维成分，自主神经的运动神经则有交感神经和副交感神经的双重支配。

一般认为，颈髓不直接发出交感神经纤维，颈部交感神经纤维的节前纤维来自第1~2 胸髓节灰质的外侧中间柱，但 Laruelle 发现在第 4~8 颈髓节灰质前角基底的外侧中间柱也存在交感神经细胞，其节前纤维随 $C_5~T_1$ 躯体运动纤维传出。节前纤维经脊神经前支发出的白交通支上行至颈部交感神经节。灰交通支或节后纤维再从交感神经节至颈神经前支，沿其分支分布。并有交通支直接或间接与大部脑神经相连结。至上肢、下胸部、头颈部皮肤的汗腺，瞳孔括约肌、眼睑平滑肌，咽、心脏及头、颈、上肢的血管等。这些节后纤维终止于动脉、静脉的外膜，形成血管周围丛，由丛再发出分支，分布于血管的外膜，或者在外膜与中间层之间，小纤维进入肌层并控制肌层，其他神经纤维有的分布于肌层或内膜交界处，但都不终止于内膜。节后纤维还在脊神经脊膜支返回椎间孔前参与其内。脊膜支或称返神经，为窦椎神经的一个组成部分，窦椎神经支配硬脊膜、脊椎后骨膜、椎间盘纤维环浅层、后纵韧带及硬膜外间隙内的血管和疏松结缔组织。颈部的交感干神经节有 3 个，即颈上神经节、颈中神经节及颈下神经节（图 3-1-5）。这 3 个神经节以节间支相互连结。节间支一般为 1 支，但有时颈上与颈中神经节之间的节间支为 2 支，颈中与颈下之间节间支为多支。颈交感干神经位于颈长肌的浅面、脊椎的两旁和椎前筋膜的深侧。

　　由于交感神经而引发的疾病，在临床上其症状复杂多变，甚至多被认为是一种"怪病"，即使诊断明确，也无行之有效的治疗方法，钩活术选穴于脊柱旁，有调节交感神经的作用，由此可解决部分疑难杂症。

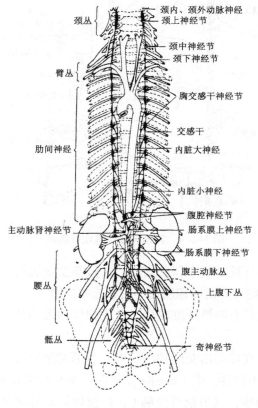

图 3-1-5　交感干全貌

## 四、病理依据

　　椎间盘突出症的病理变化主要表现为椎间盘退变、膨隆、突出、脱出、游离等。部分患者尚伴有颈、腰椎管狭窄、椎间盘钙化、椎间关节骨性关节炎、腰椎滑脱等。这些病理改变通常被认为是椎间盘突出的继发改变，在临床诊疗工作中，如果忽视了对这些继发性病理变化的处理，必然影响疗效。

**1. 椎间隙变窄及脊椎缘骨赘形成**　椎间盘由于退变或突出，无法维持脊椎间正常高度及其稳定，使椎间隙变小、狭窄。由于椎间活动范围增大，纤维环、前纵韧带、后纵韧带遭受异常应力，继而牵拉、撕裂、出血、钙化而形成脊椎边缘骨赘；髓核可突破纤维环，将前纵韧带或骨膜顶起，然后钙化而形成骨赘（图3-1-6）。

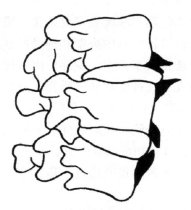

图3-1-6　各种形态的骨赘

脊椎前缘与侧方骨明显多于后方，这是因为后纵韧带缺乏应力附着。脊椎前缘骨赘一般不引起临床症状，后方骨赘不论是发生在硬脊膜前方、侧隐窝还是椎间孔均可引起明显的神经压迫症状。

**2. 脊椎不稳定**　脊椎不稳是指脊椎运动节段刚度下降，使节段活动范围超过正常，活动性质也有改变，引起一系列临床表现和潜在的脊柱进行性畸形及神经损害。椎间盘退变被认为是脊椎不稳的病因。

脊椎不稳通常分为三个不同时期。

①功能紊乱期（早期）：表现为受累节段功能异常，但病理改变轻微。

②不稳定期（中期）：椎间盘高度及内容物均减少，纤维环膨出，韧带及关节囊松弛，椎间关节退变。

③稳定重建期（晚期）：通过纤维及骨质增生获得再稳定。

**3. 小关节退变**　脊柱关节由每一节段的椎间盘关节及两个关节突关节（小关节）组成稳定的三关节复合体。若其中任何一个关节退变，必然影响其他两个关节。椎间盘退变或突出发生后，继发椎间隙变窄，使椎间小关节活动度增大，关节面遭受异常应力引起小关节退变。此外，椎间隙狭窄还会使两侧小关节半脱位，关节突重叠增大，下位脊椎的上关节突上升超过了上位脊椎下缘向后的延长线，使椎间孔变窄，压迫神经根引起临床症状。小关节软骨退变、破坏、纤维化，滑膜炎症，关节囊纤维化，小关节半脱位，刺激或压迫神经引起腰痛，形成小关节骨性关节炎，产生慢性颈肩腰腿痛与脊椎活动障碍。

**4. 黄韧带退变、增厚**　黄韧带位于椎板间及关节部。正常黄韧带厚2~4mm，由大的弹性纤维构成，隔以薄的胶原纤维束，呈梭形的成纤维细胞极少。椎间盘退变或突出使脊椎不稳，机体通过黄韧带增生、增厚以维护脊椎的稳定，是机体的代偿反应。椎间盘突出患者黄韧带明显增厚，可达 0.5~1.0cm，质变脆甚至钙化。

**5. 颈腰椎管狭窄症与退行性变** 椎间盘突出合并椎管狭窄十分常见。一般认为，椎间盘不稳、黄韧带肥厚、脊椎缘骨赘及小关节增生均可导致退行性变，颈、腰椎管狭窄症发生，使椎间盘突出的病理与临床表现复杂化。腰椎管的三叶形改变加剧了椎管狭窄的程度。退行性变腰椎管狭窄有中央型和神经根通道狭窄两种形式，椎间盘突出继发的椎管狭窄以神经根通道狭窄为主，少部分因腰椎管三叶状改变而成为中央型狭窄。神经根通道狭窄是指发生在神经离开硬膜囊至穿出椎间孔外口路径上的狭窄而引起神经损害，此型狭窄主要发生在以下三个部位。

（1）入口区：指神经根从离开硬膜囊至峡部的上缘区域。脊椎及椎间盘的后面组成其前壁，椎间关节的内外关节囊和黄韧带构成后壁。无论是骨质增生、关节突肥大、黄韧带肥厚，还是椎间盘突出导致的椎间隙进一步狭窄，均位于此区，是狭窄最好发部位。

（2）中间区：相当于椎弓峡部区，为真骨性区。峡部为其后壁，峡部所对的脊椎后侧为前壁。峡部崩裂、增生、原发三叶形椎管、椎弓根异常短缩等常引起该区狭窄。

（3）出口区：指椎间管，前壁为脊椎与椎间盘，后壁为后关节外侧，正常椎间管大小差异可达 50%，故很少出现神经根压迫。

椎间盘的后外侧突出、后关节增生及滑脱均可压迫神经根。椎管狭窄的症状与狭窄的节段部位关系密切。多节段狭窄易出现间歇性跛行症状，单节段中央管或神经根管狭窄较少引起间歇性跛行。两个节段的中央管狭窄可引起神经根静脉充血，影响双侧神经根，导致双下肢间歇性跛行；单节段中央管狭窄及单侧神经根管远端狭窄，可导致神经根静脉充血，引起单侧间歇性跛行。多节段腰椎管狭窄伴神经根静脉瘀血，休息时亦可无症状。而行走时，神经根供血比休息时增加 200%~300%，由于静脉瘀血满足不了行走时神经根的供血，故出现间歇性跛行症状。

**6. 退行性腰椎滑脱** 椎间盘突出在退行性腰椎滑脱发生过程中起相当重要的作用。正常情况下，腰椎伸屈活动时，上位脊椎在相邻下位脊椎上产生一定向前滑脱的力，能被后方椎小关节对抗，与此同时，椎间盘纤维环连接上下脊椎亦能对抗前滑力，从而稳定脊柱。椎间盘突出或退变后，椎间隙狭窄，纤维环松弛，椎弓峡部对抗脊椎向前滑脱作用减弱，使关节突关节遭受的前屈及旋转应力增大，椎弓峡部在异常应力作用下发生疲劳骨折而致脊椎崩裂；同样小关节在异常应力作用后关节软骨退变、剥脱、暴露软骨下骨，形成骨性关节炎；椎间小关节在超载荷情况下韧带及关节囊松弛，发生半脱位，使腰椎不稳加重，导致发生脊椎前滑脱。反之，腰椎滑脱进一步损伤椎间盘，致使纤维环撕裂，髓核脱出。椎间盘突出、椎弓峡部断裂产生的瘢痕组织、增生的骨赘，以及不同程度的脊柱滑脱，均可压迫神经而引起症状。

**7. 椎间盘突出合并骨化** 又称骨化型腰椎间盘突出，临床上并不少见，占椎间盘突出症的 5%~15%。主要表现为纤维环部分钙化，可与后纵韧带粘连，严重者纤维环全部骨化或突出椎间盘组织大部分骨化，与后纵韧带无法分开，属软骨化骨，镜下可见软骨基质中钙盐沉积，其间有骨陷窝和骨细胞。骨化从纤维环表层发生，而后深入到纤维环的全层和髓核。由于对神经根或马尾神经造成硬性压迫，易引起神经组织不可逆的病理变化，临床症状较严重且呈持续性，神经功能恢复较慢。腰椎间盘突出合并骨化的形成机制尚不清楚。骨化是椎间盘退变的一种形式，椎间盘退变突出后，椎间不稳，突出的椎间盘骨化是机体相应节段对椎间不稳的防御反应，是遵循 Wolff 定律在椎管内骨外骨的重建。在椎间盘退变基础上，脱出髓核"缺血坏死"，表面血管包绕侵入产生炎症反应，致使突出物钙化。椎间盘突出合并骨化不同于后纵韧带钙化、椎体后缘骨赘、脊椎后缘离断症，从影像学及手术病理上可以区别。

以上自然退变和病理变化都会影响脊柱的正常运动，影响其各种生理功能而出现相应的临床表现，其中关节突关节（小关节）是产生临床症状和相应病理变化的关键所在，所以在此选穴（关节突关节上方）最科学；在关节突关节上方减压、减张、松解、疏通、松解粘连及瘢痕组织，解除软组织牵拉，改变局部血液循环，促进代谢物及致痛物的吸收和排除，纠正小关节平衡失调，重新建立脊柱力学平衡，减缓骨质增生。此穴位点针对性强，目标明确，疗效显著。

从以上七项病理变化中，我们可以看出退变老化是必然的，退变老化可引发一系列病理变化，如骨赘形成、脊椎不稳，以及后续小关节退变、黄韧带肥厚、椎管狭窄、退变性滑脱等，由此可引发疾病症状，甚至使患者瘫痪在床。这其中最重要的因素是"异常应力"的出现，是引发病理变化的导火索，这个异常应力的出现要从椎间盘的自然退变、髓核脱水谈起。

椎间盘由于退变或突出，维持脊椎间正常高度及其稳定功能减弱，使椎间隙变小、狭窄，椎间不稳，椎间活动范围增大，纤维环、前纵韧带、后纵韧带遭受"异常应力"。这个"异常应力"引起脊柱的众多不平衡，不平衡是产生症状和加速脊柱老化的主要原因。在治疗方面，铲除这个"异常应力"，建立平衡，是治疗的关键。由于脊柱连接是三关节连接，即两个关节突关节和一个椎间盘关节，由于椎间盘的退变而产生"异常应力"，其"异常应力"的着陆处必然落在了两个关节突关节上。铲除这个"异常应力"，建立平衡，治疗疾病，减缓退变，在关节突关节周围选穴是必然的、准确的、科学的。通过钩治减压、减张，使"异常应力"释放，建立平衡，则症状消失，退变减缓，疾病便得到了救治。

## 五、督脉理论依据

督脉者，起于下极之俞，并于脊里，上至风府，入属于脑。（《难经·二十八难》）

督脉者，起于少腹，以下骨中央，女子入系廷孔，其孔，溺孔之端也。其络循阴器，合篡间，绕篡后，别绕臀，至少阴，与巨阳中络者合。少阴上股内后廉，贯脊属肾。与太阳起于目内眦，上额交颠，上入络脑，还出别下项，循肩髆内，夹脊抵腰中，入循膂络肾。其男子循茎下至篡，与女子等。其少腹直上者，贯脐中央，上贯心，入喉，上颐，环唇，上系两目之下中央。（《素问·骨空论》）

督脉之别，名曰长强，挟脊上项，散头上，下当肩胛左右，别走太阳，入贯膂。实，则脊强；虚，则头重，高摇之。挟脊之有过者，取之所别也。（《灵枢·经脉》）

督脉起于长强穴，行于腰部、背部、项部正中线，止于龈唇沟中央的承浆穴。

督脉联系的脏腑器官主要有胞宫、脊髓、心、脑、喉、鼻、目、口、唇。

督之为病，脊强而厥。（《难经·二十九难》）

督脉为病，脊强反折……此生病，从少腹上冲心而痛，不得前后，为冲疝；其女子不孕，癃痔、遗溺、嗌干。（《素问·骨空论》）

督脉，奇经八脉第一脉，主一身之阳气，称为"阳脉之海"，与六阳经密切联系，达到调节全身阳经经气的作用。行于腰背正中，上至头面，与"阴脉之海"行于胸腹正中，上抵颏部的任脉同起于胞中，同出于会阴。

督脉对十二正经气血有蓄积和渗灌的调节作用。当十二经脉及脏腑气血旺盛时，督脉能加以蓄积，当人体功能活动需要时，督脉又能渗灌供应。脊柱为人体一身之脊梁，各种运动姿势都与之有关，各脏腑器官的功能都与之密切相关，又有腰为肾之府、背为心之府、颈为脑之府之说，可以说脊柱是运动系统的舵手，督脉是脊柱的纲领。脊柱及脊柱相关疾病的产生是因督脉对十二经蓄积和渗灌的调节不利造成的。又因督脉循行路线：①起于小腹内，下出于会阴部；②向后行于脊椎的内部；③上达项后风府，进入脑内；④上行颠顶；⑤沿前额下行鼻柱。督脉腧穴长强（络穴）、腰俞、腰阳关、命门、悬枢、脊中、中枢、筋缩、至阳、灵台、神道、身柱、陶道、大椎、哑门、风府、脑户、强间、后顶、百会、前顶、囟会、上星、神庭、素髎、水沟、兑端、龈交，共28个腧穴，其部位和主治都与脊柱及相关疾病有关（表3-1-2）。

表3-1-2　穴位及其部位、主治

| 穴名 | 部位 | 主治 | |
| --- | --- | --- | --- |
| 长强 | 尾端 | 便血，疼痛，肿物脱出，尿床，烦恼不安，失眠多梦，喜怒无常 | 痔疾，遗尿，癫痫，精神病，马尾综合征 |
| 腰俞 | 荐骨 | 腹痛，带下，月经不调，遗精，腰骶部疼痛 | 盆腔炎，附件炎，不孕不育，性功能障碍，骶髂关节炎，骶尾韧带炎 |
| 腰阳关 | 腰椎 | 腹痛，带下，月经小调，遗精，附件炎，腰骶部疼痛 | 盆腔炎，不孕不育，性功能障碍，骶髂关节炎，骶尾韧带炎 |
| 命门 | 腰椎 | 阳痿，遗精，带下，腰痛，腹痛，坠胀，泄泻 | 性功能障碍，盆腔炎，附件炎，急性腰扭伤，腰椎病，肠炎 |
| 悬枢 | 腰椎 | 腹痛，腹泻，腰痛，腰酸 | 直肠炎，腰椎病 |
| 脊中 | 胸椎 | 腹痛，腹泻，黄疸，喜怒无常，烦恼不安，失眠多梦，腰痛 | 肠炎，肝胆病，精神病，抑郁症，胸椎病 |
| 中枢 | 胸椎 | 黄疸，呕吐，腰痛，僵直 | 肝胆病，胸椎病 |

续表

| 穴名 | 部位 | 主治 | |
|------|------|------|------|
| 筋缩 | 胸椎 | 胃痛，背痛，僵直，喜怒无常，烦恼不安，失眠多梦 | 慢性胃炎，胆囊炎，胸椎病，癫痫，精神病 |
| 至阳 | 胸椎 | 黄疸，咳喘，背痛，僵直 | 肝胆病，慢性支气管炎，胸椎病 |
| 灵台 | 胸椎 | 咳嗽，气喘，胸背痛 | 慢性支气管炎，慢性鼻炎，慢性鼻窦炎，胸椎病 |
| 神道 | 胸椎 | 咳嗽，心悸，健忘，胸背痛 | 慢性支气管炎，冠心病，心绞痛，胸椎病 |
| 身柱 | 胸椎 | 咳嗽，气喘，背痛，僵硬，喜怒无常，烦恼不安，失眠多梦 | 慢性支气管炎，慢性鼻炎，慢性鼻窦炎，胸椎病，癫痫，精神病，抑郁症 |
| 陶道 | 胸椎 | 头痛，发热，腹痛，腹泻，寒热往来 | 高血压，脑膜炎，流行性感冒，疟疾 |
| 大椎 | 颈胸椎 | 咳嗽，气喘，头痛，发热，颈痛，颈强，腹痛，腹泻，寒热往来，喜怒无常，烦恼不安，失眠多梦 | 慢性支气管炎，慢性鼻炎，慢性鼻窦炎，颈椎病，流行性感冒，流行性脑脊髓膜炎，高血压，疟疾，精神病 |
| 哑门 | 颈椎 | 失音，舌强小语，狂躁不安，失眠多梦，喜怒无常 | 中风，精神分裂症，抑郁症 |
| 风府 | 后头 | 头痛，眩晕，颈痛，颈强，咽喉肿痛，狂躁不安，失眠多梦，喜怒无常 | 高血压，梅尼埃综合征，咽喉炎，精神分裂症，抑郁症 |
| 脑户 | 后头 | 癫痫，暗不能言，头痛头晕，颈项强痛 | 神经性头痛，梅尼埃综合征，癫痫，抑郁症 |
| 强间 | 后头 | 头痛，目眩，狂躁不安，失眠多梦，喜怒无常 | 高血压，精神病，抑郁症 |
| 后顶 | 后头 | 头痛，眩晕，狂躁不安，失眠多梦，喜怒无常 | 高血压，梅尼埃综合征，精神分裂症 |
| 百会 | 头顶 | 头痛，眩晕，口眼歪斜，狂躁不安，失眠多梦，喜怒无常，脱肛，阴挺 | 高血压，梅尼埃综合征，中风，精神分裂症，痔疾，子宫脱垂 |
| 前顶 | 前头 | 头痛，眩晕，鼻渊，狂躁不安，失眠多梦，喜怒无常 | 高血压，慢性鼻窦炎，癫痫 |
| 囟会 | 前头 | 头痛，眩晕，鼻渊，狂躁不安，失眠多梦，喜怒无常 | 高血压，梅尼埃综合征，慢性鼻窦炎，癫痫 |
| 上星 | 前头 | 头痛，鼻渊，鼻衄，狂躁不安，失眠多梦，喜怒无常 | 高血压，慢性鼻窦炎，鼻前庭炎，精神分裂症 |
| 神庭 | 前头 | 头痛，眩晕，失眠多梦，喜怒无常，烦躁不安 | 高血压，梅尼埃综合征，癫痫 |
| 素髎 | 鼻尖 | 鼻塞，流涕，头痛，抽搐，意识不清 | 鼻炎，鼻窦炎，小儿高热，中毒性菌痢 |
| 水沟 | 人中 | 口眼歪斜，抽搐，意识不清，狂躁不安，失眠多梦，喜怒无常，腰痛，酸胀，无力 | 中风，小儿高热，精神分裂症，急性腰扭伤 |
| 兑端 | 上唇 | 齿龈肿痛，狂躁不安，失眠多梦，喜怒无常 | 牙龈炎，牙周病，精神分裂症 |
| 龈交 | 齿龈 | 齿龈肿痛，狂躁不安，失眠多梦，喜怒无常 | 牙龈炎，牙周病，精神分裂症 |

本经腧穴主要治疗神志病、热病，腰骶、背项、头部病，胃肠病、四肢关节病、颈腰病、胆病等。

手太阳经腧穴后溪通于督脉。

从督脉理论和督脉腧穴的部位和主治能明确看出，中医督脉就是现在脊柱的缩影，督脉腧穴所治之疾病都与脊柱有关，要想调节脊柱就要调节督脉，督脉旺则脊柱良。魏氏夹脊83穴位于脊柱的小关节突关节周围，是督脉的近邻，魏氏夹脊83穴与督脉16穴是兄弟腧穴，据此认为魏氏夹脊83穴能诊治脊柱及脊柱相关疾病。

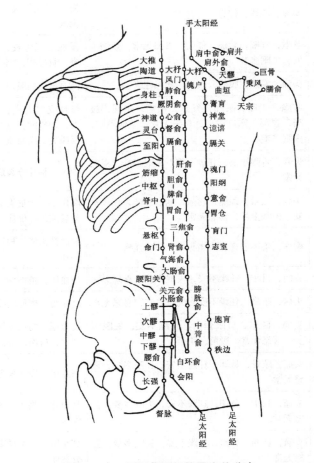

图 3-1-7　躯干背面经络及穴位分布

## 六、膀胱经理论依据

足太阳膀胱经在十二正经当中穴位最多，共计67穴，在脊柱的两侧双线循行（图3-1-7），从上颠顶（百会）和内眦（睛明）至下小指外侧（至阴），络脑、通脉、联肾、属膀胱，挟脊而进入体腔，是以脊柱为中心，身体各肢体无处不到的经脉。

具体循行路线是：起于目内眦（睛明）；上额；交会于颠顶（百会，属督脉）；颠顶部支脉：从头顶到颞颥部；颠顶部直行的脉：从头顶入里联络于脑；回出分开下行项后；沿着肩胛部内侧，挟着脊柱；到达腰部，从脊旁肌肉进入体腔，联络肾脏，属于膀胱。腰部的支脉：向下通过臀部，进入腘窝中；后项的支脉：通过肩胛骨内缘直下，经过臀部（环跳，属足少阳胆经）下行；沿着大腿后外侧，与腰部下来的支脉会合于腘窝中；从此向下，通过腓肠肌，出于外踝的后面，沿着第五跖骨粗隆，至小趾外侧端（至阴），与足少阴经相接。

主要病候：腰病、背病、项病、小便不通、遗尿、癫狂、疟疾、目痛、见风流泪、鼻塞多涕、鼻衄、头痛、臀部以及下肢后侧本经循行部位疼痛等证。

主治概要：本经腧穴主治头、项、目、背、腰、下肢部病证以及神志病，背部内线的背腧穴、外线腧穴及与之平行的腧穴，主治与其相关的脏腑病证和组织器官病证。67个穴位的位置、局部解剖和主治都与脊柱及相关疾病有关。

十二正经"腧穴"全部属于足太阳膀胱经，位于脊柱的两侧，魏氏夹脊83穴位于足太阳膀胱经的内侧线和华佗夹脊穴之间，距两侧（华佗夹脊穴和足太阳膀胱经腧穴）只有0.5寸，其深部是关节突关节和脊神经根周围，钩治或针刺魏氏夹脊83穴，可直接调节华佗夹脊穴和足太阳膀胱经腧穴，此取穴既局部（关节突关节、脊神经根）又整体（膀胱经的十二正经腧穴），所以魏氏夹脊83穴取穴具有实用性。

## 七、脏腑经络理论依据

脏腑乃五脏六腑，主一身之功能。经络是联系五脏六腑、筋脉肢节的通道，内属脏腑，外络肢节，具有运行气血、濡养周身、抗御外邪、保卫机体的作用。

经络学说是研究人体经络系统的循行分布、生理功能、病理变化及其与脏腑相互关系的一种理论学说。经络是经脉和络脉的总称。经，有路径的含义，经脉贯通上下，沟通内外，是经络系统中的主干；络，有网络的含义，络脉是经脉别出的分支，较经脉细小，纵横交错，遍布全身。《灵枢·脉度》说："经脉为里，支而横者为络，络之别者为孙。"（图3-1-8）

经络内属于脏腑，外络于肢节，沟通于脏腑与体表之间，将人体脏腑、组织、器官联系成为一个有机的整体；并借以行气血、营阴阳，使人体各部的功能活动得以保持协调和相对的平衡。所以《灵枢·经别》说："夫十二经脉者，人之所以生，病之所以成，人之所以治，病之所以起，学之所始，工之所止也。"

通过脏腑经络理论我们懂得，人体各种功能活动都是五脏、六腑、经络功能的体现，相应的，各种疾病的出现也都与五脏、六腑、经络的功能密切相关，治疾病，便是调脏腑、通经络。五脏六腑所对应十二正经的"腧穴"都在背部脊柱旁，所以，在背部十二正经"腧穴"旁取穴（魏氏夹脊83穴），治疗脊柱病，也能调理脏腑，治疗十二正经经脉病。

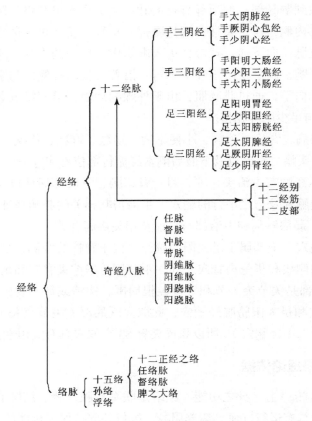

图 3-1-8　经络系统

# 第二节　魏氏坐标定位取穴法

　　坐标定位取穴法是一种利用影像学检查的结果，建立一个平面直角坐标系，对脊柱椎旁腧穴定位的一种定位法，能准确反映脊椎的椎体、棘突、关节突、椎板、横突和所定椎旁腧穴位置的现代定位法，达到准确定位的目的。不同于传统的中医针灸腧穴定位取穴法（包括骨度同身寸定位法、自然标志取穴法、手指同身寸取穴法和简便取穴法）。

　　坐标定位取穴法利用脊柱的 X 线正位像（1∶1）为标准，结合其固有的骨性标志，在本脊椎体上缘线（以椎体上缘两端点引出的直线）、下缘线（以椎体下缘两端点引出的直线）和棘突下缘点形成的 X 线影像平面上，以棘突下缘为基准点（"O"点），引一条平行于椎体下缘的平行线，建立平面直角坐标系，所引之线为坐标系的 X 轴（图 3-2-1），箭头方向为正值，相反为负值，正值方向代表本脊椎的左侧（L），负值方向代表本脊椎的右侧（R）。在此平面上以基准点（"O"点）为中心，引一条垂直于 X 轴的垂直线为此坐标系的 Y 轴，方向向上，Y 轴的正向（正值）为脊椎的上向，反向（负值）为脊椎的下向，由此推出坐标定位取穴法公式：

$$X = \frac{a+b}{2}$$

X 值代表坐标系平移值

a 值代表棘突至脊椎右侧下关节突外缘值

b 值代表棘突至脊椎左侧下关节突外缘值

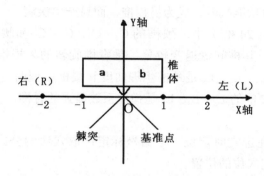

图 3-2-1　坐标定位取穴法示意

## 一、坐标定位取穴法取正常脊椎旁腧穴

正常脊椎是没有旋转、没有侧摆，X 值为"0"，脊椎旁定位，按照坐标定位取穴法能够准确测量棘突和所定穴位及脊椎左缘、右缘的准确数值。

测量方法：通过脊柱的 X 线正位像（1∶1）来测定棘突到脊椎左右下关节突外缘和所定穴位的数值关系，选定准确的穴位位置（图 3-2-2）。

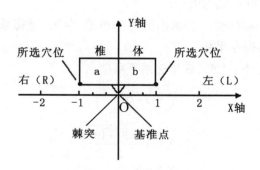

图 3-2-2　正常脊椎坐标定位取穴

## 二、坐标定位取穴法取水平旋转脊椎旁腧穴

由于人们长久劳损和自然退变的原因，脊柱中脊椎两侧肌肉的拉力产生了不平衡

现象，导致脊椎向左或向右水平旋转，在病态情况下给我们的选穴定位带来了一定困难，利用坐标定位取穴法便可解决穴位定位问题。

脊椎水平旋转是指以人体脊椎垂直轴为中心，发生（左右）旋转。原因是由于本脊椎在外力（包括肌肉）的作用下左右两侧的拉力出现了长期失衡或间断性失衡现象，使棘突向左或向右旋转，迫使脊椎相应旋转，而造成棘突向左或向右偏移，本脊椎的下关节突和上关节突发生相应的变化，使本脊椎的上关节突关节和下关节突关节自身的平衡被破坏，关节出现的自身紊乱，影响到整个脊柱的平衡，此关节弹性系数减小，防御功能降低，抗外力功能减弱，成为易损椎，而易产生疾病。

在整个脊柱脊椎（24椎）中，颈椎的 $C_4$、$C_5$、$C_6$、$C_7$ 和腰椎的 $L_3$、$L_4$、$L_5$，活动度最大，受力最大，其椎间盘退变较早，是脊椎旋转的易损椎；另外，颈椎的 $C_4$、$C_5$、$C_6$、$C_7$ 和腰椎的 $L_3$、$L_4$、$L_5$ 是颈椎生理曲度和腰椎生理曲度的形成椎，所以颈椎的 $C_4$、$C_5$、$C_6$、$C_7$ 和腰椎的 $L_3$、$L_4$、$L_5$ 是弹性系数最强的脊椎，发生病变的机会最多，发生旋转的机会最多。

旋转后的脊椎，在选穴时定位：根据坐标定位取穴法的公式，要进行坐标平移，据平移的数值，来决定穴位的位置。

被定位脊椎的棘突下缘为基准点（"O"点），在同一平面内，沿基准点画平行于本脊椎的基准线为 X 轴，方向向左（图3-2-3），在基准点（"O"点）上引一条垂直于 X 轴的垂线为 Y 轴，方向向上，如被定位脊椎出现旋转（左右），按上述坐标定位取穴法，那么就出现了坐标系的平移值：

$$X = \frac{a+b}{2} （坐标平移值）$$

注：a 为坐标系 X 轴右侧的值。

b 为坐标系 X 轴左侧的值。

X 为坐标系平移的值。所求出的值为负值"−"，坐标系向右平移；所求出的值为正值"+"，坐标系向左平移。

例如：设 a = −0.5，b = 1.5，求坐标系平移值

$$X = \frac{a+b}{2}$$
$$X = \frac{(-0.5)+1.5}{2}$$
$$X = 0.5$$

所求坐标平移值为 0.5。因是"+"正值，所以坐标系向左侧平移 0.5，

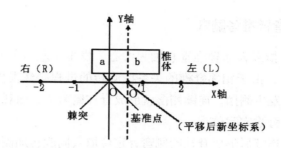

图 3-2-3　水平旋转脊椎坐标定位取穴

## 三、取侧摆脊椎的椎旁腧穴

由于脊柱部分脊椎旋转的原因，脊椎两侧肌肉的拉力产生了不平衡现象，导致脊椎向左或向右水平旋转，由于它们之间相互的连接就会产生脊椎的侧摆。侧摆和水平旋转基本是同步出现的，就像地球的自转和公转一样，但又因椎体之间连接的相互作用，其旋转和侧摆又受到一定的限制，侧摆后的椎体给我们的选穴定位带来了一定困难，利用坐标定位取穴法便可解决此情况下的穴位定位问题。

对此侧摆现象后的脊椎定位：仍以坐标定位取穴法为基准。

以侧摆后的脊椎的棘突为基准点，定为"O"点，仍然以在同一个平面内，沿基准点画平行于本脊椎的基准线为 X 轴，方向向左，在基准点（"O"点）上引一条垂直于 X 轴的垂线为 Y 轴，方向向上，如被定位脊椎出现侧摆现象，按上述坐标定位取穴法，可直接定位（图 3-2-4）。

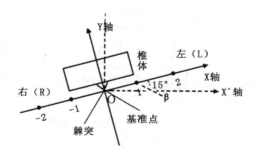

图 3-2-4　侧摆脊椎的坐标定位取穴

在坐标系平面内，以"O"点为起点，引一个水平方向向左的射线为 X' 轴线，X' 轴线与 X 轴线交于"O"点，所形成的夹角 β 的弧度数，为侧摆的度数，逆时针方向为正弧度数（β），顺时针方向为负弧度数（-β）。

如果脊椎发生旋转和侧摆，就出现了坐标系的旋转和平移值。

### 四、取脊柱侧弯脊椎旁腧穴

脊椎水平旋转是指以人体脊椎垂直轴为中心，发生（左右）旋转。原因是周围软组织的拉力平衡失调，由于相邻脊椎的关系，旋转的过程必然发生侧摆现象，由于生理特点决定旋转必然发生侧摆，连续侧摆就形成脊柱侧弯（正面观）。

**侧弯脊柱脊椎椎旁腧穴定位**

水平旋转和侧摆连续后形成脊柱的侧弯，定位取穴同旋转加侧摆（图3-2-5）。

按坐标定位取穴法对发生旋转侧摆现象的脊椎穴位定位如下：

例如：一个椎体既旋转，又侧摆，设 a = −0.3，b = 1.7

第一步：求坐标系平移值

$$X = \frac{a+b}{2}$$
$$X = \frac{(-0.3)+1.7}{2}$$
$$X = 0.7$$

所求坐标平移值为 0.7，因是"+"值数，所以坐标系向左平移 0.7。

第二步：求旋转角度

按照侧摆的定位方法，找到"O"点，引一水平线形成 X' 轴，形成的 X' 轴与 X 轴形成的锐角 β = 15°，两步完成后即可完成定位。

其实与水平旋转的定位法基本等同，只是在侧摆框架内的旋转值。

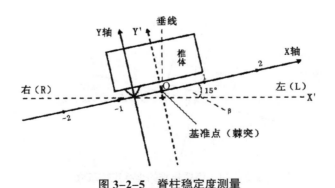

图 3-2-5　脊柱稳定度测量

## 第三节　魏氏夹脊穴定位及主治

魏氏夹脊穴的定位，是以脊柱的骨性标志为基准，以关节突关节为准绳，随骨性标志的变化而变化，利用坐标定位取穴法定位的。

表 3-3-1　魏氏夹脊穴与脊椎节段的关系

| 部位 | 魏氏夹脊 83 穴 |
|---|---|
| 颈段（24 个穴位） | 颈 1（$C_1$）　颈 2（$C_2$）　颈 3（$C_3$）　颈 4（$C_4$）　颈 5（$C_5$）　颈 6（$C_6$）　颈 7（$C_7$）　颈 8（$C_8$） |
| | 颈 1′（$C_1'$）　颈 2′（$C_2'$）　颈 3′（$C_3'$）　颈 4′（$C_4'$）　颈 5′（$C_5'$）　颈 6′（$C_6'$）　颈 7′（$C_7'$）　颈 8′（$C_8'$） |
| | 颈 1″（$C_1''$）　颈 2″（$C_2''$）　颈 3″（$C_3''$）　颈 4″（$C_4''$）　颈 5″（$C_5''$）　颈 6″（$C_6''$）　颈 7″（$C_7''$）　颈 8″（$C_8''$） |
| 胸段（36 个穴位） | 胸 1（$T_1$）　胸 2（$T_2$）　胸 3（$T_3$）　胸 4（$T_4$）　胸 5（$T_5$）　胸 6（$T_6$）　胸 7（$T_7$）　胸 8（$T_8$）　胸 9（$T_9$）　胸 10（$T_{10}$）　胸 11（$T_{11}$）　胸 12（$T_{12}$） |
| | 胸 1′（$T_1'$）　胸 2′（$T_2'$）　胸 3′（$T_3'$）　胸 4′（$T_4'$）　胸 5′（$T_5'$）　胸 6′（$T_6'$）　胸 7′（$T_7'$）　胸 8′（$T_8'$）　胸 9′（$T_9'$）　胸 10′（$T_{10}'$）　胸 11′（$T_{11}'$）　胸 12′（$T_{12}'$） |
| | 胸 1″（$T_1''$）　胸 2″（$T_2''$）　胸 3″（$T_3''$）　胸 4″（$T_4''$）　胸 5″（$T_5''$）　胸 6″（$T_6''$）　胸 7″（$T_7''$）　胸 8″（$T_8''$）　胸 9″（$T_9''$）　胸 10″（$T_{10}''$）　胸 11″（$T_{11}''$）　胸 12″（$T_{12}''$） |
| 腰段（15 个穴位） | 腰 1（$L_1$）　腰 2（$L_2$）　腰 3（$L_3$）　腰 4（$L_4$）　腰 5（$L_5$） |
| | 腰 1′（$L_1'$）　腰 2′（$L_2'$）　腰 3′（$L_3'$）　腰 4′（$L_4'$）　腰 5′（$L_5'$） |
| | 腰 1″（$L_1''$）　颈 2″（$L_2''$）　腰 3″（$L_3''$）　腰 4″（$L_4''$）　腰 5″（$L_5''$） |
| 骶段（8 个穴位） | 骶 1（$S_1$）　骶 2（$S_2$）　骶 3（$S_3$）　骶 4（$S_4$） |
| | 骶 1″（$S_1''$）　骶 2″（$S_2''$）　骶 3″（$S_3''$）　骶 4″（$S_4''$） |

注：颈 1（$C_1$）代表颈一穴
　　胸 1（$T_1$）代表胸一穴
　　腰 1（$L_1$）代表腰一穴
　　骶 1（$S_1$）代表骶一穴

## 新夹脊穴（魏氏夹脊穴）的定位和主治

### 1. 骶一脊穴（$S_1$ 穴）

[定位] 第 4 骶椎棘突下引一条平行于两侧第 4 骶后孔的直线，与两侧骶中间嵴的交点，在骶后体表的投影。

[解剖] 在臀大肌起始部；布有骶外侧动、静脉后支，第 4 骶神经后支。

[主治] 中医：腰骶疼痛、白带、腹痛、泄泻、遗尿、痔疾、遗精。

西医：遗尿、妇科慢性炎症、精神性遗精、内外混合痔、脊柱相关疾病等。

注：微类钩鍉针慎钩治。距第 4 骶神经后支及动、静脉后支很近。

### 2. 骶一脊撇撇穴（$S_1''$ 穴）

[定位] 骶一穴与同侧尾骨角体表连线的中点。

[解剖] 在臀大肌起始部；布有骶外侧动、静脉后支，第 4 骶神经后支。

[主治] 同骶一穴主治，是局部穴位注射时使用的穴位点，骶一穴主治疾病的再治疗或巩固治疗。

注：只注药，不钩治。距第 4 骶神经后支及动、静脉后支很近，容易误伤。

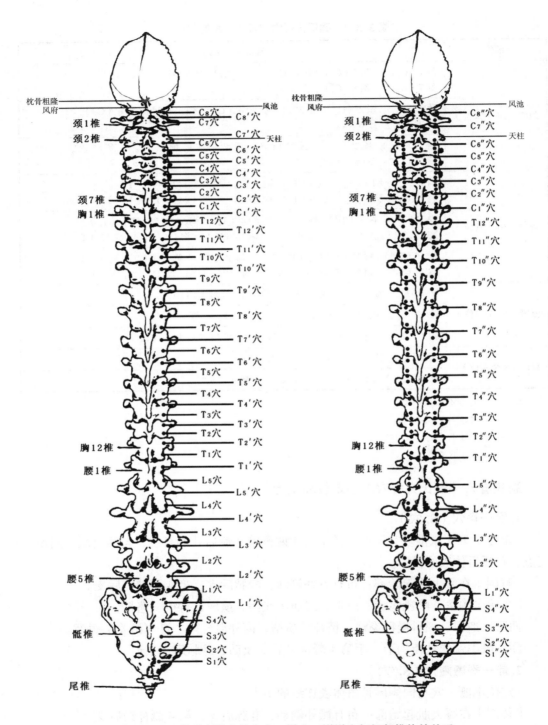

**图 3-3-1　魏氏夹脊穴的主穴、撇穴、撇撇穴与相邻椎体的关系**

C：颈　T：胸　L：腰　S：骶

C1穴：颈1穴　C1′穴：颈1撇穴　C1″：颈1撇撇穴

**3. 骶二脊穴（S₂穴）**

［定位］第 3 骶椎棘突下引一条平行于两侧第 3 骶后孔的直线，与两侧骶中间嵴的交点，在骶后体表的投影。

［解剖］在臀大肌起始部；布有骶外侧动、静脉后支，布有第 3 骶神经后支。

［主治］中医：腰骶疼痛、痛经、泄泻、遗尿。

西医：遗尿、经前期综合征、前列腺炎、脊柱相关疾病等。

注：微类钩鍉针慎钩治。距第 3 骶神经后支及动、静脉后支很近。

**4. 骶二脊撇撇穴（S₂″穴）**

［定位］骶二穴与同侧骶一穴体表连线的中点。

［解剖］在臀大肌起始部；布有骶外侧动、静脉后支，第 3 骶神经后支。

［主治］中医：同骶二穴主治，是局部穴位注射时使用的穴位点。

西医：骶二穴主治疾病的再治疗或巩固治疗。

注：只注药，不钩治。距第 3 骶神经后支及动、静脉后支很近，容易误伤。

**5. 骶三脊穴（S₃穴）**

［定位］第 2 骶椎棘突下引一条平行于两侧第 2 骶后孔的直线，与两侧骶中间嵴的交点，在骶后体表的投影。

［解剖］在臀大肌起始部；布有骶外侧动、静脉后支，第 2 骶神经后支。

［主治］中医：腰骶疼痛、小便不利、遗尿、泄泻。

西医：遗尿、慢性结肠炎、骶尾韧带炎、脊柱相关疾病等。

注：微类钩鍉针慎钩治。距第 2 骶神经后支及动、静脉后支很近。

**6. 骶三脊撇撇穴（S₃″穴）**

［定位］骶三穴与同侧骶二穴体表连线的中点。

［解剖］在臀大肌起始部；布有骶外侧动、静脉后支，第 2 骶神经后支。

［主治］中医：同骶三穴主治，是局部穴位注射时使用的穴位点。

西医：骶三穴主治疾病的再治疗或巩固治疗。

注：只注药，不钩治。距第 2 骶神经后支及动、静脉后支很近，容易误伤。

**7. 骶四脊穴（S₄穴）**

［定位］第 1 骶椎棘突下引一条平行于两侧第 1 骶后孔的直线，与两侧骶中间嵴的交点，在骶后体表的投影。

［解剖］在骶棘肌、臀大肌起始部；布有骶外侧动、静脉后支，第 1 骶神经后支。

［主治］中医：腰骶疼痛、遗尿、遗精、月经不调、白带。

西医：腰椎间盘突出症、遗尿、骶髂融合（强直性脊柱炎）、骶髂退变性疾病。

注：微类钩鍉针慎钩治。距第 1 骶神经后支及动、静脉后支很近。

**8. 骶四脊撇撇穴（S₄″穴）**

［定位］骶四穴与同侧骶三穴体表连线的中点。

［解剖］在骶棘肌、臀大肌起始部；布有骶外侧动、静脉后支，第 1 骶神经后支。

[主治]中医：同骶四穴主治，是局部穴位注射时使用的穴位点。

西医：骶四穴主治疾病的再治疗或巩固治疗。

注：只注药，不钩治。距第1骶神经后支及动、静脉后支很近，容易误伤。

### 9. 腰一脊穴（$L_1$穴）

[定位]第5腰椎棘突旁，两侧下关节突在腰后的体表投影点。

[解剖]在骶棘肌起始部；布有腰最下动、静脉后支的内侧支，第5腰神经后内侧支。

[主治]中医：下肢小腿外侧冷、麻、凉、胀、痛、痹、痿；腰痛、腿痛，放射痛。

西医：腰椎间盘突出症、腰椎退变性疾病、腰椎管狭窄症、强直性脊柱炎、脊柱相关疾病等（骶髂腰段）。

### 10. 腰一脊撇穴（$L_1'$穴）

[定位]骶一棘突旁，两侧椎板中央点在腰后的体表投影点。

[解剖]同腰一穴解剖位置。

[主治]同腰一穴主治，用于腰一穴主治疾病的再治疗或巩固治疗。

### 11. 腰一脊撇撇穴（$L_1''$穴）

[定位]腰一穴与腰一撇穴体表连线的中点。

[解剖]同腰一穴解剖位置。

[主治]中医：同腰一穴主治，是局部穴位注射时使用的穴位点。

西医：腰一穴主治疾病的再治疗或巩固治疗。

注：只注药，不钩治，防止损伤关节囊或神经、血管。

### 12. 腰二脊穴（$L_2$穴）

[定位]第4腰椎棘突旁，两侧下关节突在腰后的体表投影点。

[解剖]有腰背筋膜、骶棘肌；布有第4腰动、静脉后支，第4腰神经后内侧支。

[主治]中医：下肢痛、下肢痿痹、腰痛。

西医：腰椎间盘突出症、腰椎退变性疾病、腰椎管狭窄症、强直性脊柱炎、脊柱相关疾病等（骶髂腰段）。

### 13. 腰二脊撇穴（$L_2'$穴）

[定位]第5腰椎棘突旁，两侧椎板中央点在腰后的体表投影点。

[解剖]同腰二穴解剖位置。

[主治]同腰二穴主治，用于腰二穴主治疾病的再治疗或巩固治疗。

### 14. 腰二脊撇撇穴（$L_2''$穴）

[定位]腰二穴与腰二撇穴体表连线的中点。

[解剖]同腰二穴解剖位置。

[主治]中医：同腰二穴主治，是局部穴位注射时使用的穴位点。

西医：腰二穴主治疾病的再治疗或巩固治疗。

注：只注药，不钩治，防止损伤关节囊或神经、血管。

**15. 腰三脊穴（L<sub>3</sub>穴）**

［定位］第 3 腰椎棘突旁，两侧下关节突在腰后的体表投影点。

［解剖］有腰背筋膜、骶棘肌；布有第 3 腰动、静脉后支，第 3 腰神经后内侧支，深层为腰丛。

［主治］中医：腰痛、下肢痛、下肢痿痹。

西医：腰椎间盘突出症、腰椎退变性疾病、腰椎管狭窄症、腰段强直性脊柱炎、脊柱相关疾病等。

**16. 腰三脊撇穴（L<sub>3</sub>′穴）**

［定位］第 4 腰椎棘突旁，两侧椎板中央点在腰后的体表投影点。

［解剖］同腰三穴解剖位置。

［主治］同腰三穴主治，用于腰三穴主治疾病的再治疗或巩固治疗。

**17. 腰三脊撇撇穴（L<sub>3</sub>″穴）**

［定位］腰三穴与腰三撇穴体表连线的中点。

［解剖］同腰三穴解剖位置。

［主治］中医：同腰三穴主治，是局部穴位注射时使用的穴位点。

西医：腰三穴主治疾病的再治疗或巩固治疗。

注：只注药，不钩治，防止损伤关节囊或神经、血管。

**18. 腰四脊穴（L<sub>4</sub>穴）**

［定位］第 2 腰椎棘突旁，两侧下关节突在腰后的体表投影点。

［解剖］有腰背筋膜、骶棘肌；布有第 2 腰动、静脉后支，第 2 腰神经后内侧支，深层为腰丛。

［主治］中医：腰痛、腰酸、腰部不适。

西医：腰椎间盘突出症、腰椎退变性疾病、腰椎管狭窄症、腰段强直性脊柱炎、脊柱相关疾病等。

**19. 腰四脊撇穴（L<sub>4</sub>′穴）**

［定位］第 3 腰椎棘突旁，两侧椎板中央点在腰后的体表投影点。

［解剖］同腰四穴解剖位置。

［主治］同腰四穴主治，用于腰三穴主治疾病的再治疗或巩固治疗。

**20. 腰四脊撇撇穴（L<sub>4</sub>″穴）**

［定位］腰四穴与腰四撇穴体表连线的中点。

［解剖］同腰四穴解剖位置。

［主治］中医：同腰四穴主治，是局部穴位注射时使用的穴位点。

西医：腰四穴主治疾病的再治疗或巩固治疗。

注：只注药，不钩治，防止损伤关节囊或神经、血管。

**21. 腰五脊穴（L<sub>5</sub>穴）**

［定位］第 1 腰椎棘突旁，两侧下关节突在腰后的体表投影点。

　　[解剖] 有腰背筋膜、骶棘肌；布有第1腰动、静脉后支，深层为第1腰神经后内侧支。

　　[主治] 中医：腰背强痛、腹胀、泄泻、便秘、水肿。

　　西医：腰椎间盘突出症、腰椎退变性疾病、腰椎管狭窄症、腰段强直性脊柱炎、神经性腹泻、神经性便秘。

### 22. 腰五脊撇穴（$L_5'$穴）

　　[定位] 第2腰椎棘突旁，两侧椎板中央点在腰后的体表投影点。

　　[解剖] 同腰五穴解剖位置。

　　[主治] 同腰五穴主治，用于腰五穴主治疾病的再治疗或巩固治疗。

### 23. 腰五脊撇撇穴（$L_5''$穴）

　　[定位] 腰五穴与腰五撇穴体表连线的中点。

　　[解剖] 同腰五穴解剖位置。

　　[主治] 中医：同腰五穴主治，是局部穴位注射时使用的穴位点。

　　西医：腰五穴主治疾病的再治疗或巩固治疗。

　　注：只注药，不钩治，防止损伤关节囊或神经、血管。

### 24. 胸一脊穴（$T_1$穴）

　　[定位] 第12胸椎棘突旁，两侧下关节突在背后的体表投影点。

　　[解剖] 有腰背筋膜、骶棘肌：布有肋下动、静脉后支，深层为第12胸神经后内侧支。

　　[主治] 中医：胸胁痛、胃脘痛、呕吐、腹胀、肠鸣。

　　西医：胸椎退变性疾病（胸椎脊神经受累）、脊源性慢性结肠炎、胸段强直性脊柱炎、脊柱相关疾病等。

### 25. 胸一脊撇穴（$T_1'$穴）

　　[定位] 第1腰椎棘突旁，两侧椎板中央点在背后的体表投影点。

　　[解剖] 同胸一穴解剖位置。

　　[主治] 同胸一穴主治，用于胸一穴主治疾病的再治疗或巩固治疗。

### 26. 胸一脊撇撇穴（$T_1''$穴）

　　[定位] 在胸一穴与胸一撇穴体表连线的中点。

　　[解剖] 同胸一穴解剖位置。

　　[主治] 中医：同胸一穴主治，是局部穴位注射时使用的穴位点。

　　西医：胸一穴主治疾病的再治疗或巩固治疗。

　　注：只注药，不钩治，防止损伤关节囊或神经、血管。

### 27. 胸二脊穴（$T_2$穴）

　　[定位] 第11胸椎棘突旁，两侧下关节突在背后的体表投影点。

　　[解剖] 有背阔肌、骶棘肌；布有第11肋间动、静脉后支，深层为第11胸神经后内侧支。

［主治］中医：胸胁痛、腹胀、黄疸、呕吐、泄泻。

西医：胸椎退变性疾病（胸椎脊神经受累）、脊源性慢性结肠炎、脊源性慢性胆囊炎、胸段强直性脊柱炎、脊柱相关疾病等。

**28. 胸二脊撇穴（$T_2'$ 穴）**

［定位］第 12 胸椎棘突旁，两侧椎板中央点在背后的体表投影点。

［解剖］同胸二穴解剖位置。

［主治］同胸二穴主治，用于胸二穴主治疾病的再治疗或巩固治疗。

**29. 胸二脊撇撇穴（$T_2''$ 穴）**

［定位］在胸二穴与胸二撇穴体表连线的中点。

［解剖］同胸二穴解剖位置。

［主治］中医：同胸二穴主治，是局部穴位注射时使用的穴位点。

西医：胸二穴主治疾病的再治疗或巩固治疗。

注：只注药，不钩治，防止损伤关节囊或神经、血管。

**30. 胸三脊穴（$T_3$ 穴）**

［定位］第 10 胸椎棘突旁，两侧下关节突在背后的体表投影点。

［解剖］有下后锯肌、骶棘肌；布有第 10 肋间动、静脉后支，深层为第 10 胸神经后内侧支。

［主治］中医：胸胁痛、黄疸、口苦。

西医：胸椎病退变性疾病（胸椎脊神经受累）、脊源性慢性胆囊炎、胸段强直性脊柱炎、脊柱相关疾病等。

**31. 胸三脊撇穴（$T_3'$ 穴）**

［定位］第 11 胸椎棘突旁，两侧椎板中央点在背后的体表投影点。

［解剖］同胸三穴解剖位置。

［主治］同胸三穴主治，用于胸三穴主治疾病的再治疗或巩固治疗。

**32. 胸三脊撇撇穴（$T_3''$ 穴）**

［定位］胸三穴与胸三撇穴体表连线的中点。

［解剖］同胸三穴解剖位置。

［主治］中医：同胸三穴主治，是局部穴位注射时使用的穴位点。

西医：胸三穴主治疾病的再治疗或巩固治疗。

注：只注药，不钩治，防止损伤关节囊或神经、血管。

**33. 胸四脊穴（$T_4$ 穴）**

［定位］第 9 胸椎棘突旁，两侧下关节突在背后的体表投影点。

［解剖］有下后锯肌、骶棘肌；布有第 9 肋间动、静脉后支，深层为第 9 胸神经后内侧支。

［主治］中医：脊背痛、胁痛、黄疸、呕血。

西医：胸椎退变性疾病（胸椎脊神经受累）、脊源性慢性胆囊炎、脊源性慢性胃炎、脊源性慢性胰腺炎、胸段强直性脊柱炎、脊柱相关疾病等。

**34. 胸四脊撇穴（$T_4'$穴）**

［定位］第 10 胸椎棘突旁，两侧椎板中央点在背后的体表投影点。

［解剖］同胸四穴解剖位置。

［主治］同胸四穴主治，用于胸四穴主治疾病的再治疗或巩固治疗。

**35. 胸四脊撇撇穴（$T_4''$穴）**

［定位］在胸四穴与胸四撇穴体表连线的中点。

［解剖］同胸四穴解剖位置。

［主治］中医：同胸四穴主治，是局部穴位注射时使用的穴位点。

西医：胸四穴主治疾病的再治疗或巩固治疗。

注：只注药，不钩治，防止损伤关节囊或神经、血管。

**36. 胸五脊穴（$T_5$穴）**

［定位］第 8 胸椎棘突旁，两侧下关节突在背后的体表投影点。

［解剖］有骶棘肌；布有第 8 肋间动、静脉后支，深层为第 8 胸神经后内侧支。

［主治］中医：脊背痛、胁痛、黄疸、呕血、胃痛、腹胀、腹泻。

西医：胸椎退变性疾病（胸椎脊神经受累）、脊源性慢性胆囊炎、脊源性慢性胃炎、脊源性慢性胰腺炎、胸椎强直性脊柱炎、脊柱相关疾病等。

**37. 胸五脊撇穴（$T_5'$穴）**

［定位］第 9 胸椎棘突旁，两侧椎板中央点在背后的体表投影点。

［解剖］同胸五穴解剖位置。

［主治］同胸五穴主治，用于胸五穴主治疾病的再治疗或巩固治疗。

**38. 胸五脊撇撇穴（$T_5''$穴）**

［定位］在胸五穴与胸五撇穴体表连线的中点。

［解剖］同胸五穴解剖位置。

［主治］中医：同胸五穴主治，是局部穴位注射时使用的穴位点。

西医：胸五穴主治疾病的再治疗或巩固治疗。

注：只注药，不钩治，防止损伤关节囊或神经、血管。

**39. 胸六脊穴（$T_6$穴）**

［定位］第 7 胸椎棘突旁，两侧下关节突在背后的体表投影点。

［解剖］有骶棘肌；布有第 7 肋间动、静脉后支，深层为第 7 胸神经后内侧支。

［主治］中医：胁痛、胸痛、腹胀、腹泻。

西医：胸椎退变性疾病（胸椎脊神经受累）、脊源性结肠炎、胸椎强直性脊柱炎、脊柱相关疾病等。

**40. 胸六脊撇穴（$T_6'$穴）**

［定位］第 8 胸椎棘突旁，两侧椎板中央点在背后的体表投影点。

［解剖］同胸六穴解剖位置。

［主治］同胸六穴主治，用于胸六穴主治疾病的再治疗或巩固治疗。

**41. 胸六脊撇撇穴（T₆″穴）**

［定位］在胸六穴与胸六撇穴体表连线的中点。

［解剖］同胸六穴解剖位置。

［主治］中医：同胸六穴主治，是局部穴位注射时使用的穴位点。

西医：胸六穴主治疾病的再治疗或巩固治疗。

注：只注药，不钩治，防止损伤关节囊或神经、血管。

**42. 胸七脊穴（T₇穴）**

［定位］第 6 胸椎棘突旁，两侧下关节突在背后的体表投影点。

［解剖］有斜方肌、骶棘肌；布有第 6 肋间动、静脉后支，深层为第 6 胸神经后内侧支。

［主治］中医：胁痛、脊背痛、胃痛、腹胀。

西医：胸椎退变性疾病（胸椎脊神经受累）、脊源性胃病、脊源性肠炎、胸椎强直性脊柱炎、脊柱相关疾病等。

**43. 胸七脊撇穴（T₇′穴）**

［定位］第 7 胸椎棘突旁，两侧椎板中央点在背后的体表投影点。

［解剖］同胸七穴解剖位置。

［主治］同胸七穴主治，用于胸七穴主治疾病的再治疗或巩固治疗。

**44. 胸七脊撇撇穴（T₇″穴）**

［定位］在胸七穴与胸七撇穴体表连线的中点。

［解剖］同胸七穴解剖位置。

［主治］中医：同胸七穴主治，是局部穴位注射时使用的穴位点。

西医：胸七穴主治疾病的再治疗或巩固治疗。

注：只注药，不钩治，防止损伤关节囊或神经、血管。

**45. 胸八脊穴（T₈穴）**

［定位］第 5 胸椎棘突旁，两侧下关节突在背后的体表投影点。

［解剖］有斜方肌、菱形肌，深层为骶棘肌；布有第 5 肋间动、静脉后支，深层为第 5 胸神经后内侧支。

［主治］中医：背痛、心痛、惊悸。

西医：胸椎退变性疾病（胸椎脊神经受累）、脊源性心绞痛、脊源性冠心病、胸椎强直性脊柱炎、脊柱相关疾病等。

**46. 胸八脊撇穴（T₈′穴）**

［定位］第 6 胸椎棘突旁，两侧椎板中央点在背后的体表投影点。

［解剖］同胸八穴解剖位置。

［主治］同胸八穴主治，用于胸八穴主治疾病的再治疗或巩固治疗。

**47. 胸八脊撇撇穴（T₈″穴）**

［定位］在胸八穴与胸八撇穴体表连线的中点。

［解剖］同胸八穴解剖位置。

［主治］中医：同胸八穴主治，是局部穴位注射时使用的穴位点。

西医：胸八穴主治疾病的再治疗或巩固治疗。

注：只注药，不钩治，防止损伤关节囊或神经、血管。

**48. 胸九脊穴（T$_9$穴）**

［定位］第4胸椎棘突旁，两侧下关节突在背后的体表投影点。

［解剖］有斜方肌、菱形肌，深层为骶棘肌；布有第4肋间动、静脉后支，深层为第4胸神经后内侧支。

［主治］中医：背痛、乳房胀痛、乳房肿块、乳房硬结、心痛、胸闷。

西医：胸椎退变性疾病（胸椎脊神经受累）、脊源性乳腺增生症、脊源性冠心病、胸椎强直性脊柱炎、脊柱相关疾病等。

**49. 胸九脊撇穴（T$_9'$穴）**

［定位］第5胸椎棘突旁，两侧椎板中央点在背后的体表投影点。

［解剖］同胸九穴解剖位置。

［主治］同胸九穴主治，用于胸九穴主治疾病的再治疗或巩固治疗。

**50. 胸九脊撇撇穴（T$_9''$穴）**

［定位］在胸九穴与胸九撇穴体表连线的中点。

［解剖］同胸九穴解剖位置。

［主治］中医：同胸九穴主治，是局部穴位注射时使用的穴位点。

西医：胸九穴主治疾病的再治疗或巩固治疗。

注：只注药，不钩治，防止损伤关节囊或神经、血管。

**51. 胸十脊穴（T$_{10}$穴）**

［定位］第3胸椎棘突旁，两侧下关节突在背后的体表投影点。

［解剖］有斜方肌、菱形肌，深层为骶棘肌；布有第3肋间动、静脉后支，深层为第3胸神经后内侧支。

［主治］中医：肩背痛、鼻塞、流涕、头痛、咳嗽、气喘。

西医：胸椎退变性疾病（胸椎脊神经受累）、脊源性鼻炎、脊源性支气管炎、胸椎强直性脊柱炎、脊柱相关疾病等。

**52. 胸十脊撇穴（T$_{10}'$穴）**

［定位］第4胸椎棘突旁，两侧椎板中央点在背后的体表投影点。

［解剖］同胸十穴解剖位置。

［主治］同胸十穴主治，用于胸十穴主治疾病的再治疗或巩固治疗。

**53. 胸十脊撇撇穴（T$_{10}''$穴）**

［定位］在胸十穴与胸十撇穴体表连线的中点。

［解剖］同胸十穴解剖位置。

［主治］中医：同胸十穴主治，是局部穴位注射时使用的穴位点。

西医：胸十穴主治疾病的再治疗或巩固治疗。

注：只注药，不钩治，防止损伤关节囊或神经、血管。

**54. 胸十一脊穴（$T_{11}$穴）**

［定位］第2胸椎棘突旁，两侧下关节突在背后的体表投影点。

［解剖］有斜方肌、菱形肌、上后锯肌，深层为骶棘肌；布有第2肋间动、静脉后支，深层为第2胸神经后内侧支。

［主治］中医：胸背痛、咳嗽、发热、喘憋、头痛。

西医：胸椎退变性疾病（胸椎脊神经受累）、脊源性支气管炎、脊源性哮喘、胸段强直性脊柱炎、脊柱相关疾病等。

**55. 胸十一脊撇穴（$T_{11}'$穴）**

［定位］第3胸椎棘突旁，两侧椎板中央点在背后的体表投影点。

［解剖］同胸十一穴解剖位置。

［主治］同胸十一穴主治，用于胸十一穴主治疾病的再治疗或巩固治疗。

**56. 胸十一脊撇撇穴（$T_{11}''$穴）**

［定位］在胸十一穴与胸十一撇穴体表连线的中点。

［解剖］同胸十一穴解剖位置。

［主治］中医：同胸十一穴主治，是局部穴位注射时使用的穴位点。

西医：胸十一穴主治疾病的再治疗或巩固治疗。

注：只注药，不钩治，防止损伤关节囊或神经、血管。

**57. 胸十二脊穴（$T_{12}$穴）**

［定位］第1胸椎棘突旁，两侧下关节突在背后的体表投影点。

［解剖］有斜方肌、菱形肌、上后锯肌，深层为骶棘肌；布有第1肋间动、静脉后支，深层为第1胸神经后内侧支。

［主治］中医：肩背痛、臂痛、指麻、咳嗽、痰多、气短、鼻塞、发热。

西医：颈椎病（臂丛神经受累）、胸椎退变性疾病（胸椎脊神经受累）、脊源性支气管炎、脊源性鼻炎、胸段强直性脊柱炎、脊柱相关疾病等。

**58. 胸十二脊撇穴（$T_{12}'$穴）**

［定位］第2胸椎棘突旁，两侧椎板中央点在背后的体表投影点。

［解剖］同胸十二穴解剖位置。

［主治］同胸十二穴主治，用于胸十二穴主治疾病的再治疗或巩固治疗。

**59. 胸十二脊撇撇穴（$T_{12}''$穴）**

［定位］在胸十二穴与胸十二撇穴体表连线的中点。

［解剖］同胸十二穴解剖位置。

［主治］中医：同胸十二穴主治，是局部穴位注射时使用的穴位点。

西医：胸十二穴主治疾病的再治疗或巩固治疗。

注：只注药，不钩治，防止损伤关节囊或神经、血管。

**60. 颈一脊穴（$C_1$穴）**

［定位］第7颈椎棘突旁，两侧下关节突在颈后体表的投影点。

［解剖］有斜方肌、头夹肌、颈夹肌，深层为骶棘肌、头半棘肌；布有椎动脉、椎静脉，深层为第 8 颈神经后内侧支。

［主治］中医：上肢痛、肩背痛、指痛、咳嗽、气喘、发热、头痛、项强、外感、鼻塞、流涕。

西医：颈椎病（以臂丛神经受累为主）、颈段强直性脊柱炎、脊柱相关疾病等。

### 61. 颈一脊撇穴（$C_1'$ 穴）

［定位］第 1 胸椎棘突旁，两侧椎板中央点在颈后的体表投影点。

［解剖］同颈一脊穴解剖位置。

［主治］同颈一脊穴主治，用于颈一脊穴主治疾病的再治疗或巩固治疗。

### 62. 颈一脊撇撇穴（$C_1''$ 穴）

［定位］在颈一脊穴与颈一脊撇穴体表连线的中点。

［解剖］同颈一脊穴解剖位置。

［主治］中医：同颈一脊穴主治，是局部穴位注射时使用的穴位点。

西医：颈一脊穴主治疾病的再治疗或巩固治疗。

注：只注药，不钩治，防止损伤关节囊或神经、血管。

### 63. 颈二脊穴（$C_2$ 穴）

［定位］第 6 颈椎棘突旁，两侧下关节突在颈后体表的投影点。

［解剖］有斜方肌、头夹肌、颈夹肌，深层为骶棘肌、头半棘肌；布有椎动脉、椎静脉，深层为第 7 颈神经后内侧支。

［主治］中医：上肢痛、肩背痛、指痛、头晕、头痛、恶心、呕吐、项强、咽部异物感、咳喘、心悸。

西医：颈椎病（以臂丛神经、交感神经受累为主）、颈段强直性脊柱炎、脊柱相关疾病等。

### 64. 颈二脊撇穴（$C_2'$ 穴）

［定位］第 7 颈椎棘突旁，两侧椎板中央点在颈后的体表投影点。

［解剖］同颈二脊穴解剖位置。

［主治］同颈二脊穴主治，用于颈二脊穴主治疾病的再治疗或巩固治疗。

### 65. 颈二脊撇撇穴（$C_2''$ 穴）

［定位］颈二脊穴与颈二撇穴体表连线的中点。

［解剖］同颈二脊穴解剖位置。

［主治］中医：同颈二脊穴主治，是局部穴位注射时使用的穴位点。

西医：颈二脊穴主治疾病的再治疗或巩固治疗。

注：只注药，不钩治，防止损伤关节囊或神经、血管。

### 66. 颈三脊穴（$C_3$ 穴）

［定位］第 5 颈椎棘突旁，两侧下关节突在颈后体表的投影点。

［解剖］有斜方肌、头夹肌、颈夹肌，深层为骶棘肌、头半棘肌；有椎动脉的横突

部与该部椎静脉的丛环，深层为第6颈神经后内侧支。

［主治］中医：臂痛、肩背痛、指痛、颈痛、颈僵、项强、头晕、头痛、失眠、健忘、不寐。

西医：颈椎病（以臂丛神经、交感神经受累为主）、颈段强直性脊柱炎、脊柱相关疾病等。

**67. 颈三脊撇穴（$C_3'$穴）**

［定位］第6颈椎棘突旁，两侧椎板中央点在颈后的体表投影点。

［解剖］同颈三脊穴解剖位置。

［主治］同颈三脊穴主治，用于颈三脊穴主治疾病的再治疗或巩固治疗。

**68. 颈三脊撇撇穴（$C_3''$穴）**

［定位］在颈三脊穴与颈三撇穴体表连线的中点。

［解剖］同颈三脊穴解剖位置。

［主治］中医：同颈三脊穴主治，是局部穴位注射时使用的穴位点。

西医：颈三脊穴主治疾病的再治疗或巩固治疗。

注：只注药，不钩治，防止损伤关节囊或神经、血管。

**69. 颈四脊穴（$C_4$穴）**

［定位］第4颈椎棘突旁，两侧下关节突在颈后体表的投影点。

［解剖］有斜方肌，深层为骶棘肌、头半棘肌；有椎动脉的横突部与该部椎静脉的丛环，深层为第5颈神经后内侧支。

［主治］中医：项强、项痛、头晕、头痛、呕吐、鼻塞、流涕、胸闷、失眠。

西医：颈椎病（以颈丛神经、交感神经受累为主）、颈段强直性脊柱炎、脊柱相关疾病等。

**70. 颈四脊撇穴（$C_4'$穴）**

［定位］第5颈椎棘突旁，两侧椎板中央点在颈后的体表投影点。

［解剖］同颈四脊穴解剖位置。

［主治］同颈四脊穴主治，用于颈四脊穴主治疾病的再治疗或巩固治疗。

**71. 颈四脊撇撇穴（$C_4''$穴）**

［定位］颈四脊穴与颈四撇穴体表连线的中点。

［解剖］同颈四脊穴解剖位置。

［主治］中医：同颈四脊穴主治，是局部穴位注射时使用的穴位点。

西医：颈四脊穴主治疾病的再治疗或巩固治疗。

注：只注药，不钩治，防止损伤关节囊或神经血管。

**72. 颈五脊穴（$C_5$穴）**

［定位］第3颈椎棘突旁，两侧下关节突在颈后体表的投影点。

［解剖］有斜方肌，深层为骶棘肌、头半棘肌；有椎动脉的横突部与该部椎静脉的丛环，深层为第4颈神经后内侧支。

［主治］中医：头项痛、项强、眩晕、耳鸣、目痛、鼻塞。

西医：颈椎病（以颈丛神经受累为主）、颈段强直性脊柱炎、脊柱相关疾病等。

### 73. 颈五脊撇穴（$C_5'$穴）

［定位］第4颈椎棘突旁，两侧椎板中央点在颈后的体表投影点。

［解剖］同颈五脊穴解剖位置。

［主治］同颈五脊穴主治，用于颈五脊穴主治疾病的再治疗或巩固治疗。

### 74. 颈五脊撇撇穴（$C_5''$穴）

［定位］颈五脊穴与颈五撇穴体表连线的中点。

［解剖］同颈五脊穴解剖位置。

［主治］中医：同颈五脊穴主治，是局部穴位注射时使用的穴位点。

西医：颈五脊穴主治疾病的再治疗或巩固治疗。

注：只注药，不钩治，防止损伤关节囊或神经、血管。

### 75. 颈六脊穴（$C_6$穴）

［定位］第2颈椎棘突旁，两侧下关节突在颈后体表的投影点。

［解剖］有斜方肌，深层为骶棘肌、头半棘肌；有椎动脉的横突部与该部椎静脉的丛环，深层为第3颈神经后内侧支。

［主治］中医：颈痛、头项痛、项强、眩晕、耳鸣、目痛、鼻塞。

西医：颈椎病（以颈丛神经受累为主）、颈段强直性脊柱炎、脊柱相关疾病等。

### 76. 颈六脊撇穴（$C_6'$穴）

［定位］第3颈椎棘突旁，两侧椎板中央点在颈后的体表投影点。

［解剖］同颈六脊穴解剖位置。

［主治］同颈六脊穴主治，用于颈六脊穴主治疾病的再治疗或巩固治疗。

### 77. 颈六脊撇撇穴（$C_6''$穴）

［定位］颈六脊穴与颈六撇穴体表连线的中点。

［解剖］同颈六脊穴解剖位置。

［主治］中医：同颈六脊穴主治，是局部穴位注射时使用的穴位点。

西医：颈六脊穴主治疾病的再治疗或巩固治疗。

注：只注药，不钩治，防止损伤关节囊或神经、血管。

### 78. 颈七脊穴（$C_7$穴）

［定位］寰椎后结节旁，两侧下关节面后缘在颈后体表的投影点。

［解剖］有斜方肌，深层为骶棘肌、椎枕肌；有椎动脉的横突部与该部椎静脉的丛环，深层为第2颈神经。

［主治］中医：头项痛、项强、眩晕、耳鸣、目痛、鼻塞、癫、狂、痫、热病。

西医：颈椎病（以颈丛神经受累为主）、颈段强直性脊柱炎、脊柱相关疾病等。

注：慎钩治，因没有椎弓下椎间孔，第2颈神经裸露在寰椎后结节旁，如钩治，只选微类内板1.2型钩鍉针。不安全，最好不钩。

**79. 颈七脊撇穴（$C_7{}'$穴）**

［定位］枢椎棘突旁，两侧上关节面后缘在颈后体表的投影点。

［解剖］同颈七脊穴解剖位置。

［主治］同颈七脊穴主治，用于颈七脊穴主治疾病的再治疗或巩固治疗。

注：只注药，不钩治（两侧寰枢关节囊后缘下方有椎动脉第 2 颈神经通过，如果钩治容易误伤椎动脉、脊神经或关节囊）。

**80. 颈七脊撇撇穴（$C_7{}''$穴）**

［定位］颈七脊穴与颈七脊撇穴体表连线的中点。

［解剖］同颈七脊穴解剖位置。

［主治］中医：同颈七脊穴主治，是局部穴位注射时使用的穴位点。

西医：颈七脊穴主治疾病的再治疗或巩固治疗。

注：只注药，不钩治（两侧寰枢关节囊后缘下方有椎动脉第二颈神经通过，如果钩治容易误伤椎动脉、脊神经或关节囊）。

**81. 颈八脊穴（$C_8$穴）**

［定位］寰椎后结节旁，两侧枕骨髁后缘在枕后部投影。

［解剖］有斜方肌，深层为骶棘肌止点、椎枕肌；布有椎内静脉丛和来自颈深部的小静脉，深层为第 1 颈神经。

［主治］中医：头晕、目眩、耳鸣、头痛、失眠、多梦、心悸、健忘、精神抑郁、胆怯、烦躁、热病、癫、狂、痫。

西医：颈椎病（以椎动脉受累为主）、寰枢关节紊乱综合征、脊柱相关疾病等。

注：慎钩治，因没有椎弓下椎间孔，第 1 颈神经裸露在寰椎后结节旁，如钩治，只选微类内板 1.2 型钩鍉针。不安全，最好不钩。

**82. 颈八脊撇穴（$C_8{}'$穴）**

［定位］寰椎后结节旁，寰椎两侧上关节凹后缘在颈后部体表投影点。

［解剖］同颈八脊穴解剖位置。

［主治］同颈八脊穴主治，用于颈八脊穴主治疾病的再治疗或巩固治疗。

注：只注药，不钩治（寰椎后结节两侧上关节面后缘下方有椎动脉、第 1 颈神经通过，如果钩治容易误伤椎动脉、脊神经）。

**83. 颈八脊撇撇穴（$C_8{}''$穴）**

［定位］颈八脊穴与颈八撇穴体表连线的中点。

［解剖］同颈八脊穴解剖位置。

［主治］中医：同颈八脊穴主治，是局部穴位注射时使用的穴位点。

西医：颈八脊穴主治疾病的再治疗或巩固治疗。

注：只注药，不钩治（两侧寰枕关节囊后缘下方有椎动脉、第 1 颈神经通过，如果钩治容易误伤椎动脉、脊神经或关节囊）。

【按语】

①穴位：按骶、腰、胸、颈椎椎骨的序数呈倒序排列。

②脊穴：脊柱两侧枕骨髁后缘、寰椎下关节面后缘、颈 2 至腰 5 椎骨的下关节突、骶骨各棘突下与两侧中间嵴交点在正后部的体表投影点，称脊穴。共 29 个穴位。

③脊撇穴：脊柱两侧寰椎上关节凹后缘、枢椎上关节面后缘、颈 2 至腰 5 椎下一个椎骨椎板的中央点，骶椎各棘突上与两侧中间嵴交点在正后部的体表投影点，称脊撇穴。共 25 个穴位。

④脊撇撇穴：脊柱两侧同一序数脊穴与撇穴在体表连线的中点，为同一序数的脊撇撇穴（只注药，不钩治，防止损伤关节囊或神经、血管）。共 29 个穴位。

⑤同一序数的脊穴、脊撇穴、脊撇撇穴在同一条竖线上（图 3-3-1）。

⑥新夹脊穴椎骨侧摆、旋转，脊柱侧弯按坐标定位法定位。

# 第四节　督脉、华佗夹脊穴、魏氏夹脊穴与膀胱经背部腧穴的关系

魏氏夹脊 83 穴分布于脊柱的两侧，在华佗夹脊穴和膀胱经的背部腧穴之间，在督脉的两侧。督脉、华佗夹脊穴、膀胱经背部腧穴与魏氏夹脊穴是相邻关系，督脉、足太阳膀胱经、华佗夹脊穴和魏氏夹脊 83 穴四者之间，具有相互协调、互为因果的关系，从不同的角度、不同的经络、不同的部位调节脊柱的功能、十二正经的功能和五脏六腑的功能。

四者的位置关系如下图 3-4-1 所示。

督脉、华佗夹脊穴、魏氏夹脊穴、膀胱经四者之间的联系和区别如下所述。

## 一、位置的区别与联系

督脉和膀胱经是两条大的经脉。督脉贯穿脊柱上下，居于脊柱的中央，为阳脉之首，属奇经八脉之一。膀胱经为十二正经中穴位最多的经脉，也是背部腧穴最多的经脉，同时又是十二正经"腧穴"所在经脉，其两条支脉都贯穿于脊柱的两侧，就像督脉的两条护卫线，保护督脉，保护脊柱。华佗夹脊穴和魏氏夹脊穴都属于经外奇穴，不在十二正经和奇经八脉之列，依然分布于脊柱的两侧，魏氏夹脊穴的纵行连线，从上而下，顶天立地，与脊柱并行，是督脉脊柱自始至终的"随从"，华佗夹脊穴的纵行连线，紧贴脊柱，就像脊柱的两个"背翼"，装饰、保护脊柱。脊柱左右各两条膀胱经脉线、左右各一条魏氏夹脊线、左右各一条华佗夹脊线，左右共八条线，中间是督脉线，八条线中央是脊柱。

## 二、经脉腧穴的区别与联系

手太阳经腧穴后溪通于督脉。督脉之别，名曰长强，挟脊上项，散头上，下行肩

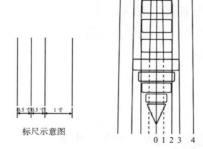

魏氏夹脊穴在椎体的正位
X线片的边沿部分形成一条
线，左右对称。

华佗夹脊穴在椎体的正位
X线片的椎板部分形成一条
线，左右各一。

督脉经络线在椎体的正
位X线片的棘突部分形成一
条线，位于棘突与棘突的连
线上。

标尺示意图

0.5寸 0.5寸 1寸

0.督脉经络线
1.华佗夹脊线
2.魏氏夹脊线
3.膀胱经经络线
4.膀胱经支脉线

0 1 2 3 4

**图 3-4-1　魏氏夹脊穴位置关系**

胂左右，别走太阳，入贯膂。实，则脊强；虚，则头重，高摇之。挟脊之有过者，取之所别也。别络进入脊旁的肌肉组织，督之络脉上行路线，即是魏氏夹脊穴的连线，魏氏夹脊穴全部腧穴都在这条督脉上行的络脉路线上。四者之间的腧穴逐层向外扩展，形成层层腧穴、层层哨兵、层层保护的网络体系。

## 三、所治疾病的区别与联系

　　四者腧穴所治疾病都属于同系统疾病，但每个腧穴都有各自所治特长，腧穴和腧穴之间互相联系、互为因果，在治疗方面也同样是互相为用、互相补充，如腰一穴治疗小腿痛，同时又治疗腰痛和遗尿，与之相邻的关元俞主治遗尿和腰痛，又治腿痛等。

# 第四章　魏氏骨关节特定穴

魏氏骨关节特定穴是根据肩关节、肘关节、腕关节、髋关节、膝关节、踝关节的局部解剖位置、各关节功能、病理特点、十二经筋的生理病理、各关节易损部位、六淫外邪易侵的经络等定位选穴的。属钩活术技术类软组织骨关节特定腧穴。

## 第一节　肩三穴

### 一、喙突穴

［定位］锁骨外 1/3 与中 1/3 交点之下约 2cm 处的骨性标志。

［解剖］皮肤、皮下组织、肱二头肌短头起点、喙肱肌起点、胸小肌起点，深部喙肱韧带、喙锁韧带、喙肩韧带、斜方韧带、锥状韧带。

［主治］中医：肩痛、肩动不利、肩部冷凉、肩痹证。

西医：肩周炎、肩部撞击综合征。

### 二、肩峰下滑囊穴

［定位］肩峰下凹陷中。

［解剖］皮肤、皮下组织、三角肌、腱袖、肩峰下滑囊。

［主治］中医：肩痛、肩痹、肩部痿证。

西医：肩峰下滑囊炎、肩周炎、肩部撞击综合征、糖尿病性肩部疼痛、糖尿病性肩部神经炎。

### 三、结节间沟穴

［定位］肱骨大结节与小结节之间的凹陷中。

［解剖］皮肤、皮下组织、三角肌、腱袖、肱二头肌长头腱鞘。

［主治］中医：肩痛、肩损、肩痹、项痛。

西医：肱二头肌长头肌腱炎、肩部撞击综合征、颈肩综合征、肩周炎。

小结：根据肩部的特殊结构取穴定位，肩三穴治疗肩周围疾病，三穴可同时治疗，也可单独钩治。临床根据症状辨证取穴配伍，一般取 1~3 个穴位。如：喙突穴 + 肩峰下滑囊穴或喙突穴＋结节间沟穴等。

## 第二节　肘三穴

### 一、肱骨内上髁穴

［定位］肱骨下端肘关节尺侧骨性突起处。

［解剖］皮肤、皮下组织、前臂屈腕肌群的起点。

［主治］中医：肘痛、肘损、肘僵、肘痹、肘部伤筋。

西医：肱骨内上髁炎、退行性肘关节炎、外伤性肘关节粘连综合征。

### 二、肱骨外上髁穴

［定位］肱骨下端肘关节桡侧骨性突起。

［解剖］皮肤、皮下组织、肱二头肌止点。

［主治］中医：肘损、肘痹、肘部伤筋。

西医：肱骨外上髁炎、退行性肘关节炎、外伤性肘关节粘连综合征。

### 三、尺骨鹰嘴上穴

［定位］肘关节屈曲，肱骨鹰嘴窝处。

［解剖］皮肤、皮下组织、肱三头肌止点。

［主治］中医：肘痹、肘僵。

西医：退行性肘关节炎，外伤性肘关节粘连综合征。

小结：根据肘部的特殊结构取穴定位，肘三穴治疗肘周围疾病，三穴可同时治疗，也可单独钩治。根据临床症状辨证取穴配伍，一般单独取穴，特殊情况联合取穴。

## 第三节　腕三穴

### 一、腕内穴

［定位］内关穴延伸于掌心部与腕横纹的连线交界处，掌长肌与桡侧腕屈肌腱之间。

［解剖］皮肤、皮下组织、掌长肌腱外缘、屈肌支持带、腕横韧带。

［主治］中医：腕痹、腕痛、呕吐、心悸、胸闷。

西医：腕管综合征、神经性呕吐、神经性心悸、心动过速、心动过缓、腕关节炎。

### 二、腕外穴

［定位］外关穴延伸于掌背部与腕横纹的连线交界处，指伸肌腱外缘，与腕内穴

对应。

[解剖] 皮肤、皮下组织、伸肌支持带、腕背伸肌腱鞘。

[主治] 中医：腕痛、伤风、头痛、头晕、目眩。

西医：腕背伸肌腱鞘炎、神经性头痛、抑郁症、腕关节炎。

### 三、腕上穴

[定位] 列缺穴向拇指延伸与腕横纹交界处的凹陷内，指长展肌与拇短伸肌肌腱外缘。

[解剖] 皮肤、皮下组织、伸肌支持带、腱鞘。

[主治] 中医：局部伤筋、腕痹。

西医：桡骨茎突狭窄性腱鞘炎、腱鞘囊肿、腕部关节炎。

小结：根据腕部的特殊结构取穴定位，腕三穴不仅治疗腕关节周围疾病，同时也是近病远取的特殊部位，治疗相关的交感性疾病、自主神经紊乱性疾病等，三穴可同时治疗，也可单独钩治。根据临床症状辨证取穴配伍，一般情况选取 2 个穴位，如：腕内穴 + 腕上穴，或腕外穴 + 腕上穴等。

## 第四节  髋三穴

### 一、股骨大转子穴

[定位] 股骨大转子外侧高点的体表投影。

[解剖] 皮肤、皮下组织、臀中肌臀小肌起点、梨状肌止点。

[主治] 中医：髋痛、痹证。

西医：大转子疼痛综合征、大转子滑囊炎、梨状肌综合征、强直性脊柱炎、弹响髋、股骨头坏死、髋关节退变性关节炎。

### 二、股骨颈穴

[定位] 转子间嵴中点内上 1cm 的体表投影处。

[解剖] 皮肤、皮下组织、臀大肌、梨状肌、轮匝带。

[主治] 中医：髋痛、痹证。

西医：梨状肌综合征、股骨头坏死、髋关节退变性关节炎、强直性脊柱炎。

### 三、股骨头穴

[定位] 髋臼唇后上缘的体表投影处。

[解剖] 皮肤、皮下组织、臀大肌、梨状肌。

[主治] 中医：髋痛、痹证。

西医：股骨头坏死、髋关节退变性关节炎、强直性脊柱炎。

小结：根据髋部的特殊结构取穴定位，髋三穴治疗髋周围疾病，同时对股骨头坏死、强直性脊椎炎、对骶髂及股骨头的侵犯有很好的疗效。三穴可同时治疗，也可单独钩治。根据临床症状辨证取穴配伍，一般取 1~2 个穴位。

# 第五节　梨三穴

## 一、梨一穴（股骨头穴向外 1.0cm）

［定位］髋臼唇后上缘的体表投影向外平移 1.0cm。
［解剖］皮肤、皮下组织、臀大肌、梨状肌。
［主治］中医：髋痛、坐骨神经痛、痹证。
西医：梨状肌综合征、坐骨神经出口综合征。

## 二、梨二穴（股骨颈穴向外 1.0cm）

［定位］转子间嵴中点内上 1cm 处的体表投影向外平移 1.0cm。
［解剖］皮肤、皮下组织、臀大肌、梨状肌、轮匝带。
［主治］中医：髋痛、坐骨神经痛、痹证。
西医：梨状肌综合征、坐骨神经出口综合征。

## 三、梨三穴（股骨大转子穴）

［定位］股骨大转子外侧高点的体表投影。
［解剖］皮肤、皮下组织、臀中肌臀小肌起点、梨状肌止点。
［主治］中医：髋痛、弹响、坐骨神经痛、痹证。
西医：梨状肌综合征、坐骨神经痛出口综合征、大转子疼痛综合征、大转子滑囊炎、强直性脊柱炎、弹响髋、股骨头坏死、髋关节退变性关节炎。

小结：根据梨状肌的解剖位置取穴定位，梨三穴治疗梨状肌综合征和坐骨神经出口综合征。三穴可同时治疗，也可单独钩治，根据临床情况辨证取穴配伍，一般情况应取 1~2 个穴位。

# 第六节　膝三穴

## 一、内侧副韧带穴

［定位］膝关节屈曲，胫骨内侧平台与股骨内髁之间，内侧副韧带中点处。
［解剖］皮肤、皮下组织、内侧副韧带（详见局部解剖）。
［主治］中医：膝部伤筋、劳损、膝部顽痹。

西医：髌骨软骨软化症、膝关节骨性关节炎（OA）、慢性膝关节内侧副韧带劳损、陈旧性膝关节半月板损伤、类风湿膝关节炎。

### 二、股骨外上髁穴

［定位］膝关节屈曲，股骨外髁上缘处。

［解剖］皮肤、皮下组织、股四头肌、髌上滑囊（详见局部解剖）。

［主治］中医：膝部伤筋、膝部痹证。

西医：膝关节骨性关节炎（OA）、膝部滑囊炎、慢性膝关节半月板损伤、髌骨软骨软化症、类风湿膝关节炎。

### 三、髌骨下穴

［定位］膝关节屈曲，髌骨下缘的中点。

［解剖］皮肤、皮下组织、髌韧带、髌下脂肪垫（详见局部解剖）。

［主治］中医：膝部伤筋、劳损、痹证。

西医：膝部滑囊炎、膝关节骨性关节炎、慢性膝关节内侧副韧带劳损、髌骨软骨软化症、类风湿膝关节炎、陈旧性膝关节劳损。

小结：根据膝部的特殊结构取穴定位，膝三穴治疗膝关节周围疾病，三穴可同时治疗，也可单独钩治。根据临床症状辨证取穴配伍，一般取 2 个穴位。如内侧副韧带穴＋髌骨下穴，或股骨外上髁穴＋髌骨下穴，或股骨外上髁穴＋内侧副韧带穴。

膝三穴治疗疾病的范围基本等同，但在临床上各有所侧重，内侧副韧带穴侧重于内侧副韧带劳损，股骨外上髁穴侧重于膝关节滑膜炎，髌骨下穴侧重于髌下脂肪垫劳损。

## 第七节　踝三穴

### 一、踝关节内上髁后穴

［定位］胫骨体内侧面下端突起处，踝关节内侧凸隆的后缘。

［解剖］皮肤、皮下组织、屈肌支持带（详见局部解剖）。

［主治］中医：踝痹证、踝部伤筋、劳损、失眠。

西医：跖（踝）管综合征、踝关节损伤综合征、跟腱炎、踝关节炎。

### 二、踝关节外上髁后穴

［定位］腓骨下端，踝关节外侧凸隆的后缘。

［解剖］皮肤、皮下组织、腓侧副韧带（详见局部解剖）。

［主治］中医：踝部伤筋、踝痛、腹胀、腰痛。

西医：跟腱炎、踝关节损伤综合征、踝关节炎。

## 三、踝关节前穴

［定位］踝关节前方，内髁与外髁连线上，趾长伸肌与蹈长伸肌之间。

［解剖］皮肤、皮下组织、伸肌上支持带、前跗管（详见局部解剖）。

［主治］中医：踝部劳损、踝痹证。

西医：前跗管综合征、踝关节损伤综合征、陈旧性局部韧带劳损或损伤。

小结：根据踝部的特殊结构取穴定位，踝三穴治疗踝关节周围疾病，同时对腹部疼痛、腰部疼痛、抑郁失眠等也有一定的疗效。三穴可同时治疗，也可单独钩治。根据临床症状辨证取穴配伍，一般取 1~2 个穴位。

# 第五章　钩鍉针

钩鍉针属中医特异针的范畴，是"钩针"和"鍉针"的科学组合体，以钩尖、钩弧、钩板、钩刃为其钩头，具有特殊结构的系列产品。钩鍉针分为两大类：软组织类钩鍉针，即钩活术钩针（巨、中、微、超微类）；硬组织类钩鍉针，即钩活骨减压针、钩活骨减压刺探针（颈胸型、腰型、髂胛型、关节型）。

根据国家中医药管理局和中医医疗技术协助组编写的《中医医疗技术手册》（2013普及版）第四章钩针技术："钩活术技术是在新夹脊穴、华佗夹脊穴、骨关节特定穴、阿是穴、十二正经腧穴、奇经八脉腧穴、经外奇穴等全身穴位点，利用钩鍉针，采用钩治、割治、挑治、针刺、放血等五法并用的一种无菌操作技术。常用于脊柱退变性疾病、骨关节病、软组织退变性疾病的治疗。"钩针技术就是钩活术技术，钩活术技术所用系列针具为"钩鍉针"。

钩鍉针是钩针技术（即钩活术技术）系列针具的总称。勾针和古九针是新九针中锋勾针的前身，1986年山西师怀堂传承创新，发展产生了新九针的锋勾针；1996年河北石家庄魏玉锁在古九针鍉针和新九针锋勾针的基础上传承创新并发明了钩鍉针，其针具设计规律不同程度都有带钩带弯的部分，或直针部分带有弯针，由针头（由钩尖、钩刃、钩弧、钩板组成）、针身、针柄、针尾组成，锋勾针和鍉针新组合体钩鍉针是钩活术技术类的唯一针具。

中医特异钩鍉针是由新九针中的锋勾针演变而来，钩鍉针中月牙形钩弧较锋勾针粗大宽为其特点。2003年钩鍉针中的腰型巨钩针（当时为巨钩针）获国家专利，此后相继共获10项专利。"巨钩针"是钩鍉针中最早的产品，2005年获准字号。以巨钩针为基础，因钩头的大小和弧形、钩身粗细长短、骨减压骨钻粗细长短的不同产生系列钩针为钩鍉针（又称钩九针，中华魏氏钩鍉针），分巨类、中类、微类、骨减压类、水液类5类。自2009年至2020年11年的时间，笔者积累了丰富的临床经验，对钩鍉针的类型重新进行了增减优化，取消了水液类（仍存留书面内容），增加了超微类，形成一次性使用钩鍉针，分骨减压类、巨类、中类、微类、超微类5类，共90型。

本章节重点介绍软组织钩鍉针，硬组织钩鍉针在《钩活骨减压术治疗学》中介绍。

# 第一节　针具命名的由来

## 一、针具萌芽（开始设计，1986-05-01）

1984 年，笔者刚参加工作，接触中老年患者较多，患者常有颈痛、肩痛、腰痛、腿痛、膝关节疼痛、行走困难、间歇性跛行、遇冷加重、晨僵明显等症状，反应十分突出。应用传统的中医疗法——针灸、按摩、拔罐、热疗、电疗、中药内服外敷、熏蒸等综合调理，虽然收到了一定的效果，但也发现了很多问题，如症状缓解不明显或无效果。夜深人静时反复思考，此类问题经中医辨证属于风、寒、湿、热、瘀阻滞经络，为痹证，不通则痛，通则不痛，不通是关键，用传统的毫针和灸法，通或补的力度还远远不够。于是笔者带着问题开始翻阅有关针灸书籍，《灵枢·九针十二原》、晋代皇甫谧的《针灸甲乙经》、唐代孙思邈的《千金要方》、北宋王惟一的《铜人腧穴针灸图经》、明代杨继洲撰写的《针灸大成》。反复阅读有了较大的收获，笔者认为不能单用毫针，因为通的力度不够、补的力度不够，要强通、要强补，由此想到了古九针中的锋针放血、传统的骨减压针，由锋针又想到了山西针灸研究所师怀堂所长的锋勾针，于是在临床开始应用锋勾针治疗各种痹证。采用锋勾针技术，表皮络脉的疼痛很快迎刃而解，但对深部粘连病灶（经脉的瘀阻）进行治疗时尚力不从心，深则锋勾针易变形，甚至担心拉断。

在一次翻阅医学杂志时笔者了解到一种新针具——小针刀，于是立即购买并反复学习其使用方法。果然，针刀的铲切力度大、解除粘连充分，能有效解决肩关节、肘关节及膝关节疼痛的难题，有一定的疗效。

反复的治疗操作中，笔者突发奇想，锋勾针可刺、挑、割，但硬度不够，对深部粘连病灶的治疗有一定困难；小针刀可切可铲，能直达深部病灶，但不能钩、挑。如能做一把既能钩、能割、能挑，又能针刺和放血的粗大针具，必然会增加疗效。经反复琢磨思考，反复研究古九针、新九针，笔者对针具轮廓有了初步的设想——有弧的弯针，在操作中既拉不直，又拉不断，硬度和韧性适中。于是在 1986 年便有了巨钩针的萌芽，利用金属材料简单制作了初始的针具，经过一次又一次设计改造，终于确定了较满意的外形，然后采用家犬、家兔进行反复研究试验，经过 6 年时间，形成了巨钩针。

## 二、巨钩针产生（确定命名，1992-05-01）

精心打造、反复试验研制成功针具只是万里长征走完了第一步，还应该给这个针具起一个合适的名称。由于针具的外形为弧形，加上针具庞大，又受师怀堂先生"锋勾针"针具名称的影响，故笔者将该针具命名为巨钩针。

### 三、钩鍉针产生（软组织钩鍉针，2004-05-01）

自 1992 年起，笔者在巨钩针基础上发展钩鍉针，完成了整套软组织类系列钩鍉针的研制，分为巨、中、微、水液类钩鍉针，不同钩形、不同型号的针具可用于治疗不同部位的疾病。随着针具飞速发展，钩鍉针的治疗范围也逐步扩大，由脊柱病、脊柱相关疾病、骨关节病扩展到十二正经疾病、奇经八脉疾病。这是软组织类钩鍉针向硬组织（骨）类钩鍉针的发展。

### 四、国家准入（国家认定钩鍉针准字号器械，2005-08-06）

2003 年，巨钩针获批为国家医疗器械（药监械准字 2005 第 1100387 号）准字号产品。初期巨钩针是钩活术治疗颈腰椎病的唯一针具，随着治病需要，巨钩针有了飞速的发展，至 2006 年，巨类钩九针外形设计制造全部完成，并用于临床，分别获国家实用新型专利（如上）。针具型号的增多象征着钩活术的发展，一些顽疾迎刃而解。临床实践中，笔者发现不同部位的疾病需用不同大小的钩类针具才能得心应手，由此又研发出了钩活骨减压钩鍉针。

### 五、钩活骨减压针产生（硬组织钩鍉针，2018-05-01）

至 2017 年，笔者相继研发出骨减压、超微类钩鍉针。尤其是骨减压类钩鍉针，由软组织类治疗迈向了硬组织治疗，由软组织减压减张到硬组织减压减张，可用于治疗骨质退变和骨坏死。不同型号的钩活骨减压钩鍉针用于治疗不同部位的疾病，分为颈型、腰型、髂胛型、关节型。超微类钩鍉针可不用麻醉直接进行软组织治疗。

### 六、一次性钩鍉针针具（一次性使用无菌钩活术钩针，二类医疗器械）

钩活术软组织钩鍉针在申请Ⅱ类医疗器械过程中，在命名方面不符合国家医疗器械命名标准，根据国家食品药品监督管理总局［管理总局令第 19 号《医疗器械通用名称命名规则》］的要求，将一次性软组织钩鍉针命名变更为：一次性使用无菌钩活术钩针。预计 2021 年 5 月，一次性使用无菌钩活术钩针将正式具有备案号；2021 年 5~12 月一次性使用二类医疗器械钩活术技术类钩鍉针全面普及。

## 第二节　腰型软组织巨钩针的材质和工艺要求

因腰型（Y—J2）巨钩针最早产生，所以其材质和工艺要求比较严格，现以巨类中的腰型巨钩针为代表进行介绍。

腰型巨钩针及以下介绍的钩鍉针系列都是如此，因为钩鍉针要进入穴位点，主要操作是钩提，在操作过程中要求钩针最大限度的不能拉直变形，不能拉断；同时，钩刃要具备锐利性，还能耐受高温高压，钩板具有选择正常组织和钙化粘连组织的作用，必须是弧中的平板，粗糙度要求也是非常精细的。

　　巨钩针由 4Cr13 和 3Cr13 Mo 材料制成，头部硬度为 509~579HV0.3，刃口 5mm 内和钩身 3mm 处的表面粗糙不大于 0.8μm，其余部位应不大于 0.4μm，产品头部和柄的连接牢固、光滑，具有良好的耐腐蚀性能。

　　4Cr13 和 3Cr13 Mo 钢制材料具有相应的刚性和硬度，使之不会变形拉直，又有相应的韧性，使之不能拉断，且头部的硬度为 509~579HV0.3，这样就增加了在钩治过程中的安全系数；刃口 5mm 内和钩身 3mm 处的表面粗糙不大于 0.8μm，这样就保证了钩板的光滑度和钩刃的锐利性；头部和柄的连接牢固，不会造成脱落；钢材质具有良好的耐腐蚀性，有利于我们浸泡消毒，高温、高压不影响其硬度和韧度。

# 第三节　软组织钩鍉针的四位

## 一、腰型巨钩针的四位

　　因腰型（Y—J2）巨钩针最早产生，所以以腰型巨钩针为代表介绍钩鍉针中的四位。

　　腰型巨钩针的四位包括两个方面：一是指钩头上的四个不同位置，包括钩尖、钩刃、钩弧、钩板，即钩头四位。这是系列钩鍉针中的关键部位，四个不同的位置，各有其不同的作用，它们之间既有其所属关系，又互相配合，取长补短，同步一体，共同施治。二是指针具四位，即钩头、钩身、钩柄、钩尾（定位椎），四位组合，为之巨钩针。

　　**1. 钩头四位（图 5-3-1）**

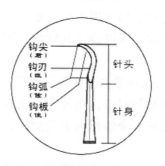

图 5-3-1　钩头四位

　　（1）钩尖（君）：是钩鍉针钩头的最顶端，外形为一个三棱锥形，锐利而易进入皮肤，相当于一个三棱针，由于它的外形特点而决定其治疗后皮损的外形是"∧"形，有利于皮瓣的修复，不易留瘢痕而美观。

　　机理：首先由针尖刺破表皮和真皮，进入皮下，向腧穴的深部刺入，在刺入过程中钩尖能够分离肌纤维和韧带筋膜组织，有疏导畅通的功能，同时它又像一只眼睛引导钩头向深部刺入。

作用：畅通气机，疏通经络，指明钩头前进的方向，有针刺和放血的作用。

君位：钩尖锋利而居首位，勇猛向前，直进腧穴，寻找病灶，冲破阻力，引导钩刃、钩弧、钩板向前进入，因有"领导"的作用，且又有针刺法和放血法的功能，所以钩尖为"君位"。

（2）钩刃（臣）：指单钩板两侧或双钩板之间的弧形棱刃，有单、双刃之分。位于单钩板的两侧为双刃，就像两个弧形的镰刀，同时产生治疗作用；位于双钩板之间的为单刃，就像一个弧形而锐利的镰刀，具有很好的割治作用。单、双刃根据临床需要，其长短和弧形而有变化。

机理：锐利棱形的钩刃，能够割断钙化、粘连、结疤，退变的肌肉、韧带、肌腱、筋膜等，调整软组织之间的张力，之后重新组合，建立新的平衡。

作用："破字当头，立在其中"，破坏非正常组织、破坏恶性环境、破坏病理状态，保护正常组织、创造良性环境、建立生理状态，达到割治法的目的。

臣位：割断钙化、粘连、结疤等退变的肌肉、韧带、肌腱、筋膜等组织，在钩尖君的指挥和领导下充分完成任务，所以钩刃为"臣位"。

（3）钩弧（佐）：指钩头的外形为弧形，它是由两个弧组合而成，在各型钩鍉针中根据临床需要其弧形和弧长有所变化。

机理：钩鍉针进入穴位后向皮肤外提拉，松解和调节肌肉与肌肉之间、韧带与韧带之间、筋膜与筋膜之间的压力。属提插捻转中的提法和插法。使腧穴得气（进针插法），之后泻实祛瘀，畅通气机，疏通经络（提针提法）。

作用：提拉的过程，使局部软组织松解，减除局部的压力，破坏原来的病理状态，随之建立新的生理平衡状态，达到钩治法的目的。

佐位：通过弯弧在钩提时调节局部压力的功能，是在钩尖君的指挥和领导下而完成的，并配合钩刃臣的割治作用，通过调整其软组织压力而达到泻实祛瘀、畅通气机的治疗目的，所以钩弧为"佐位"。

（4）钩板（使）：指钩弧内面月牙型的弧板，有单、双钩板之分。两棱刃之间是一个渐尖形弧板，为单板，单板都是双刃，在各型中稍有变化；钩弧下方是一个弧形的单刃，单刃两侧与钩弧之间形成两个弧形渐尖的侧板，为双板，双板都是单刃，在各型中稍有变化。

机理：钩头进入皮肤肌层后，在拉提过程中，光滑的单钩板识别选择正常与非正常组织，具有很好的辨别"是非"能力；光滑而弯曲的双钩板有分离组织的功能。

作用：因钩板是一个弯形的弧板，在提拉过程中辨别正常与非正常组织，既有钩治法的作用，又有挑治法之作用，双钩板还有割治分离的作用。

使位：具有很好分离选择性的钩板，使钩刃和钩弧不会误伤正常组织，是对钩刃钩弧功能的辅佐，所以钩板为"使位"。

在钩治过程中，钩尖在前冲锋陷阵，穿越障碍，同时针刺和分离病灶，直达腧穴，紧跟其后的钩刃、钩弧、钩板，发现病灶，进行钩治，君臣佐使，隶属分明，分工明确，各行其责，钩尖钩提强刺法、钩刃钩提割治法、钩弧钩提钩治法、钩板钩提挑治法，四位一体密切合作，互为补充，同步实施，协同作战，钩治、割治、挑治、针刺、放血五法同用，共达畅通气机、疏通经络、祛除瘀血、扶正祛邪、调理脏腑、平衡阴阳治疗疾病之目的。

以上介绍了腰型（Y—J2）巨钩针的钩头四位，63型钩鍉针的钩头都有钩尖、钩刃、钩弧、钩板四位，因其弧形和大小的变化而分型，钩头四位依然是钩尖位君、钩刃位臣、钩弧位佐、钩板位使的配伍关系。在实施过程中，依然是钩治法、割治法、挑治法、针刺法、放血法五法并用，因弧形和大小不同而各型中五法各有所侧重。

**2. 针具四位**

（1）钩头（君）：是巨钩针最顶端的弧形结构，由钩尖、钩刃、钩弧、钩板四位组成（图5-3-1），在各型中有弧形和大小的变化。

机理：钩头即巨钩针的头顶部分，钩尖勇猛向前穿透组织，钩刃紧跟其后割治钙化粘连、解除周围软组织张力，钩弧钩提牵拉组织、解除周围压力，钩板识别"是非曲直"、帮助钩刃和钩弧选择正常与非正常组织。

作用：巨钩针治疗的关键在钩头，通过钩头的四位达到五法并用的效果和使阴阳平衡，疼痛消失的目的。

君位：位置在顶端，钩、割、挑、刺功能是关键，"头领"是也，自然"位君"。

（2）钩身（臣）：是指巨钩针钩头与钩柄之间的结构（图5-3-2），在各型中有粗细长短的变化。

机理：钩身是连接钩头和钩柄的枢纽，钩头在前，钩柄在后，施术者用力于钩柄，通过钩身把力和法施之于钩头，操作钩头治疗疾病。

作用：连接钩头和钩柄，传导钩柄的力。

臣位：钩身是钩头和钩柄的桥梁和纽带，有传媒嫁接之功，为之"臣位"。

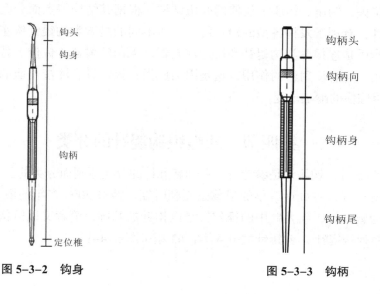

图5-3-2　钩身　　　　　　　　　图5-3-3　钩柄

（3）钩柄（佐）：钩柄为钩身与钩尾（定位锥）之间的结构，在巨钩针中为最庞大之部分。柄乃手柄，是操作医师手持部分。钩柄又分为柄头、柄向、柄身、柄尾四个部分（图5-3-3），在各型中有所变化。

机理：操作医师用自己的手，手持钩柄，确定钩治的方向（柄向），灵巧用力、施法，通过钩身传导于钩头治疗疾病。

作用：使医师方便用力施术治疗，连接钩身、钩头和钩尾（定位锥）。

佐位：钩柄是医师直接手持的部位，是施术用力的结构，为"佐位"。

（4）钩尾（使）：位于巨钩针的尾部，又称定位锥，好似一个"小尾巴"，是一个圆锥形结构，最末端是一个小圆平板（图5-3-2），结构特殊，功能特别，在各型中有所变化。

机理：巨钩针在钩治前必须准确定位，定位时以毫米为计量单位，精确度非常高，定位锥末端的小圆平板是好帮手，直径只有1mm，能够帮助医师寻找所钩穴位点和敏感点，故此命名为"定位锥"。

作用：一是定位腧穴；二是巨钩针整体的"佩戴装饰"，大头小尾，头（钩头）尾（定位锥）呼应，美观大方；三是在特殊情况下定位锥和钩柄的尾部相互配合，分离粘连、结疤较重的软组织，虽在尾部而体小，但在某些情况下变尾为头，作用很大。

使位：帮助探穴，分离组织，外形美观，在其尾部，为"使位"。

针具四位组成了巨钩针的整体，君臣佐使结构配伍，相互配合，构成一个既美观、大方、时尚、坚固、耐用、安全、方便，又钩、割、挑、刺、放五法同施的四位一体的钩鍉针具。四位一体，共同作战，五法并用，效果卓著。

## 二、软组织钩鍉针的四位

4类软组织钩鍉针（包括：巨类、中类、微类、水液类），都是钩头位君、钩身位臣、钩柄位佐、钩尾（钩座）位使的配伍结构，根据其结构特点而分型，有利于临床选择钩鍉针，有利于发挥各型的治疗特点，所不同的是微类钩鍉针钩座（使位）替代钩尾，其作用是连接微类钩鍉针和所用注射器；无菌注射器（佐位）替代钩柄，既有钩柄的作用，又有注射器的作用，这是因为此类钩鍉针具有注液功能的特殊性而产生的，但君臣佐使的配伍未变。

# 第四节　软组织钩鍉针的分类

2018年5月，钩鍉针是参考古九针和新九针的分类原则而分类的。

其演变过程，古九针最早的记载是夏朝时期，经过2000多年的演变，至1986年全部革新为新九针，新九针中的锋勾针是巨钩针的基础，笔者又以巨钩针的外形为基础研发出系列钩鍉针。钩鍉针共分4类，63型（图5-4-1）。

## 一、钩针大小及功能分类

所有的钩针都带有弯钩，所以叫钩针。

根据钩弧外形和大小不同，功能随之不同，由此分为巨类、中类、微类和水液类四大类。

## 二、钩头外形不同而分型

根据钩弧外形和治病特点的不同，在巨类中又分为 9 型：即颈胸型（JX—J1）、腰型（Y—J2）、肩关节型（JGJ—J3）、肘关节型（ZGJ—J4）、膝关节型（XGJ—J5）、穴位型（XW—J6）、汗腺型（HX—J7）、深软型（SR—J8）、肛门型（GM—J9）。

## 三、钩刃变化而分型

根据弧内面的板、刃之不同分为内板型和内刃型。

## 四、钩身长短而分型

根据钩身长短的不同，又分为 9 个不同的型号，所以钩鍉针又称"钩九针"。

巨类：JX — J1、Y — J2、JGJ—J3、ZGJ—J4、XGJ—J5、XW—J6、HX—J7、SR—J8、GM—J9

中类：XWNB—Z12、XWNB—Z25、XWNB—Z35、XWNB—Z45、XWNB—Z55、XWNB—Z65、XWNB—Z75、XWNB—Z85、XWNB—Z90 内板九型

XWNR—Z12、XWNR—Z25、XWNR—Z35、XWNR—Z45、XWNR—Z55、XWNR—Z65、XWNR—Z75、XWNR—Z85、XWNR—Z90 内刃九型

微类：XWNB—W12、XWNB—W25、XWNB—W35、XWNB—W45、XWNB—W55、XWNB—W65、XWNB—W75、XWNB—W85、XWNB—W90 内板九型

XWNR—W12、XWNR—W25、XWNR—W35、XWNR—W45、XWNR—W55、XWNR—W65、XWNR—W75、XWNR—W85、XWNR—W90 内刃九型

水液类：XWNZ—SY12、XWNZ—SY25、XWNZ—SY35、XWNZ—SY45、XWNZ—SY55、XWNZ—SY65、XWNZ—SY75、XWNZ—SY85、XWNZ—SY90 内注液九型

XWWZ—SY12、XWWZ—SY25、XWWZ—SY35、XWWZ—SY45、XWWZ—SY55、XWWZ—SY65、XWWZ—SY75、XWWZ—SY85、XWWZ—SY90 外注液九型

正确的分型有利于指导临床使用，每个类别各有其特点，每个类别中的每一型都有其各自的优越性。中类、微类、水液类钩身长短不同，分为不同规格，能有效地针对深浅不同的穴位，指导临床医生合理使用，增加其临床的安全系数，提高治疗效果。

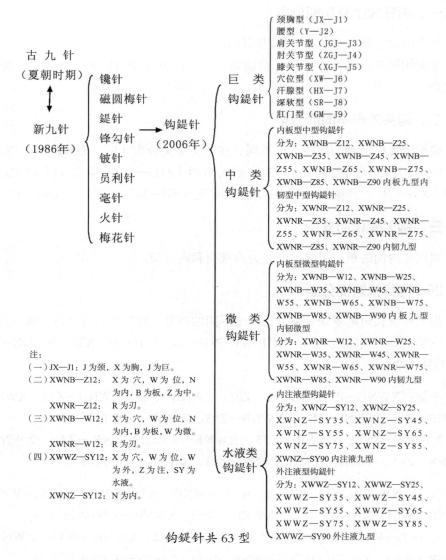

**图 5-4-1　古九针、新九针和钩鍉针**

## 第五节　软组织巨类钩鍉针的形成

　　钩鍉针中腰型（Y—J2）巨钩针的起源是由于笔者在临床工作中发现很多疑难性疼痛，治疗效果难尽人意，甚至无法止痛，通过认真了解古代特异针具的外形、使用及治病特点，从而得到启发。从夏朝时期的古九针谈起，"九针"的详细记载首见于《黄帝内经》。由古九针发展到 1986 年，山西针灸研究所师怀堂所长更新为仿古的新九针。受新九针中锋勾针的启发，笔者研制了腰型（Y—J2）巨钩针，通过 6 年的研究试验，

1992 年把一个新的月牙弧形钩针命名为巨钩针，后称为腰型巨钩针。1994 年，由巨钩针在局部穴位点钩治的无菌操作技术被命名为钩活术。1996 年，研究了 10 年的钩活术应用于临床，疗效显著，受到了患者的信赖和好评。2006 年 1 月 1 日，钩活术进入河北省城石家庄，又受到了省城患者的认可，患者日益增多。但是有时用钩活术解决不到位或治病而不能及、或及而不彻、及而太大、及而太小、及而过深、及而过浅，因此笔者逐渐感觉到只有一种"武器"不够用，发展多种"武器"才能得心应手。通过大量的临床实践发现，不同部位的疾病，需用大小不同、钩型不同的针具才能达到理想的治疗效果，于是笔者便产生了巨类钩鍉针的设想，经过 8 个月的反复研究试验，于 2007 年 9 月全部完成巨类钩鍉针外形设计，并投入临床使用。至 2008 年 5 月，又历经 8 个月的时间，完成了中类钩鍉针、微类钩鍉针、水液类钩鍉针设计制作。至此，由最初的魏氏巨钩针（腰型巨钩针），发展成为系列钩鍉针。古九针与师怀堂新九针可参阅相关书籍资料内容，本节主要介绍巨钩针。

钩鍉针中首先产生的是巨类腰型（Y—J2）巨钩针，之后产生了巨类钩九针，首先介绍一下巨类钩九针。"巨"为巨针，"钩"为钩针，巨大和钩形的结合体为巨钩，钩形之顶端，兼有一个棱尖，是为巨钩针，分为九个型号的巨类钩九针。其发展过程要从巨类腰型巨钩针谈起。

**1. 巨类腰型（Y—J2）钩鍉针外形的由来**　受 1986 年师怀堂所长新九针中锋勾针的启发，针体刺入深部组织，向外拉提，使之变为一月牙形，由此联想制作一个月牙形钩针，使之有坚韧的刚性，再刺入深部组织，向外拉提时，其外部形态就消除了变形的可能。所以，巨钩针的钩头外形为月牙形，1990 年腰型巨钩针的最初外形，即初期钩针见图 5-5-1。

材料：26 型自行车辐条（1990 年）。

外型：钩突的外形为月牙形，已有了钩尖、钩刃、钩弧、钩板的轮廓。

硬度：硬度和韧度都不符合临床要求，易变形，易折断。

优点：弯弧月牙形钩针。

缺点：粗糙不美观、操作不方便，钩头、钩身、钩柄混为一体。

**2. 腰型巨钩针外形的演变**　随着动物试验的进一步研究，1990 年的初期钩针逐渐向深层次发展。

1992 年，笔者发现牙科 4 号或 5 号的洁齿器为月牙形钩弧，而且此洁齿器刚性较好，非常牢固，故以此为代用品进一步研究，洁齿器代用品见图 5-5-2。

材料：不锈钢材质，坚硬、防锈、防腐。

外型：月牙形外形。有钩尖、钩刃、钩弧、钩板的轮廓。

硬度：硬度和韧度比较符合临床要求，不易变形，不易折断。

优点：坚硬牢固的弯弧月牙形钩针代用品，钩头、钩身、钩柄自然分体，操作较方便。

缺点：临床治疗中因其弧度太小、弯度太大，钩起的作用太大，钩割的作用太小，因此所谓的钩刃锐利性很差，不能达到钩割的目的，与钩板不能协同工作；钩板对正常组织和非正常组织选择性很差，因其钩板的弧度不符合选择正常组织和非正常组织的要求。

1994 年，通过动物试验发现代用品洁齿器的弧形达不到预期的疗效，也没有钩刃的作用，随即把钩弧变成双弧形，使钩刃变锐利，进行了革新改造，形成基型巨钩针，见图 5-5-3。

材料：不锈钢材质，坚硬，防锈、防腐。

外型：月牙形外形。突出了钩尖、钩刃、钩弧、钩板的作用，尤其是钩刃变锐利，钩板变为双弧形。

硬度：硬度和韧度比较符合临床要求，不易变形，不易折断。

优点：坚硬牢固的弯弧月牙形、钩刃锐利、钩板双弧的钩针，钩头、钩身、钩柄界限分明。

缺点：临床治疗中需要准确寻找穴位点，此钩针没有定位装置。

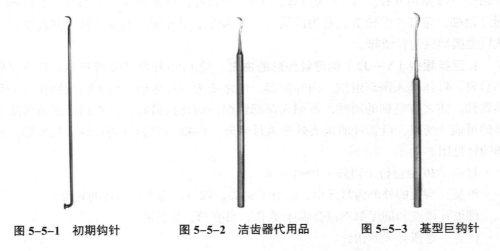

图 5-5-1　初期钩针　　　　图 5-5-2　洁齿器代用品　　　　图 5-5-3　基型巨钩针

1996 年，在实践中发现要想准确钩治穴位点，在钩柄的尾部有一个定位球会更方便。初期定位球见图 5-5-4。

材料：不锈钢材质，坚硬，防锈、防腐。

外型：月牙形外形。钩尖、钩刃、钩弧、钩板的作用合理化。

硬度：硬度和韧度比较符合临床要求，不易变形，不易折断。

优点：坚硬牢固，弯弧月牙形，钩刃锐利，钩板双弧的钩针，钩头、钩身、钩柄界限分明，具备定位球以定位。1996 年，此型巨钩针在临床初次使用。

缺点：欠美观，钩柄不防滑。

2000 年，在临床实践中进一步完善巨钩针，定位球的直径定为 5.5mm，以便于寻找穴位点和敏感点。成熟定位球见图 5-5-5。

材料：不锈钢材质，坚硬防锈、防腐。

外型：月牙形外形。钩尖、钩刃、钩弧、钩板的作用合理化。

硬度：硬度和韧度比较符合临床要求，不易变形，不易折断。

优点：结构合理，美观大方，规范了钩柄中的钩柄头、钩柄身、钩柄尾、定位球。

缺点：钩柄中的柄身无方向性，给操作造成盲目性。

2004年，面向全国培训，学员在初期钩治时发现如果钩柄有一个指示方向性的装置，操作起来会更方便更准确。方向巨钩针见图5-5-6。

材料：由 4Cr13 和 3Cr13 Mo 材料制成。

外型：月牙形外形。钩尖、钩刃、钩弧、钩板的作用合理化。

硬度：硬度和韧度符合钩治要求。

优点：结构合理、美观大方，明确了钩柄中的方向性。

缺点：在定位方面欠准确。

2006年，随着临床实践的丰富和全国的学员在使用过程中的临床实践，发现定位球太大而不合理，定位点准确度差，遂进一步改进定位球为小圆锥形，定位的痕迹是一个小点，既能寻找穴位点，又能分离病理组织。定位锥巨钩针见图5-5-7。

材料：由 4Cr13 和 3Cr13 Mo 材料制成。

外型：月牙形外形。钩尖、钩刃、钩弧、钩板的作用合理化。

硬度：硬度和韧度符合钩治要求。

优点：结构合理，美观大方，突出了定位锥。其定位锥为钩尾。

定位锥的作用：①准确定位；②分离组织；③与钩头匹配；④装饰美观。

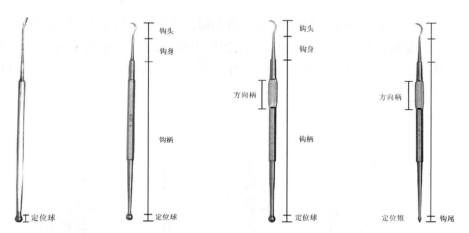

图 5-5-4　初期定位球　图 5-5-5　成熟定位球　图 5-5-6　方向巨钩针　图 5-5-7　定位椎巨钩针

### 3. 巨类钩鍉针（巨钩九针）的产生和相互关系

（1）巨钩九针产生过程：在临床实践中发现腰型巨钩针的钩身太长，在钩治颈椎病中安全系数较差，于是产生了将腰型钩鍉针和颈胸型钩鍉针分开的想法，随即研发出系列巨钩九针：颈胸型巨钩针（JX—J1）、腰型巨钩针（Y—J2）、肩关节型巨钩针（JGJ—J3）、肘关节型巨钩针（ZGJ—J4）、膝关节型巨钩针（XGJ—J5）、穴位型巨钩针（XW—J6）、汗腺型巨钩针（HX—J7）、深软型巨钩针（SR—J8）、肛门型巨钩针（GM—J9）。

（2）巨钩九针结构区别与联系

①腰型巨钩针和颈胸型巨钩针区别：钩身的长短不同，图为腰型巨钩针从无方向柄到有方向柄，随之腰型巨钩针的钩身变短，成为颈胸型巨钩针，从腰型巨钩针分离出来，成为钩治颈胸椎疾病的专用钩针（图 5-5-8）。

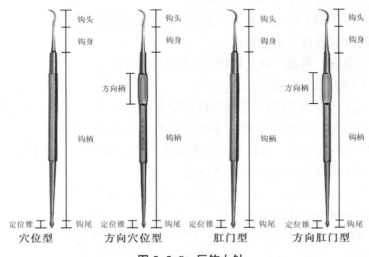

图 5-5-8　巨钩九针

②穴位型巨钩针和肛门型巨钩针钩身相同，区别在于钩头上的双刃和单刃。

穴位型钩针和肛门型钩针也同样是从腰型巨钩针衍生出来的，从无方向柄的穴位型巨钩针和肛门型巨钩针演变成有方向柄的穴位型巨钩针和肛门型巨钩针（图 5-5-9）。

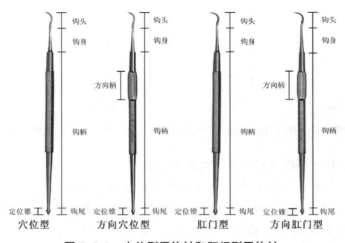

图 5-5-9　穴位型巨钩针和肛门型巨钩针

③肘关节型巨钩针和肩关节型巨钩针钩身相同，区别在于钩弧长短和大小。

肘关节型巨钩针和肩关节型巨钩针也同样是从腰型巨钩针衍生出来的，从无方向柄的肘关节型巨钩针和肩关节型巨钩针演变成为有方向柄的肘关节型巨钩针和肩关节型巨钩针（图5-5-10）。

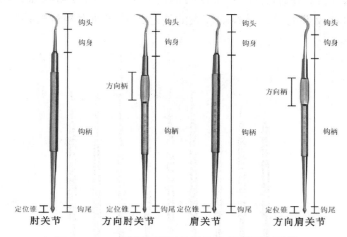

图5-5-10　肘关节型巨钩针和肩关节型巨钩针

④膝关节型、汗腺型、深软型巨钩针的区别与关系：膝关节型巨钩针和汗腺型巨钩针均呈直角，区别在于钩头，膝关节型巨钩针属直角外板形，汗腺型巨钩针属直角内板形，且汗腺型巨钩针属长身形。

深软型巨钩针和汗腺型巨钩针钩身等同（长身），区别在于钩头，即小钩头和直角内板形钩头。

膝关节型巨钩针、深软型巨钩针和汗腺型巨钩针也同样是从腰型巨钩针衍生出来的，从无方向柄的膝关节型巨钩针、深软型巨钩针和汗腺型巨钩针演变成为有方向柄的膝关节型巨钩针、深软型巨钩针和汗腺型巨钩针（图5-5-11）。

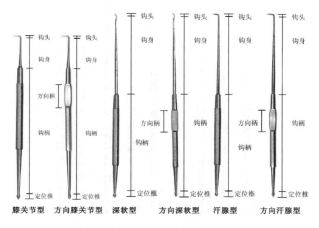

图5-5-11　膝关节型、深软型和汗腺型巨钩针

# 第六节 软组织巨类钩鍉针分类与应用

初期巨类钩九针外形基本完成，尤其是钩头和钩身的外形已确定，也有了明确的分型，钩柄还是一个六棱柱形，但无方向柄，防滑和定向能力较差，不利于钩活时操作，尤其对初学者较难把握，对难度较大的治疗，其准确度相对较差（图5-6-1）。

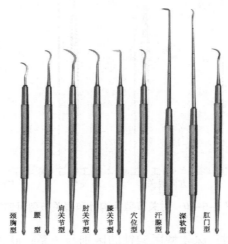

**图 5-6-1 初期巨类钩九针（无方向柄）**

成品巨类钩九针，从钩头、钩身到钩柄和定位锥都非常合理，尤其是方向柄的出现，使初学者易于掌握，对于熟练者操作较高难度的治疗，也使其准确度大大提高，起到定向、防滑双重作用。钩柄上还刻有 JX—J1（颈胸型）、Y—J2（腰型）、JGJ—J3（肩关节型）、ZGJ—J4（肘关节型）、XGJ—J5（膝关节型）、XW—J6（穴位型）、HX—J7（汗腺型）、SR—J8（深软型）、GM—J9（肛门型）的字样，明确了巨类钩九针的分型和功用（图5-6-2）。

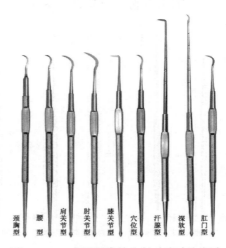

**图 5-6-2 成品巨类钩九针（有方向柄）**

## 一、各型巨类钩鍉针

**1. 颈胸型巨钩针（JX—J1）（图 5-6-3）**

（1）材质、硬度、保养、寿命：腰型巨钩针由 4Cr13 和 3Cr13 Mo 材料制成。

具有良好的耐腐蚀性能。

使用后一定要进行清洗、擦干、消毒。

贮存应在包装后放在相对湿度不超过 80%、无腐蚀性气体和通风良好的室内。

使用寿命为 300 人次。

（2）结构：钩头、钩身、钩柄、定位锥，总长 14cm。

头部硬度为 509~579HV0.3。

刃口 5mm 内和钩身 3mm 处的表面粗糙度不大于 0.8μm。

其余部位粗糙度应不大于 0.4μm。

产品头部和柄的连接牢固，能经受 294N 的拉力而不松动。

对接光滑，美观协调。

钩头为一月牙弧形，钩头长 1cm，钩身长 1cm，钩身的直径 1.2mm。

钩柄长 12cm，钩柄直径 4.5mm。

定位锥直径 2mm，锥高 4mm。

方向柄长 2cm，宽 6mm，厚 3mm。

钩头由钩尖、钩刃、钩弧、钩板组成。

钩弧为双弧形，钩板为渐尖形弧板。

钩刃为弧形的双锐刃。

（3）消毒方法：产品为不锈钢材料制作，高压蒸汽灭菌、环氧乙烷灭菌。

（4）操作方法：拇食指持针，针尖垂直于皮肤，由浅入深，做钩提动作，基通即止。

（5）钩治部位：颈胸部魏氏夹脊穴、华佗夹脊穴、膀胱经腧穴。

（6）治疗范围：头晕，头痛，心痛，胁痛，胸部胀满，肩背部寒冷，疼痛，肩臂肘痛，胃脘痛，四肢痹症，痿症，乳癖，乳痛，颈椎病、颈椎管狭窄症、颈源性疾病、胸椎病、胸椎管狭窄症、脊源性乳腺增生病、胸韧带骨化症、强直性脊柱炎等。

（7）注意事项

① 针尖的方向与神经走行一致。

② 手法轻柔，切忌用蛮力，以免损伤正常组织，以浅而慢为原则。

③ 深度不能超过颈椎横突后结节和胸椎的横突。

④ 钩治深度 1cm 左右，过深则损伤椎动脉和脊神经，或误穿纵隔和胸腔。

⑤ 与患者交流，以免损伤神经及小血管。

⑥ 一人次一消毒，规范灭菌，注意保护钩尖，防卷刃及变形。

⑦ 钩尖变形后，切忌打磨（因钩尖为一次成型），否则会造成事故。

⑧ 颈胸部的神经、血管非常丰富，一定要熟悉其解剖位置，定位要准确无误，防止事故。

⑨ 如果钩鍉针不慎落地或由于其他原因损伤钩鍉针，无论表面有无裂痕，都不得使用，应当废弃，防止钩头部的钩弧在钩治时断裂，造成事故。

**2. 腰型巨钩针（Y—J2）（图5-6-4）**

（1）材质、硬度、保养、寿命：腰型巨钩针由4Cr13和3Cr13 Mo材料制成。

具有良好的耐腐蚀性能。

使用后一定要进行清洗、擦干、消毒。

贮存应包装后应放在相对湿度不超过80%、无腐蚀性气体和通风良好的室内。

使用寿命为300人次。

（2）结构：钩头、钩身、钩柄、定位锥，总长15cm。

头部硬度为509~579HV0.3。

刃口5mm内和钩身3mm处的表面粗糙度不大于0.8μm。

其余部位粗糙度应不大于0.4μm。

产品头部和柄的连接牢固，能经受294N的拉力而不松动。

对接光滑，美观协调。

钩头为一月牙弧形，钩头长1cm，钩身长2cm，钩身的直径1.2mm。

钩柄长12cm，钩柄直径4.5mm。

定位锥直径2mm，锥高4mm。

方向柄长2cm，宽6mm，厚3mm。

钩头由钩尖、钩刃、钩弧、钩板组成。

钩弧为双弧形，钩板为渐尖形弧板。

钩刃为弧形双锐刃。

（3）消毒方法：产品为不锈钢材料制作，高压蒸汽灭菌、环氧乙烷灭菌。

（4）操作方法：拇食指持针，针尖垂直皮肤，由浅入深，做钩提动作，基通即止。

（5）钩治部位：腰椎部魏氏夹脊穴、华佗夹脊穴、膀胱经腧穴。

（6）治疗范围：腰痛，脊柱强痛，臀部痛，股及下肢外侧痛，足外侧痛，下肢痿弱，下肢痹症，遗尿，大便秘结，腰椎间盘突出症、腰椎管狭窄症、腰椎骨质增生症、腰椎韧带骨化症、腰椎术后综合征、强直性脊柱炎等。

（7）注意事项

① 针尖的方向与神经走行一致。

② 手法轻柔，切忌用蛮力，以免损伤正常组织。

③ 钩治深度1.5cm左右，不能超过横突前缘。

④ 与患者交流，以免损伤神经及小血管。

⑤ 注意保护钩尖，防卷刃及变形。

⑥ 钩尖变形后，切忌打磨（因钩尖为一次成型），否则会造成事故。

⑦ 一人次一消毒，规范灭菌。

⑧ 如果钩鍉针不慎落地或其他原因损伤钩鍉针，无论表面有无裂痕，都不得使用，应当废弃，防止钩头部的钩弧在钩治时断裂，造成事故。

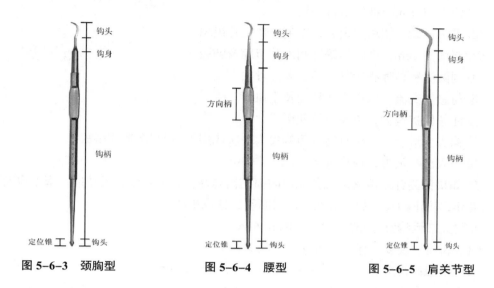

图 5-6-3　颈胸型　　　　　图 5-6-4　腰型　　　　　　图 5-6-5　肩关节型

### 3. 肩关节型巨钩针（JGJ—J3）（图 5-6-5）

（1）材质、硬度、保养、寿命：同腰型。

（2）结构：钩头、钩身、钩柄、定位锥，总长 15.5cm。头部硬度为 509~579HV0.3。对接光滑，美观协调。

钩弧为双弧形，钩板为渐尖形弧板，较肘关节型巨钩针长 2mm。

钩头为一月牙弧型，钩头长 1.5cm，钩身长 2cm，钩身的直径 1.2mm。

钩柄长 12cm，钩柄直径 4.5mm。

定位锥直径 2mm，锥高 4mm。

方向柄长 2cm，宽 6mm，厚 3mm。

钩头由钩弧、钩板、钩尖、钩刃组成。

刃口 5mm 内和钩身 3mm 处的表面粗糙，不大于 0.8μm。

其余部位粗糙度应不大于 0.4μm。

产品头部和柄的连接牢固，能经受 294N 的拉力而不松动。

（3）消毒方法：同腰型。

（4）操作方法：拇食指持针，针尖垂直皮肤，由浅入深，直达骨面。鸟啄法和划圆法，基通即止。

（5）钩治部位：喙突穴、肩峰下滑囊穴、肱骨大结节穴、肱骨小结节穴、结节间沟穴、阿是穴。

（6）治疗范围：颈项拘挛，肩背痛，肩臂挛痛不遂，上肢痹痛，肘臂酸痛、麻木、挛急，肩周炎、颈肩综合征、肩峰下滑囊炎、肱二头肌长头腱鞘炎、肩部撞击症、糖尿病性肩周神经炎等。

（7）注意事项

① 钩尖的方向与神经走行一致。

② 手法轻柔，切忌用蛮力，以免损伤正常组织。

③ 深度 1~2cm，谨防钩鍉针刺入关节腔及胸腔。

④ 划圆法和鸟啄法钩割，切忌离开骨面。

⑤ 与患者交流，以免损伤神经及小血管。

⑥ 注意保护钩尖，防卷刃及变形。

⑦ 钩尖变形后，切忌打磨（因钩尖为一次成型），否则会造成事故。

⑧ 一人次一消毒，规范灭菌。

⑨ 如果钩鍉针不慎落地或其他原因损伤钩鍉针，无论表面有无裂痕，都不得使用，应当废弃，防止钩头部的钩弧在钩治时断裂，造成事故。

**4. 肘关节巨钩针（ZGJ—J4）（图 5-6-6）**

（1）材质、硬度、保养、寿命：同腰型。

（2）结构：钩头、钩身、钩柄、定位锥，总长 15.2cm。

头部硬度为 509~579HV0.3。

刃口 5mm 内和钩身 3mm 处的表面粗糙，不大于 0.8μm。

其余部位粗糙度应不大于 0.4μm。

产品头部和柄的连接牢固，能经受 294N 的拉力而不松动。

对接光滑，美观协调。

钩头为一月牙弧形，钩头长 1.3cm，钩身长 2cm，钩身的直径 1.2mm。

钩柄长 12cm，钩柄直径 4.5mm。

定位锥直径 2mm，锥高 4mm。

方向柄长 2cm，宽 6mm，厚 3mm。

钩头由钩尖、钩刃、钩弧、钩板组成。

钩弧为三弧形，钩板为渐尖形长弧板，较肩关节型巨钩针短 2mm。

钩刃为弧形双锐刃。

（3）消毒方法：同腰型。

（4）操作方法：拇食指持针，针尖垂直皮肤，由浅入深，可达骨面，做钩挠手法，基通即止。

（5）钩治部位：肱骨外上髁穴、肱骨内上髁穴、尺骨鹰嘴上穴（肘三穴）、阿是穴。

（6）治疗范围：肘臂疼痛、挛痛、肘臂痛，肱骨外上髁炎、肱骨内上髁炎、退变性肘关节病。

（7）注意事项

① 钩尖的方向与神经走行一致。

② 手法轻柔，切忌用蛮力，以免损伤正常组织。

③ 钩治深度 0.5~1cm，可达骨面，谨防钩鍉针刺入关节腔。

④ 与患者交流，以免损伤神经及小血管。

⑤ 注意保护钩尖，防卷刃及变形。

⑥ 钩尖变形后，切忌打磨（因钩尖为一次成型），否则会造成事故。

⑦ 一人次一消毒，规范灭菌。

⑧ 钩挠的力度一定要小，以钩尖钩割为主，以防损伤。

⑨ 如果钩鍉针不慎落地或其他原因损伤钩鍉针，无论表面有无裂痕，都不得使用，应当废弃，防止钩头部的钩弧在钩治时断裂，造成事故。

**5. 膝关节型巨钩针（XGJ—J5）（图 5-6-7）**

（1）材质、硬度、保养、寿命：同腰型。

（2）结构：钩头、钩身、钩柄、定位锥，总长 15cm。

头部硬度为 509~579HV0.3。

刃口 5mm 内和钩身 3mm 处的表面粗糙，不大于 0.8μm。

其余部位粗糙度应不大于 0.4μm。

产品头部和柄的连接牢固，能经受 294N 的拉力而不松动。

对接光滑，美观协调。

钩头为一直角弧形，钩头高 2mm，钩头横长 1cm。

钩身长 2.8cm，钩身的直径 1.2mm。

钩柄长 12cm，钩柄直径 4.5mm。

定位锥直径 2mm，锥高 4mm。

方向柄长 2cm，宽 6mm，厚 3mm。

钩头由钩尖、钩刃、钩弧、钩板组成。

钩弧为直角形，渐尖形直双钩板。

钩刃为两板之间的单钝刃。

（3）消毒方法：同腰型。

（4）操作方法：拇食指持针，针尖垂直皮肤，由浅入深，直达骨面，使两钩板上方紧贴骨面，扇形操作。

（5）钩治部位：内侧副韧带中点穴。

（6）治疗范围：膝痛，足胫无力，腿脚重痛、膝痹，膝关节骨性关节炎，膝部滑囊炎，膝关节内、外侧副韧带陈旧损伤，膝关节半月板陈旧损伤，髌骨（软骨）软化，膝部类风湿关节炎，膝部陈旧外伤性关节炎等。

（7）注意事项

① 钩尖垂直进入皮肤，其方向与内侧副韧带垂直。

② 手法轻柔，切忌用蛮力，以免损伤正常组织。

③ 深度 1~2cm，谨防钩鍉针刺入关节腔。

④ 与患者交流，以免损伤神经及小血管。

⑤ 注意保护钩尖，防卷刃及变形。

⑥ 钩尖变形后，切忌打磨（因钩尖为一次成型），否则会造成事故。

⑦ 不能钩提，扇形操作。

⑧ 一人次一消毒，规范灭菌。

⑨ 如果钩鍉针不慎落地或其他原因损伤钩针，无论表面有无裂痕，都不得使用，应当废弃，防止钩头部的钩弧在钩治时断裂，造成事故。

### 6. 穴位型巨钩针（XW—J6）（图 5-6-8）

（1）材质、硬度、保养、寿命：同腰型。

（2）结构：其余部位粗糙度应不大于 0.4μm。

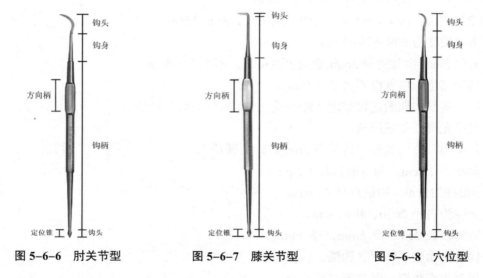

图 5-6-6　肘关节型　　　　图 5-6-7　膝关节型　　　　图 5-6-8　穴位型

产品头部和柄的连接牢固，能经受 294N 的拉力而不松动。

对接光滑，美观协调。

钩头为一月牙弧形，钩头长 1cm，钩身长 2cm，钩身的直径 1.2mm。

钩柄长 12cm，钩柄直径 4.5mm。

定位锥直径 2mm，锥高 4mm。

方向柄长 2cm，宽 6mm，厚 3mm。

钩头为一月牙弧形，钩头长 1cm，钩身长 2cm。

钩身的直径 1.2mm。

钩头由钩弧、钩板、钩尖、钩刃组成。

钩弧为双弧形，钩板为渐尖形弧板。

钩板宽度小于腰型巨钩针。

钩刃为弧形双锐刃。

（3）消毒方法：同腰型。

（4）操作方法：同腰型。

（5）钩治部位：肌肉、筋膜较丰富的四肢、关节、躯干部穴位点。

（6）治疗范围：头面、五官、心、胸、胃、神志病，热病，背、腰、四肢关节痛，相应的内脏疾病，妇科病，四肢痹证、痿证，消化系统、神经系统、内分泌系统等部分疾病。

（7）注意事项

① 针尖的方向与神经走行一致。

② 手法轻柔，切忌用蛮力，以免损伤正常组织。

③ 钩治深度因具体穴位而定，谨防钩鍉针刺入胸腔、腹腔。

④ 与患者交流，以免损伤神经及小血管。

⑤ 注意保护钩尖，防卷刃及变形。

⑥ 钩尖变形后，切忌打磨（因钩尖为一次成型），否则会造成事故。

⑦ 一人次一消毒，规范灭菌。

⑧ 因穴位型巨钩针的特殊性，钩治每一个穴位点时，都必须熟悉其局部的解剖结构，做到心中有数，对特殊部位、特殊穴位不能钩治，如面部腧穴、乳中穴、神阙穴、十宣穴、八风穴、八邪穴等。

⑨ 如果钩鍉针不慎落地或其他原因损伤钩针，无论表面有无裂痕，都不得使用，应当废弃，防止钩头部的钩弧在钩治时断裂，造成事故。

### 7. 汗腺型巨钩针（HX—J7）（图5-6-9）

（1）材质、硬度、保养、寿命：同腰型。

（2）结构：钩头、钩身、钩柄、定位锥，总长18cm。

头部硬度为509~579HV0.3。

刃口5mm内和钩身3mm处的表面粗糙度不大于0.8μm。

其余部位粗糙度应不大于0.4μm。

产品头部和柄的连接牢固，能经受294N的拉力而不松动。

对接光滑，美观协调。

钩头为一小直角弧形，钩头高2mm，钩头横长1cm。

钩身长7.8cm。

钩身带有刻度，钩身的直径由3mm逐渐变为1mm。

钩柄长10cm，钩柄直径4.5mm。

定位锥直径2mm，锥高4mm。

方向柄长2cm，宽6mm，厚3mm。

钩头由钩尖、钩刃、钩弧、钩板组成。

钩弧为直角形，钩板为渐尖形单直平板。

钩刃为钩板两侧的双直刃。

（3）消毒方法：同腰型。

（4）操作方法：拇食指持针，钩鍉针沿皮下分离，破坏腋下汗腺组织。

（5）钩治部位：腋下大汗腺。

（6）治疗范围：狐臭、腋臭。

（7）注意事项

① 针尖沿皮下走行，以免损伤腋神经、腋动脉及正常的腋下韧带组织等。

② 手法轻柔，切忌用蛮力，以免损伤周围组织。

③ 注意保护钩尖，防卷刃及变形。

④ 钩尖变形后，切忌打磨（因钩尖为一次成型），否则会造成事故。

⑤ 一人次一消毒，规范灭菌。

⑥ 如果钩鍉针不慎落地或其他原因损伤钩鍉针，无论表面有无裂痕，都不得使用，应当废弃，防止钩头部的钩弧在钩治时断裂，造成事故。

**8. 深软型巨钩针（SR—J8）（图 5-6-10）**

（1）材质、硬度、保养、寿命：同腰型。

（2）结构：钩头、钩身、钩柄、定位锥，总长 18cm。

头部硬度为 509~579HV0.3。

刃口 5mm 内和钩身 3mm 处的表面粗糙，不大于 0.8μm。

其余部位粗糙度应不大于 0.4μm。产品头部和柄的连接牢固，能经受 294N 的拉力而不松动。

对接光滑，美观协调。

钩头为一小月牙弧形，钩头长 0.5cm，钩身长 7.5cm。

钩身的直径由 3mm 逐渐变为 1mm。

钩柄长 10cm，钩柄直径 4.5mm。

定位锥直径 2mm，锥高 4mm。

方向柄长 2cm，宽 6mm，厚 3mm。

钩头由钩弧、钩板、钩尖、钩刃组成。

钩弧为双弧形，钩板为渐尖形弧板。

小钩头占腰型巨钩针钩头的 1/5，与微类钩鍉针的钩头类同。

钩刃为弧形双锐刃。

（3）消毒方法：同腰型。

（4）操作方法：在 C 型臂 X 线和 CT 引导下，治疗深部软组织粘连。

（5）钩治穴位：魏氏夹脊主穴、撒穴及其他特殊腧穴的深部软组织。

（6）治疗范围：腰痛，臀痛，足外侧痛，下肢痿症。腰椎侧隐窝狭窄症、椎间孔狭窄症、黄韧带肥厚或钙化后椎骨大孔狭窄症。

（7）注意事项

①定位准确，勿损伤硬膜囊、神经根、神经根鞘和马尾神经。

②手法轻柔，切忌用蛮力，以免损伤周围组织。

③因椎管内结构复杂，一定要在影像下操作。

④注意保护钩尖，防卷刃及变形。

⑤钩尖变形后，切忌打磨（因钩尖为一次成型），否则会造成事故。

⑥一人次一消毒，规范灭菌。

⑦局部解剖，掌握娴熟。

⑧深软型巨钩针进入椎管有危险性。

⑨如果钩鍉针不慎落地或其他原因损伤钩鍉针，无论表面有无裂痕，都不得使用，应当废弃，防止钩头部的钩弧在钩治时断裂，造成事故。

**9. 肛门型巨钩针（GM—J9）（图 5-6-11）**

（1）材质、硬度、保养、寿命：同腰型。

（2）结构：钩头、钩身、钩柄、定位锥，总长 15cm。

头部硬度为 509~579HV0.3。

刃口 5mm 内和钩身 3mm 处的表面粗糙度不大于 0.8μm。

其余部位粗糙度应不大于 0.4μm。

产品头部和柄的连接牢固，能经受 294N 的拉力而不松动。

对接光滑，美观协调。

钩头为一月牙弧形，钩头长 1cm，钩身长 2cm，钩身的直径 1.2mm。

钩柄长 12cm，钩柄直径 4.5mm。

定位锥直径 2mm，锥高 4mm。

方向柄长 2cm，宽 6mm，厚 3mm。

钩头由钩尖、钩刃、钩弧、钩板组成。

钩弧为双弧形，钩板为渐尖弧形双板。

钩刃为双板之间弧形单锐刃。

（3）消毒方法：同腰型。

（4）操作方法：拇食指持针，顺肛裂的方向钩开节膜带，钩开肛裂下方的部分内外括约肌和肌筋膜，达到解除肛内压的目的。

（5）钩治部位：肛管裂口处。

（6）治疗范围：裂肛，便血，便秘，便疼。陈旧性肛裂、急性肛裂。

（7）注意事项

①自肛裂基底部钩割，勿留死腔，以免假愈合形成瘘管。

②手法轻柔，切忌用蛮力，勿钩断全部括约肌，防止肛门松弛。

③注意保护钩尖，防卷刃及变形。

④钩尖变形后，切忌打磨（因钩尖为一次成型），否则会造成事故。

⑤一人次一消毒，规范灭菌。

⑥ 操作过程同常规肛肠手术。

⑦ 治疗后的处置同常规的肛门手术处理换药，预防形成假愈合。

⑧ 如果钩鍉针不慎落地或其他原因损伤钩鍉针，无论表面有无裂痕，都不得使用，应当废弃，防止钩头部的钩弧在钩治时断裂，造成事故。

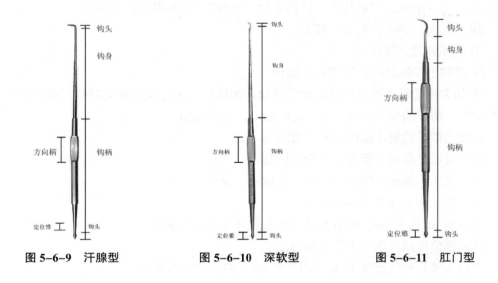

图 5-6-9　汗腺型　　　　图 5-6-10　深软型　　　　图 5-6-11　肛门型

## 二、软组织巨类钩鍉针的特点

巨类钩鍉针在钩针中为最大的钩针，钩身和钩柄的直径最大，其钩头的外形有月牙形、直角形、双弧形等变化，钩身的长度有最短的 1cm 和最长的 7.8cm，长短变化的幅度较大。

1. 钩中带尖带刃（单、双）

2. 钩中带板带突

3. 钩尖为三棱形

4. 钩头粗大兼有钩弧

5. 钩头坚韧而难以变形

6. 钩头为月牙形、直角形

7. 钩头有大有小

8. 钩头有单板、双板

9. 钩头有单刃、双刃

10. 钩身带有刻度

11. 钩身 1~7.8cm 长短不一

12. 钩柄带有方向性

13. 钩柄末端带有定位锥

# 第七节　软组织中类钩鍉针

随着临床实践逐渐丰富，钩活术的治疗范围逐渐扩大，其治病的针具也要随之发生变化。对于肌肉较丰满的四肢根部穴位点，包括局部病灶较大，用钩鍉针巨类中的穴位型钩鍉针较为合适，但是腹部的穴位点，用此巨类穴位型钩鍉针就显示出它的不灵活和不匹配，于是我们又研发出中类系列钩鍉针，分为内板型和内刃型。用于腹部十二正经、奇经八脉、经外奇穴等穴位点的钩治。依据腹部各穴位点的位置不同、穴位点的深浅不一，选择不同长度的中类钩鍉针进行钩治，钩治的目的在于疏通腹部经脉，但钩提的力度不可过大，否则会损伤正常组织，其中内板型适用于肌肉、韧带、筋膜、较薄弱的穴位点，内刃型适用于腹部肌肉、韧带、筋膜较丰厚的穴位点。

中类内板九型钩鍉针其不同点在于钩身从 0.45cm 延伸至 8.25cm，钩头 + 钩身由 1.2cm 延伸至 9.0cm，分为九型，其他部位均相同，其钩头为双刃单内板型，钩头长 0.75cm，其大小介于巨钩针（腰型）和微内板型钩鍉针之间（图 5-7-1）。

中类内刃九型钩鍉针之间不同点在于钩身从 0.45cm 延伸至 8.25cm，钩头 + 钩身由 1.2cm 延伸至 9.0cm，分为九型，其他部位均相同，其钩头为单刃双板型，钩头长 0.75cm，其大小介于巨钩针（腰型）和微内刃型钩鍉针之间（图 5-7-2）。

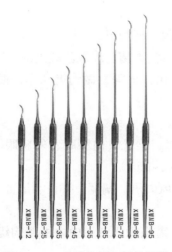

图 5-7-1　中类内板九型钩鍉针

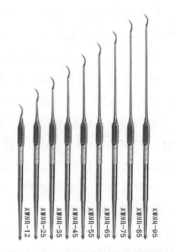

图 5-7-2　中类内刃九型钩鍉针

## 一、各型中类钩鍉针

**1. 1.2cm 中内板型和中内刃型（XWNB—Z12、XWNR—Z12）（图 5-7-3）**

（1）材质、硬度、保养、寿命：由 4Cr13 和 3Cr13 Mo 材料制成。

具有良好的耐腐蚀性能，具有很好的硬度和韧性。

使用后一定要进行清洗、擦干、消毒。

贮存应包装后放在相对湿度不超过 80%、无腐蚀性气体和通风良好的室内。

使用寿命为 60 人次。

（2）结构：钩头、钩身、钩柄、定位锥。

头部硬度为 509~579HV0.3。

刃口 5mm 内和钩身 3mm 处的表面粗糙度不大于 0.8μm。

其余部位粗糙度应不大于 0.4μm。

产品头部和柄的连接牢固，能经受 294N 的拉力而不松动。

对接光滑，美观协调。

钩头的弧形大小介于腰型巨钩针和微类钩针之间。

钩头为一中月牙弧形。

钩头长 7.5mm，钩身长 4.5mm，钩身＋钩头＝1.2cm，钩身的直径 1mm。

钩柄与腰型巨钩针的钩柄成比例缩小，长度不变。

钩柄长 12cm，钩柄直径 4mm。

定位锥直径 1.8mm，锥高 3.5mm。

方向柄长 2cm，宽 5mm，厚 2.8mm。

钩头由钩尖、钩刃、钩弧、钩板组成。

钩弧为双弧形，钩板为渐尖形弧板。

中内板型为单弧板，中内刃型为双弧板。

弧形双锐刃为中内板型钩刃，弧形单锐刃为中内刃型钩刃。

（3）消毒方法：产品为不锈钢材料制作，高压蒸汽灭菌、环氧乙烷灭菌。

（4）操作方法：拇食指持针，针尖垂直皮肤，由浅入深，做钩提动作，根据穴位的特点确定其深浅度，基通即止。

（5）钩治部位：肘腕踝部穴位和足部穴位为主。

曲池、肘髎、天井、小海、养老、阳池、血海、梁丘、内膝眼、外膝眼、鹤顶、昆仑、仆参、太溪、髌骨等表浅穴位（0.5 寸，即 0.2~1cm）。

（6）治疗范围：头痛、眩晕、不寐、健忘、中风失语、偏瘫、痹证、风证、麻木、膝肿痛、踝肿痛、呕吐等。

（7）内板型和内刃型的应用区别：根据病情，需强刺激者用中内板型钩鍉针，弱刺激而需割治者用中内刃型钩鍉针。

根据钩治的穴位点所治疾病的不同，辨证辨病选择中内板型和中内刃型 1.2cm 的钩针。

（8）注意事项

① 针尖的方向与神经、肌腱、肌肉、经络的走行一致。

② 手法轻柔，切忌用蛮力，以免损伤正常组织或损伤钩头和钩身。

③ 钩治比较表浅的穴位点，但谨防钩鍉针损伤正常组织。

④ 熟悉穴位局部解剖，同时与患者交流，以免损伤神经及小血管。

⑤一人次一消毒，规范灭菌，注意保护钩尖，防卷刃及变形。

⑥钩尖变形后，切忌打磨（因钩尖为一次成型）否则会造成事故。

⑦钩治每一个穴位点时，都必须熟悉其局部的解剖结构。

⑧钩治时做到心中有数，不能盲目操作。

⑨如果钩鍉针不慎落地或其他原因损伤钩鍉针，无论表面有无裂痕，都不得使用，应当废弃，防止钩头部的钩弧在钩治时断裂，引起事故。

**2. 2.5cm 中内板型和中内刃型（XWNB—Z25、XWNR—Z25）（图 5-7-4）**

（1）材质、硬度、保养、寿命：同 1.2cm 中类钩鍉针。

（2）结构：0.75cm 钩头 +1.75cm 钩身＝ 2.5cm

其他同 1.2cm 中类钩鍉针。

（3）消毒方法：同 1.2cm 中类钩鍉针。

（4）操作方法：同 1.2cm 中类钩鍉针。

（5）钩治部位：腹部十二正经腧穴、奇经八脉腧穴、经外奇穴、阿是穴等。

肩贞、肩髎、肩髃、臑会、消泺、四渎、足三里、上巨虚、下巨虚、血海、梁丘、箕门、阴市、伏兔、中渎、风市、不容、承满、梁门、关门、太乙、滑肉门、天枢、外陵、大巨、水道、归来、气冲等四肢腹部穴位（1~1.5 寸，即 2.0cm 左右）。

（6）治疗范围：腹痛、腹泻、腹胀、呕吐、腹部积聚、便秘、消瘦、肥胖、心烦、癫狂、消化不良、疝气、膝胫酸痛、下肢不遂、胃痛、肠鸣、泄泻、痢疾、水肿、咳嗽痰多、乳痈、头晕、耳鸣、心悸、中风、痔疾、体虚羸瘦等消化系统、神经系统、内分泌系统疾病。

（7）内板型和内刃型的应用区别：根据病情，需强刺激者用中内板型钩鍉针，弱刺激而需割治者用中内刃型钩鍉针。

根据钩治的穴位点所治疾病的不同，辨证辨病选择中内板型和中内刃型 2.5cm 的钩针。

（8）注意事项

①钩治相对较深（1~2 寸）的穴位点，但谨防钩鍉针损伤正常组织。

②其他注意事项同 1.2cm 中类钩鍉针。

**3. 3.5cm 中内板型和中内刃型（XWNB—Z35、XWNR—Z35）（图 5-7-5）**

（1）材质、硬度、保养、寿命：同 1.2cm 中类钩鍉针。

（2）结构：0.75cm 钩头 +2.75cm 钩身＝ 3.5cm

其他同 1.2cm 中类钩鍉针。

（3）消毒方法：同 1.2cm 中类钩鍉针。

（4）操作方法

①基本操作同 1.2cm 中类钩鍉针。

②透穴时，持针方向同 1.2cm 钩鍉针，多前进，少钩提。

③根据两穴之间的解剖位置，确定使用中内板型和中内刃型钩针。

④ 循序渐进，慢慢穿透，在穿透过程中，细心体会每层的解剖位置，严防损伤正常组织。

（5）钩治部位：腹部十二正经腧穴、奇经八脉腧穴、经外奇穴、阿是穴、华佗夹脊穴透穴、魏氏夹脊穴透穴、肩髎肩髃透穴。

足三里、承扶、殷门、华佗夹脊穴、肩贞、肩髎、肩髃、血海、梁丘、髋三穴、膝三穴等（1.5~2 寸）。

（6）治疗范围：痹证、肩痹、脊痹、膝痛、髋痛、腹痛、腹泻、腹胀、呕吐、腹部积聚、便秘、消瘦、肥胖、疝气、膝胫酸痛、下肢不遂、胃痛、肠鸣、泄泻、痢疾水肿、咳嗽痰多、乳痈、头晕、耳鸣、心悸、中风等消化系统和四肢关节病。

（7）内板型和内刃型的应用区别：根据病情，需强刺激者用中内板型钩鍉针，弱刺激而需割治者用中内刃型钩鍉针。

根据钩治的穴位点所治疾病的不同，辨证辨病选择中内板型和中内刃型 3.5cm 的钩针。

在透穴使用时，根据具体疾病和局部解剖，选择内板内刃型钩鍉针。

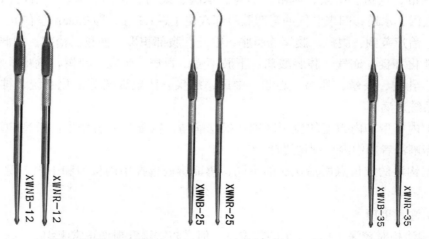

图 5-7-3　1.2cm 中内板型和　　图 5-7-4　2.5cm 中内板型和　　图 5-7-5　3.5cm 中内板型和
　　　　　中内刃型　　　　　　　　　　　中内刃型　　　　　　　　　　　中内刃型

（8）注意事项

① 钩治相对较深（2 寸）的穴位点，但谨防钩鍉针损伤正常组织。

② 透穴使用时，要充分了解局部解剖位置，严格掌握其深度。

③ 钩身较长，操作用力要轻柔，严防钩头和钩身折断，造成事故。

④ 其他注意事项同中类 1.2cm 钩鍉针。

**4. 4.5cm 中内板型和中内刃型（XWNB—Z45、XWNR—Z45）（图 5-7-6）**

（1）材质、硬度、保养、寿命：同 1.2cm 中类钩鍉针。

（2）结构：0.75cm 钩头 +3.75cm 钩身＝ 4.5cm

其他同 1.2cm 中类钩鍉针。

（3）消毒方法：同 1.2cm 中类钩鍉针。

（4）操作方法：同 3.5cm 中类钩鍉针。

（5）钩治部位：环跳等深部腧穴。

华佗夹脊穴透穴、魏氏夹脊穴透穴、髋三穴、膝三穴、肩髎肩髃透穴、内外关透穴等。

（6）治疗范围：髋痛、腰痛、膝痛、腹痛、腹泻、腹胀、呕吐、腹部积聚、便秘、消瘦、肥胖等。

（7）内板型和内刃型的应用区别：根据病情，需强刺激者用中内板型钩鍉针，弱刺激而需割治者用中内刃型钩鍉针。

根据钩治的穴位点所治疾病的不同，辨证辨病选择中内板型和中内刃型 4.5cm 的钩针。

在透穴使用时，根据具体疾病和局部解剖，选择内板内刃型钩鍉针。

（8）注意事项

① 钩治相对较深（2~3 寸）的穴位点，但谨防钩鍉针损伤正常组织。

② 其他注意事项同 3.5cm 的中类钩鍉针。

**5. 5.5cm 中内板型和中内刃型（XWNB—Z55、XWNR—Z55）（图 5-7-7）**

（1）材质、硬度、保养、寿命：同 1.2cm 中类钩鍉针。

（2）结构：0.75cm 钩头 +4.75cm 钩身 = 5.5cm

（3）消毒方法：同 1.2cm 中类钩鍉针。

（4）操作方法：同 3.5cm 中类钩鍉针。

（5）钩治部位：华佗夹脊穴透穴、魏氏夹脊穴透穴、髋三穴、膝三穴、膀胱经背部腧穴透穴、腹部穴位透穴等。

（6）治疗范围：脊痹、肘痹、肩痹、膝痹、风证、髋痛、腰痛、膝痛、腹痛、腹泻、腹胀、呕吐、腹部积聚、便秘、消瘦、肥胖、顽证、痔疮、瘫痪、妇科病等。

（7）内板型和内刃型的应用区别：根据病情，需强刺激者用中内板型钩鍉针，弱刺激而需割治者用中内刃型钩鍉针。

根据钩治的穴位点所治疾病的不同，辨证辨病选择中内板型和中内刃型 5.5cm 的钩针。

在透穴使用时，根据具体疾病和局部解剖，选择内板内刃型钩鍉针。

（8）注意事项

① 以透穴为主，或钩治相对较深（3 寸）的穴位点，但谨防钩鍉针损伤正常组织。

② 其他注意事项同 4.5cm 的中类钩鍉针。

**6. 6.5cm 中内板型和中内刃型（XWNB—Z65、XWNR—Z65）（图 5-7-8）**

（1）材质、硬度、保养、寿命：同 1.2cm 中类钩鍉针。

（2）结构：0.75cm 钩头 +5.75cm 钩身 = 6.5cm

其他同 1.2cm 中类钩鍉针。

（3）消毒方法：同 1.2cm 中类钩鍉针。

（4）操作方法：同 3.5cm 中类钩鍉针。

（5）钩治部位

① 华佗夹脊穴透穴、魏氏夹脊穴透穴、髋三穴、膝三穴、膀胱经背部腧穴透穴、腹部穴位透穴等。

② 用于两穴至三穴透穴使用。

（6）治疗范围：便秘、消瘦、肥胖、髋痛、腰痛、膝痛、腹痛、腹泻、腹胀、呕吐、腹部积聚、脊痹、肘痹、肩痹、膝痹、风证、顽证、瘫痪、半身不遂、妇科病等。

（7）内板型和内刃型的应用区别：根据病情，需强刺激者用中内板型钩鍉针，弱刺激而需割治者用中内刃型钩鍉针。

根据钩治的穴位点所治疾病的不同，辨证辨病选择中内板型和中内刃型 6.5cm 的钩针。

在透穴使用时，根据具体疾病和局部解剖，选择内板内刃型钩鍉针。

（8）注意事项：同 5.5cm 中类钩鍉针。

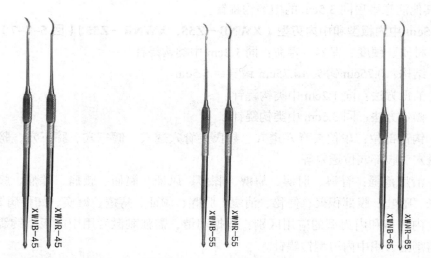

图 5-7-6　4.5cm 中内板型和中内刃型　　图 5-7-7　5.5cm 中内板型和中内刃型　　图 5-7-8　6.5cm 中内板型和中内刃型

**7. 7.5cm 中内板型和中内刃型（XWNB—Z75、XWNR—Z75）（图 5-7-9）**

（1）材质、硬度、保养、寿命：同 1.2cm 中类钩鍉针。

（2）结构：0.75cm 钩头 +6.75cm 钩身＝ 7.5cm

其他同 1.2cm 中类钩鍉针。

（3）消毒方法：同 1.2cm 中类钩鍉针。

（4）操作方法：同 3.5cm 中类钩鍉针。

（5）钩治部位

① 华佗夹脊穴透穴、魏氏夹脊穴透穴、髋三穴、膝三穴、膀胱经背部腧穴透穴、腹部穴位透穴等。

② 用于两穴至四穴透穴使用。

（6）治疗范围：遗尿、遗精、尿失禁、余沥不尽、肥胖、便秘、髋痛、腰痛、腿痛、腹痛、腹泻、腹胀、呕吐、腹部积聚、脊痹、风证、顽证、瘫痪、半身不遂、妇科病等。

（7）内板型和内刃型的应用区别：根据病情，需强刺激者用中内板型钩鍉针，弱刺激而需割治者用中内刃型钩鍉针。

根据钩治的穴位点所治疾病的不同，辨证辨病选择中内板型和中内刃型 7.5cm 的钩鍉针。

在透穴使用时，根据具体疾病和局部解剖，选择内板内刃型钩鍉针。

（8）注意事项：同 5.5cm 中类钩鍉针。

**8. 8.5cm 中内板型和中内刃型（XWNB—Z85、XWNR—Z85）（图 5-7-10）**

（1）材质、硬度、保养、寿命：同 1.2cm 中类钩鍉针。

（2）结构：0.75 cm 钩头 +7.75cm 钩身＝ 8.5cm

其他同 1.2cm 中类钩鍉针。

（3）消毒方法：同 1.2cm 中类钩鍉针。

（4）操作方法：同 3.5cm 中类钩鍉针。

（5）钩治部位

① 华佗夹脊穴透穴、魏氏夹脊穴透穴、髋三穴、膀胱经背部腧穴透穴、腹部穴位透穴等。

② 用于二穴至五穴透穴使用。

（6）治疗范围：不孕、不育、脊痹、顽证、便秘、消瘦、肥胖、髋痛、腰痛、膝痛、腹痛、腹泻、腹胀、呕吐、腹部积聚、风证、瘫痪、半身不遂、妇科病等。

（7）内板型和内刃型的应用区别：根据病情，需强刺激者用中内板型钩鍉针，弱刺激而需割治者用中内刃型钩鍉针。

根据钩治的穴位点所治疾病的不同，辨证辨病选择中内板型和中内刃型 8.5cm 的钩针。

在透穴使用时，根据具体疾病和局部解剖，选择内板内刃型钩鍉针。

（8）注意事项

① 针尖的方向与神经、肌腱、肌肉、经络的走行一致。

② 手法轻柔，切忌用蛮力，以免损伤正常组织。

③ 透穴时沿穴位与穴位之间的神经、肌肉、筋膜走行方向循序透治。

④ 钩治特深（7寸）的穴位点和透穴使用时，谨防钩鍉针损伤正常组织和钩鍉针的折断。

⑤ 其他同 5.5cm 中类钩鍉针。

**9. 9.0cm 中内板型和中内刃型（XWNB—Z90、XWNR—Z90）（图 5-7-11）**

（1）材质、硬度、保养、寿命：同 1.2cm 中类钩鍉针。

（2）结构：0.75cm 钩头 +8.25cm 钩身＝ 9.0cm

其他同 1.2cm 中类钩鍉针。

（3）消毒方法：同 1.2cm 中类钩鍉针。

（4）操作方法：同 3.5cm 中类钩鍉针。

（5）钩治部位

① 华佗夹脊穴透穴、魏氏夹脊穴透穴、髋三穴、膝三穴、膀胱经背部腧穴透穴、腹部穴位透穴等。

② 用于三穴以上的透穴使用。

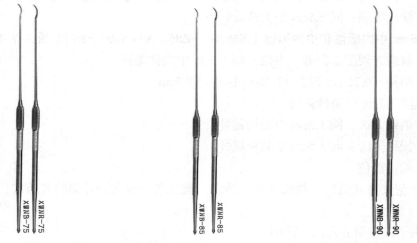

图 5-7-9 　7.5cm 中内板型 　　图 5-7-10 　8.5cm 中内板型 　　图 5-7-11 　9.0cm 中内板型
　　　　　　和中内刃型 　　　　　　　　　　和中内刃型 　　　　　　　　　和中内刃型

（6）治疗范围：脊痹、顽证、髋痛、膝痛等。

（7）内板型和内刃型的应用区别：根据病情，需强刺激者用中内板型钩鍉针，弱刺激而需割治者用中内刃型钩鍉针。

根据钩治的穴位点所治疾病的不同，辨证辨病选择中内板型和中内刃型 9.0cm 的钩针。

在透穴使用时，根据具体疾病和局部解剖，选择内板内刃型钩鍉针。

（8）注意事项

① 钩治特深（8 寸）的穴位点和透穴使用时，谨防钩鍉针损伤正常组织和钩鍉针的折断。

② 透穴和特深穴钩治应沿肌纤维、神经、经络、肌腱、筋膜走行的方向，在避开

动脉、神经、脏器等重要组织的同时边进边探，小幅度钩提中前进。

③其他同 7.5cm 中类钩鍉针。

## 二、软组织中类钩鍉针的特点

中类钩鍉针在钩针系列中为较大的钩鍉针，主要用于脊柱穴位点的钩治，钩柄的长度和外形都是一致的，钩头的大小都是一致的（有内板和内刃之分），钩头＋钩身的长度由 1.2cm 逐渐增长为 9.0cm。

1. 钩头为月牙形，分内板型和内刃型。

2. 钩中带尖带韧（单、双）。

3. 钩头较大兼有钩弧，钩头坚韧而难以变形。

4. 钩中带板带突，钩头的大小介于巨类和微类之间。

5. 根据钩身的长短有九型之分。

6. 钩尖为三棱型。

7. 钩柄带有方向性，长短大小统一。

8. 钩柄顶端带有定位锥。

9. 钩身不带有刻度。

# 第八节　软组织微类钩鍉针

四肢根部用巨类穴位型钩治，腹部用中类钩鍉针钩治，四肢及末端和胸背部穴位点比较表浅，一般不需要强刺激，需要微类系列钩鍉针钩治，分为内板型、内刃型。用于胸背部、四肢及末端十二正经、奇经八脉、经外奇穴等穴位点的钩治。依据胸背部、四肢及末端各穴位点的治疗，根据解剖位置不同和穴位点的深浅不同，选择以下不同长度的微类钩鍉针进行钩治，内板型适用于胸背部穴位点的钩治，内刃型用于四肢末端穴位点的钩治，四肢末端都有其特殊标志，通常是肌肉、韧带的起止点，可作为钩治点，治疗时以刺法为主，钩治法为辅，但针尖的方向应与较大的神经、血管走行一致或肌肉、韧带起止点走行一致。谨防损伤正常组织和折断钩鍉针。

微类内板九型钩鍉针其不同点在于钩身从 0.7cm 延伸至 8.5cm，钩头＋钩身由 1.2cm 延伸至 9.0cm，分为九型，其他部位均相同，其钩头为双刃单板型，钩头长 0.5cm，其钩头的大小在所有的钩鍉针中最小（图 5-8-1）。

微类内刃九型钩鍉针其不同点在于钩身从 0.7cm 延伸至 8.5cm，钩头＋钩身由 1.2cm 延伸至 9.0cm，分为九型，其他部位均相同，其钩头为单刃双板型，钩头长 0.5cm，其钩头的大小在所有的钩鍉针中最小（图 5-8-2）。

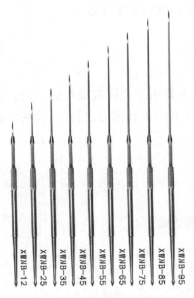

图 5-8-1　微类内板九型钩鍉针

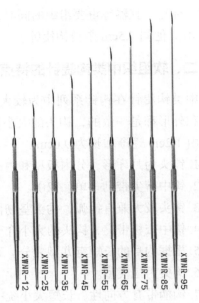

图 5-8-2　微类内刃九型钩鍉针

## 一、各型微类钩鍉针

**1. 1.2cm 微内板型和内刃型（XWNB—W12、XWNR—W12）（图 5-8-3）**

（1）材质、硬度、保养、寿命：微类钩鍉针由 4Cr13 和 3Cr13 Mo 材料制成。具有良好的耐腐蚀性能，具有相应的硬度和韧性。

使用后一定要进行清洗、擦干、消毒。

贮存应包装后放在相对湿度不超过 80%、无腐蚀性气体和通风良好的室内。

使用寿命为 30 人次。

（2）结构：钩头、钩身、钩柄、定位锥。

头部硬度为 509~579HV0.3。

刃口 5mm 内和钩身 3mm 处的表面粗糙度不大于 0.8μm。

其余部位粗糙度应不大于 0.4μm。

产品头部和柄的连接牢固，能经受 294N 的拉力而不松动。

对接光滑，美观协调。钩头的弧形大小与中类相比成比例缩小，在钩鍉针中最小。

钩头为一月牙弧形。

钩头长 5mm+ 钩身长 7mm ＝ 1.2cm，钩身的直径 0.8mm。

钩柄长 12cm，钩柄直径 3mm。

定位锥直径 1.5mm，锥高 3mm。

方向柄长 2cm，宽 4mm，厚 2.5mm。

钩头由钩尖、钩刃、钩弧、钩板组成。

钩弧为双弧形，钩板为渐尖形弧板。

微内板型为单弧板；微内刃型为双弧板。

弧形双锐刃为微内板型钩刃；弧形单锐刃为微内刃型钩刃。

（3）消毒方法：产品为不锈钢材料制作，高压蒸汽灭菌、环氧乙烷灭菌。

（4）操作方法：拇食指持针，针尖垂直皮肤，由浅入深，少做钩提动作，以刺进为主，根据穴位的特点确定其深浅度，基通即止。

（5）钩治穴位：头部穴位和四肢末端穴位为主。

风池、玉枕、天冲、头维、四神聪、八风、八邪、十宣、四缝、少商、少泽、太冲、至阴、厉兑、隐白、行间、内庭、侠溪、通谷、京骨、金门等表浅穴位（0.1 寸左右，即 0.2cm 左右）。

（6）治疗范围：伤食、惊风、癫痫、厥证、高热、昏迷、咽喉肿痛、头痛、眩晕、不寐、健忘、中风失语、偏瘫、痹证、风证、麻木、膝肿痛、踝肿痛、呕吐等。

（7）内板型和内刃型的应用区别：根据病情，需强刺激者用微内板型钩鍉针，弱刺激而需割治者用微内刃型钩鍉针。

根据钩治的穴位点所治疾病的不同，辨证辨病选择微内板和微内刃型 1.2cm 的钩鍉针。

（8）注意事项

① 针尖的方向与神经、肌腱、肌肉、经络的走行一致。

② 手法轻柔，切忌用蛮力，以免损伤正常组织和钩鍉针折断。

③ 以刺法为主，钩治法为辅。

④ 钩治比较表浅的穴位点。

⑤ 与患者交流，以免损伤神经及小血管。

⑥ 一人次一消毒，规范灭菌，注意保护钩尖，防卷刃及变形。

⑦ 钩尖变形后，切忌打磨（因钩尖为一次成型），否则会造成事故。

⑧ 熟悉其局部的解剖结构，做到心中有数，不能盲目操作。

⑨ 如果钩鍉针不慎落地或其他原因损伤钩鍉针，无论表面有无裂痕，都不得使用，应当废弃，防止钩头部的钩弧在钩治时断裂，造成事故。

**2. 2.5cm 微内板型和内刃型（XWNB—W25、XWNR—W25）（图 5-8-4）**

（1）材质、硬度、保养、寿命：同 1.2cm 微类钩鍉针。

（2）结构：0.5cm 钩头 +2.0cm 钩身＝ 2.5cm

其他同 1.2cm 微类钩鍉针。

（3）消毒方法：同 1.2cm 微类钩鍉针。

（4）操作方法：同 1.2cm 微类钩鍉针。

（5）钩治部位：以四肢穴位点为主。

曲池、肘髎、天井、小海、养老、阳池、血海、梁丘、鹤顶、昆仑、仆参、太溪、冲阳、肩贞、肩髎、肩髃、臑会、消泺、四渎、足三里、上巨虚、下巨虚、箕门、阴市、伏兔、中渎、风市等四肢穴位（1~1.5 寸，即 2.0cm 左右）。

（6）治疗范围：痹证、痛经、月经不调、不孕、疝气、四肢活动不利、麻木、痿证、膝胫酸痛、下肢不遂、胃痛、肠鸣、泄泻、痢疾水肿、咳嗽痰多、乳痈、头晕、耳鸣、心悸、中风、疳疾、体虚羸瘦等。

（7）内板型和内刃型的应用区别：根据病情，需强刺激者用微内板型钩鞮针，弱刺激而需割治者用微内刃型钩鞮针。

根据钩治的穴位点所治疾病的不同，辨证辨病选择微内板和微内刃型 2.5cm 的钩针。

（8）注意事项

① 钩治相对较深（1~2 寸）的穴位点，但谨防钩鞮针损伤正常组织。

② 其他注意事项同 1.2cm 的微类钩鞮针。

**3. 3.5cm 微内板型和内刃型（XWNB—W35、XWNR—W35）（图 5-8-5）**

（1）材质、硬度、保养、寿命：同 1.2cm 微类钩鞮针。

（2）结构：0.5cm 钩头 +3.0cm 钩身＝ 3.5cm

其他同 1.2cm 微类钩鞮针。

（3）消毒方法：同 1.2cm 微类钩鞮针。

（4）操作方法

① 基本操作同 1.2cm 微类钩鞮针。

② 透穴时根据两穴之间的解剖位置，确定其深度，选择钩鞮针。循序渐进，慢慢穿透。

（5）钩治部位：腹部十二正经腧穴、阿是穴、髋三穴、膝三穴等。

不容、承满、梁门、关门、太乙、滑肉门、天枢、外陵、大巨、水道、归来、气冲、足三里、承扶、殷门、华佗夹脊穴、肩贞、肩髎、肩髃、血海、梁丘等（1.5~2 寸）；华佗夹脊穴透穴、魏氏夹脊穴透穴、肩髎肩髃透穴、内外关透穴等（穴间距 3.5cm 左右）。

（6）治疗范围：半身不遂、胃痛、肠鸣、泄泻、痢疾水肿、咳嗽痰多、乳痈、头晕、耳鸣、心悸、中风、髋痛、腰痛、膝痛、腹痛、腹泻、腹胀、呕吐、腹部积聚、便秘、消瘦、肥胖、心烦、癫狂、消化不良、疝气等消化系统和运动系统疾病。

（7）内板型和内刃型的应用区别：根据病情，需强刺激者用微内板型钩鞮针，弱刺激而需割治者用微内刃型钩鞮针。

根据钩治的穴位点所治疾病的不同，辨证辨病选择微内板和微内刃型 3.5cm 的钩鞮针。

在透穴使用时，根据具体疾病和局部解剖，选择内板内刃型钩鞮针。

（8）注意事项

① 钩治相对较深（2 寸）的穴位点，谨防钩鞮针损伤正常组织。

② 钩身长而细，操作要柔和协调，严防钩头和钩身在体内折断。

③ 透穴时，了解局部解剖，严格掌握深度，防止损伤正常组织。

④ 其他注意事项同 2.5cm 微类钩鞮针。

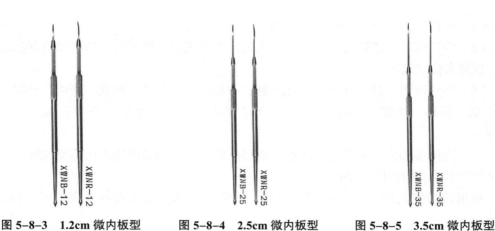

图 5-8-3　1.2cm 微内板型　　图 5-8-4　2.5cm 微内板型　　图 5-8-5　3.5cm 微内板型
　　　　　和内刃型　　　　　　　　　　　和内刃型　　　　　　　　　　　和内刃型

**4. 4.5cm 微内板型和内刃型（XWNB—W45、XWNR—W45）（图 5-8-6）**

（1）材质、硬度、保养、寿命：同 1.2cm 微类钩鍉针。

（2）结构：0.5cm 钩头 +4.0cm 钩身＝ 4.5cm

其他同 1.2cm 微类钩鍉针。

（3）消毒方法：同 1.2cm 微类钩鍉针。

（4）操作方法：同 3.5cm 微类钩鍉针。

（5）钩治部位：髋三穴、环跳等深部腧穴。

华佗夹脊穴透穴、魏氏夹脊穴透穴、肩髎肩髃透穴、内外关透穴等。

（6）治疗范围：痹证、顽痹、脊痹、头痛、髋痛、腰痛、腹痛、腹泻、腹胀、呕吐、腹部积聚、便秘、消瘦、肥胖等。

（7）内板型和内刃型的应用区别：根据病情，需强刺激者用微内板型钩鍉针，弱刺激而需割治者用微内刃型钩鍉针。

根据钩治的穴位点所治疾病的不同，辨证辨病选择微内板和微内刃型 4.5cm 的钩针。

在透穴使用时，根据具体疾病和局部解剖，选择内板内刃型钩鍉针。

（8）注意事项

①钩治相对较深（3 寸）的穴位点，谨防钩鍉针损伤正常组织。

②透穴使用时，要充分了解局部解剖位置，严格掌握其深度。

③其他注意事项同 3.5cm 微类钩鍉针。

**5. 5.5cm 微内板型和内刃型（XWNB—W55、XWNR—W55）（图 5-8-7）**

（1）材质、硬度、保养、寿命：同 1.2cm 微类钩鍉针。

（2）结构：0.5cm 钩头 +5.0cm 钩身＝ 5.5cm

其他同 1.2cm 微类钩鍉针。

（3）消毒方法：同 1.2cm 微类钩鍉针。

（4）操作方法：同 3.5cm 微类钩鍉针。

（5）钩治部位：华佗夹脊穴透穴、魏氏夹脊穴透穴、髋三穴、膀胱经背部腧穴透穴、腹部穴位透穴等。

（6）治疗范围：颈部伤筋、腰部伤筋、胸部伤筋、膝痹、髋痛、顽痹、脊痹、腹部积聚、便秘、消瘦、肥胖、脊痿、肘痹、肩痹、风证、顽证、痔疮、瘫痪、妇科病等。

（7）内板型和内刃型的应用区别：根据病情，需强刺激者用微内板型钩鍉针，弱刺激而需割治者用微内刃型钩鍉针。

根据钩治的穴位点所治疾病的不同，辨证辨病选择微内板和微内刃型 5.5cm 的钩针。

在透穴使用时，根据具体疾病和局部解剖，选择内板内刃型钩鍉针。

（8）注意事项

① 钩治相对较深（5寸）的穴位点，但谨防钩鍉针损伤正常组织。

② 其他注意事项同 4.5cm 微类钩鍉针。

③ 以透穴刺法为主。

**6. 6.5cm 微内板型和内刃型（XWNB—W65、XWNR—W65）（图 5-8-8）**

（1）材质、硬度、保养、寿命：同 1.2cm 微类钩鍉针。

（2）结构：0.5cm 钩头 +6.0cm 钩身＝ 6.5cm

其他同 1.2cm 微类钩鍉针。

（3）消毒方法：同 1.2cm 微类钩鍉针。

（4）操作方法：同 3.5cm 微类钩鍉针。

（5）钩治部位：华佗夹脊穴透穴、魏氏夹脊穴透穴、髋三穴、膀胱经背部腧穴透穴、腹部穴位透穴等。

用于两穴至三穴透穴使用。

（6）治疗范围：腹部积聚、脊痹、肘痹、肩痹、膝痹、髋痛、风证、顽证、瘫痪、半身不遂、便秘、消瘦、肥胖、腹痛、腹泻、腹胀、呕吐等。

（7）内板型和内刃型的应用区别：根据病情，需强刺激者用微内板型钩鍉针，弱刺激而需割治者用微内刃型钩鍉针。

根据钩治的穴位点所治疾病的不同，辨证辨病选择微内板和微内刃型 6.5cm 的钩针。

在透穴使用时，根据具体疾病和局部解剖，选择内板内刃型钩鍉针。

（8）注意事项：同 5.5cm 微类钩鍉针。

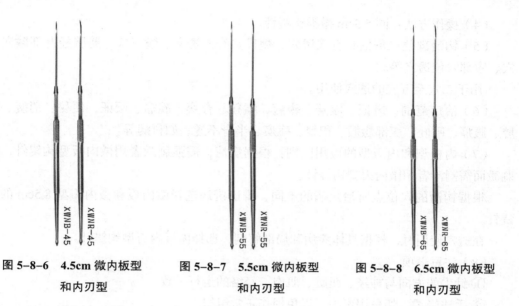

图 5-8-6　4.5cm 微内板型
和内刃型

图 5-8-7　5.5cm 微内板型
和内刃型

图 5-8-8　6.5cm 微内板型
和内刃型

**7. 7.5cm 微内板型和内刃型（XWNB—W75、XWNR—W75）（图 5-8-9）**

（1）材质、硬度、保养、寿命：同 1.2cm 微类钩鍉针。

（2）结构：0.5cm 钩头 +7.0cm 钩身＝ 7.5cm

其他同 1.2cm 微类钩鍉针。

（3）消毒方法：同 1.2cm 微类钩鍉针。

（4）操作方法：同 3.5cm 微类钩鍉针。

（5）钩治部位：华佗夹脊穴透穴、魏氏夹脊穴透穴、髋三穴、膀胱经背部腧穴透穴、腹部穴位透穴等。

用于两穴至四穴的透穴使用。

（6）治疗范围：遗精、遗尿、崩漏、尿失禁、尿潴留、便秘、便溏、肥胖、便秘、腹部癥瘕、积聚、脊痹、髋痛、背痛、腰痛、热痹、风证、顽证、瘫痪、半身不遂、妇科病等。

（7）内板型和内刃型的应用区别：根据病情，需强刺激者用微内板型钩鍉针，弱刺激而需割治者用微内刃型钩鍉针。

根据钩治的穴位点所治疾病的不同，辨证辨病选择微内板和微内刃型 7.5cm 的钩针。

在透穴使用时，根据具体疾病和局部解剖，选择内板内刃型钩鍉针。

（8）注意事项：同 5.5cm 型微类钩鍉针。

**8. 8.5cm 微内板型和内刃型（XWNB—W85、XWNR—W85）（图 5-8-10）**

（1）材质、硬度、保养、寿命：同 1.2cm 微类钩鍉针。

（2）结构：0.5cm 钩头 +8.0cm 钩身＝ 8.5cm

其他同 1.2cm 微类钩鍉针。

（3）消毒方法：同 1.2cm 微类钩鍉针。

（4）操作方法：同 5.5cm 微类钩鍉针。

（5）钩治部位：华佗夹脊穴透穴、魏氏夹脊穴透穴、髋三穴、膀胱经背部腧穴透穴、腹部穴位透穴等。

用于二穴至五穴的透穴使用。

（6）治疗范围：风证、咳喘、癫痫、癫狂、脊痹、髋痛、顽证、便秘、消瘦、肥胖、腹痛、呕吐、腹部癥瘕、积聚、瘫痪、半身不遂、妇科病等。

（7）内板型和内刃型的应用区别：根据病情，需强刺激者用微内板型钩鍉针，弱刺激而需割治者用微内刃型钩鍉针。

根据钩治的穴位点所治疾病的不同，辨证辨病选择微内板和微内刃型 8.5cm 的钩鍉针。

在透穴使用时，根据具体疾病和局部解剖，选择内板内刃型钩鍉针。

（8）注意事项

① 针尖的方向与神经、肌腱、肌肉、经络的走行一致。

② 手法轻柔，切忌用蛮力，以免损伤正常组织。

③ 沿穴位与穴位之间的神经、肌肉、筋膜走行方向循序透治。

④ 钩治特深（7寸）的穴位点和透穴使用时，谨防钩鍉针变形断裂损伤正常组织。

⑤ 其他注意事项同 5.5cm 微类钩鍉针。

**9. 9.0cm 微内板型和内刃型（XWNB—W90、XWNR—W90）（图 5-8-11）**

（1）材质、硬度、保养、寿命：同 1.2cm 微类钩鍉针。

（2）结构：0.5cm 钩头 +8.5cm 钩身＝ 9.0cm

其他同 1.2cm 微类钩鍉针。

（3）消毒方法：同 1.2cm 微类钩鍉针。

（4）操作方法：同 3.5cm 微类钩鍉针。

（5）钩治部位：华佗夹脊穴透穴、魏氏夹脊穴透穴、髋三穴、膀胱经背部腧穴透穴、腹部穴位透穴等。

用于三穴以上的透穴使用。

（6）治疗范围：脊痹、髋痛、顽证、癫狂、癫痫、咳喘等。

（7）内板型和内刃型的应用区别：根据病情，需强刺激者用微内板型钩鍉针，弱刺激而需割治者用微内刃型钩鍉针。

根据钩治的穴位点所治疾病的不同，辨证辨病选择微内板和微内刃型 9.0cm 的钩针。

在透穴使用时，根据具体疾病和局部解剖，选择内板内刃型钩鍉针。

（8）注意事项

① 钩治特深（8寸）的穴位点和透穴使用时，谨防钩鍉针变形断裂，损伤正常组织。

② 透穴和特深穴钩治应沿肌纤维、神经、肌腱、筋膜走行的方向，在避开动脉、

神经、脏器等重要组织的同时边进边探，小幅度钩提前进。

　　③其他注意事项同 8.5cm 微类钩鍉针。

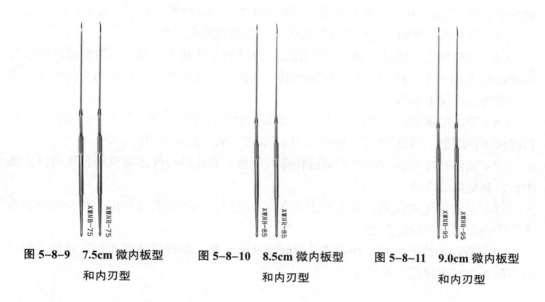

图 5-8-9　7.5cm 微内板型和内刃型　　图 5-8-10　8.5cm 微内板型和内刃型　　图 5-8-11　9.0cm 微内板型和内刃型

## 二、软组织微类钩鍉针的特点

　　微类钩鍉针在钩针系列中为最小的钩鍉针，主要用于四肢表浅部位和胸背腹部透穴的钩治，钩柄的长度和外形都是一致的，钩头的大小都是一致的（有内板和内刃之分），钩身由短到长逐渐分为九型。

　　1. 钩头为月牙形，分内板型和内刃型。

　　2. 钩中带尖带刃（单、双）。

　　3. 钩头最小兼有钩弧，钩头长 5mm。

　　4. 钩中带板带突，钩头坚韧而难以变形。

　　5. 根据钩身长短有九型之分。

　　6. 钩尖为三棱形。

　　7. 钩柄带有方向性，长短大小统一。

　　8. 钩柄顶端带有定位锥，钩身不带有刻度。

　　9. 钩头钩身相应变小，为微类钩鍉针区别于中类钩鍉针的关键。

　　小结：软组织三类钩鍉针区别

　　（1）钩头的区别：巨类钩鍉针中腰型和颈胸型钩头等同，只有钩身不同，其他 7 型钩头各不相同。巨类（腰和颈胸型）、中类、微类区别在于钩头的大小：巨类（腰和颈胸型）长 10mm、中类长 7.5mm、微类长 5mm（图 5-8-12）。

　　（2）钩身的区别：钩身长短不一，粗细不等，巨类、中类、微类顺应变细，但三者中九型之间其本类钩身粗细相同，巨类中延长的钩身是顺应变细的，中类和微类延长的钩身是粗细等同，九型中只有长短的区别。

（3）钩柄的区别：巨类钩柄最大，长 12cm，也相对较粗；中类和微类相对于巨类较细小，长 12cm，其外形基本等同；中类和微类钩柄较巨类钩柄顺应变小。

（4）定位锥的区别：定位锥巨类最大，中类微类顺应变小。

（5）持针用力方法的区别：三类钩鍉针持针的方法基本等同，但因钩鍉针的型号不同而用力的大小、用力的方向各不相同。如微类 1.2cm 型，以快刺用力法为主；而巨类腰型，以钩提用力法为主。

（6）手法的区别：三类钩鍉针中 63 型根据治病特点的不同，其手法各不相同。如钩提法（巨腰型）、划圆法（巨肩关节型）、刺法（微 1.2cm 内刃型）等。

（7）刺法程度的区别：三类钩鍉针都有刺法，刺法的程度由重到轻依次为巨中微类，点刺微类最合适。

（8）五法并用的区别：巨类五法基本均有使用，中微类各有所偏。微类以刺法为主，中内刃型以割治法为主。

（9）透穴功能的区别：中微类 3.5cm 至 9.0cm 型，都有很适宜的透穴功能，但巨类不能透穴，因损伤太大。

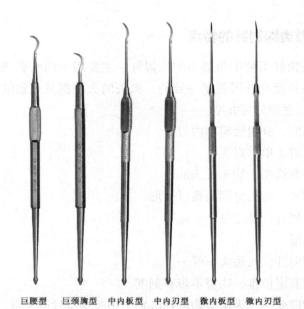

巨腰型　巨颈胸型　中内板型　中内刃型　微内板型　微内刃型

**图 5-8-12　巨、中、微三类钩针区别**

## 第九节　软组织水液类钩鍉针

巨类钩鍉针、中类钩鍉针、微类钩鍉针都是对穴位点的减压、减张、疏通、松解，五法并用，进而疏通经络、畅通气机、和血理血、加强血运、调理脏腑功能，从而达到治病、养生、减缓退变等目的。但是钩治的穴位点有时需要药物参与，以增加其疗效，如活血化瘀药、舒筋活络药、温通散寒药、益气营养药等。以上钩鍉针都没有注药的功能，于是研发出水液类钩鍉针，既能钩治，又能注药，或具有先钩治而后注药的双重作用。在实际操作过程中，先用巨中微类钩鍉针钩治，之后补充注药，分为内注液型、外注液型，用于全身十二正经、奇经八脉、经外奇穴等穴位点的钩治。依据全身各穴位点的位置不同、深浅不同，选择不同长度的水液类钩鍉针进行钩治注药（注液）。内注液型适用于全身四肢关节、横突末端穴位点的注药（注液），即根性注液；外注液型适用于腹部、背部、四肢根部穴位点的注药（注液），即顺经注液。钩头坚韧性较差，易变形，钩提动作要轻柔，针尖的方向与较大的神经、血管走行一致，或与肌肉、韧带起止点走行一致。谨防损伤正常组织。

水液类内注九型钩鍉针其不同点在于钩身从 0.9cm 延伸至 8.7cm，钩头 + 钩身由 1.2cm 延伸至 9.0cm，分为九型，其他部位均相同。钩身的中央为空心结构，可直接注入药液。其钩头为弧形结构，注液孔在钩弧内，为内注液型，其钩弧的大小类同微内板型，其钩头的大小在四类钩鍉针中最小。无定位锥，而有一个连接注射器的钩座（图 5-9-1）。

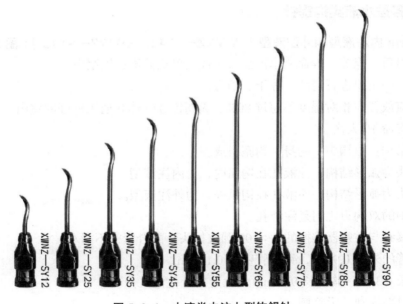

**图 5-9-1 水液类内注九型钩鍉针**

外注液型钩鍉针其不同点在于钩身从 0.9cm 延伸至 8.7cm，钩头 + 钩身由 1.2cm 延伸至 9.0cm，分为九型，其他部位均相同。钩身的中央为空心结构，可直接注入药液。其钩头为弧形结构，注液孔在钩弧外，为外注液型，其他同内注液型（图 5-9-2）。

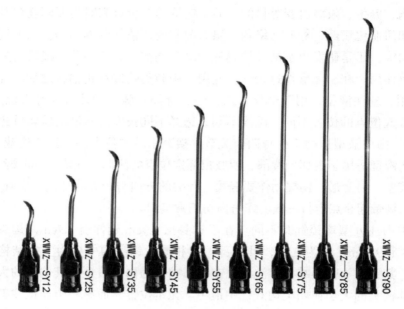

图 5-9-2　水液类外注九型钩鍉针

# 一、各型水液类钩鍉针

**1. 1.2cm 内注液型和外注液型（XWNZ—SY12、XWWZ—SY12）（图 5-9-3）**

（1）材质、保养、寿命：本产品采用优质奥氏体不锈钢制作。

使用后一定要进行清洗、擦干、消毒。

贮存应放置在相对湿度不超过 80%、无腐蚀性气体和通风良好的室内。

使用寿命 10 人次。

（2）结构：由钩头、钩身、钩座组成。

其钩头为弧形结构，注液孔在钩弧内，为内注液型。

其钩头为弧形结构，注液孔在钩弧外，为外注液型。

钩头中的双钩刃之间是注液孔。

钩座具有与注射器连接的 6∶100 圆锥接头，配合紧密不漏水。

钩身管的外径 0.9mm，钩身管壁厚 0.15mm。

钩头长 0.3cm，钩身长 0.9cm，钩头有内外注液之分。

钩刃口部锋利，无毛刺。

具有良好的耐腐蚀性能。

无钩柄，与钩座相连接的一次性注射器可作为钩柄的替代品。

（3）消毒方法：产品为不锈钢材料制作，高压蒸汽灭菌、环氧乙烷灭菌。

（4）操作方法

① 按要求选择 1.2cm 的内或外注液型钩鍉针；

② 首先把水液类钩鍉针与无菌注射器连接牢固，确认无误；

③ 在无菌操作的前提下，抽取合适的药液；

④ 左手固定钩治后的穴位点，右手持带有注射药液的水液类钩鍉针，排出钩鍉针芯内的空气，由浅入深顺应插入钩治后的穴位点；

⑤ 在其相应的深度内进行轻度钩提，进一步确定其病位；

⑥ 抽无回血后，慢慢注药；

⑦ 充分与患者交流，边注药边观察，有无药物和其他反应；

⑧ 然后退出皮肤，按压局部穴位点。

（5）用途：用于钩治后增注药物的穴位点，以增加临床疗效。

（6）钩注穴位：头面部穴位和四肢穴位为主。

太阳、头维、浮白、风池、曲池、手三里、四渎、三阴交等相对表浅的穴位（0.5寸，即0.5~1cm）。

（7）治疗范围：腹痛、腹胀、不寐、头痛、眩晕、健忘、中风失语、痹证、风证、麻木、膝肿痛、踝肿痛、呕吐、颈部伤筋、肩部伤筋等。

颈椎病、冈上肌综合征、神经性头痛、抑郁证、风湿病、脑血管病后遗症、神经性呕吐、胃炎等。

（8）内注液型和外注液型的应用区别：内注液型钩鍉针用于治疗在相应深度钩治后钩弧内侧局部用药的疾病。如：腰1穴治疗腰椎间盘突出症。

外注液型钩鍉针用于在相应深度钩治后钩弧外侧局部用药的疾病。如：华佗夹脊穴治疗胸椎病。

（9）注意事项

① 根据疾病之不同，合理选择1.2cm内注液型或外注液型水液类钩鍉针。

② 手法轻柔，切忌用蛮力，顺应插入，以免损伤正常组织和损坏钩鍉针。

③ 注意深度，谨防钩鍉针刺入胸腔、腹腔、关节腔。

④ 一人次一消毒，规范灭菌，注意保护钩尖，防卷刃、变形、折断。

⑤ 钩尖变形后，切忌打磨（因钩尖为一次成型），否则会造成事故。

⑥ 与患者充分交流，注射药物时，抽无回血，要慢慢推注，观察预防药物及其他反应。

⑦ 钩座与注射器紧密连接，防止滑脱。

⑧ 使用后若发现钩身或钩头变形时不得续用。

⑨ 如果钩鍉针不慎落地或其他原因损伤钩鍉针，无论表面有无裂痕，都不得使用，应当废弃，防止钩头部的钩弧在钩治时断裂，造成事故。

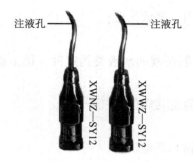
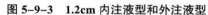
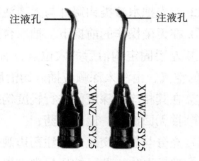

**图 5-9-3　1.2cm 内注液型和外注液型**　　　　**图 5-9-4　2.5cm 内注液型和外注液型**

**2. 2.5cm 内注液型和外注液型（XWNZ—SY25、XWWZ—SY25）（图 5-9-4）**

（1）材质、保养、寿命：同 1.2cm 型水液类钩鍉针。

（2）结构

① 钩头长 0.3cm，钩身长 2.2cm，钩头有内外注液之分。

② 其他同 1.2cm 型水液类钩鍉针。

（3）消毒方法：同 1.2cm 型水液类钩鍉针。

（4）操作方法

① 按要求选择 2.5cm 的内或外注液型钩鍉针。

② 其他步骤同 1.2cm 型水液类钩鍉针。

（5）用途：同 1.2cm 型水液类钩鍉针。

（6）钩注部位：肩、臀、膝关节周围穴位为主。

肩贞、肩髃、肩髎、秩边、承扶、殷门、梁丘、血海、中渎、风市、阴市、阳陵泉等较表浅的穴位（1 寸，即 2cm 左右）。

（7）治疗范围：肩周关节病、臀周关节病、膝周关节病、腹痛、腹胀、不寐、头痛、眩晕、健忘、痹证、风证、麻木等。

肩周炎、股骨头坏死、骨性关节炎、坐骨神经痛、臀上皮卡压综合征等。

（8）内注液型和外注液型的应用区别：同 1.2cm 型水液类钩鍉针。

（9）注意事项

① 根据疾病之不同，合理选择 2.5cm 内注液型或外注液型水液类钩鍉针。

② 其他同 1.2cm 型水液类钩鍉针。

**3. 3.5cm 内注液型和外注液型（XWNZ—SY35、XWWZ—SY35）（图 5-9-5）**

（1）材质、保养、寿命：同 1.2cm 内外注液型。

（2）结构

① 钩头长 0.3cm，钩身长 3.2cm，钩头有内外注液之分。

② 其他同 1.2cm 型水液类钩鍉针。

（3）消毒方法：同 1.2cm 型水液类钩鍉针。

（4）操作方法

①按要求选择 3.5cm 的内或外注液型钩鍉针。

②其他步骤同 1.2cm 型水液类钩鍉针。

（5）用途：同 1.2cm 型水液类钩鍉针。

（6）钩注部位：以腰部脊旁穴为主。

腰 1 穴、腰 2 穴、腰 3 穴、膀胱俞、小肠俞、关元俞、大肠俞、气海俞等相对较深的穴位（斜刺透穴 2 寸，即 3cm 左右）。

（7）治疗范围：腰痛、腹痛、腹泻、消渴、腰部伤筋、痹证、风证、麻木、遗尿、癃闭、阳痿、月经不调、痛经、闭经等。

腰椎间盘突出症、风湿性腰痛、性功能不全、月经不调、痛经、闭经、慢性结肠炎、糖尿病等。

（8）内注液型和外注液型的应用区别：同 1.2cm 型水液类钩鍉针。

（9）注意事项

①根据疾病之不同，合理选择 3.5cm 内注液型或外注液型水液类钩鍉针。

②由于钩身较长，在操作时用力要协调，防止钩头和钩身折断或药物堵塞。

③其他同 1.2cm 型水液类钩鍉针。

**4. 4.5cm 内注液型和外注液型（XWNZ—SY45、XWWZ—SY45）（图 5-9-6）**

（1）材质、保养、寿命：同 1.2cm 型水液类钩鍉针。

（2）结构

①钩头长 0.3cm，钩身长 4.2cm，钩头有内外注液之分。

②其他同 1.2cm 型水液类钩鍉针。

（3）消毒方法：同 1.2cm 型水液类钩鍉针。

（4）操作方法

①按要求选择 4.5cm 的内或外注液型钩鍉针。

②其他步骤同 1.2cm 型水液类钩鍉针。

（5）用途：同 1.2cm 型水液类钩鍉针。

（6）钩注部位：以腹部穴位为主。

幽门、通谷、阴都、石关、商曲、太乙、滑肉门、天枢、外陵、大巨、水道、归来、气冲、肓俞、中注、关元、气海、下脘等相对较深的穴位（斜刺透穴 2.5~3 寸，即 4cm 左右）。

（7）治疗范围：腹痛、腹胀、不寐、呕吐、痢疾、便秘等。

慢性结肠炎、慢性胃炎、慢性胆囊炎、肠易激综合征等。

（8）内注液型和外注液型的应用区别：同 1.2cm 型水液类钩鍉针。

（9）注意事项

①根据疾病之不同，合理选择 4.5cm 内注液型或外注液型水液类钩鍉针。

②其他同 3.5cm 型水液类钩鍉针。

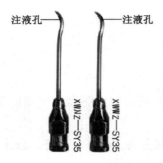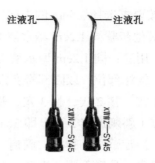

图 5-9-5　3.5cm 内注液型和外注液型　　　图 5-9-6　4.5cm 内注液型和外注液型

**5. 5.5cm 内注液型和外注液型（XWNZ—SY55、XWWZ—SY55）（图 5-9-7）**

（1）材质、保养、寿命：同 1.2cm 型水液类钩鍉针。

（2）结构

① 钩头长 0.3cm，钩身长 5.2cm，钩头有内外注液之分。

② 其他同 1.2cm 型水液类钩鍉针。

（3）消毒方法：同 1.2cm 型水液类钩鍉针。

（4）操作方法

① 按要求选择 5.5cm 的内或外注液型钩鍉针。

② 其他步骤同 1.2cm 型水液类钩鍉针。

（5）用途：同 1.2cm 型水液类钩鍉针。

（6）钩注部位：华佗夹脊穴透穴、魏氏夹脊穴透穴、膀胱经背部腧穴透穴、腹部穴位透穴。

用于 1~2 穴透穴。

（7）治疗范围：背痛、背部伤筋、腰部伤筋、颈部伤筋、腹痛、腹胀、眩晕、健忘、中风失语、痹证、风证、呕吐等。

颈椎病、腰椎间盘突出症、胸椎椎管狭窄症、颈腰椎管狭窄症、慢性结肠炎等。

（8）内注液型和外注液型的应用区别：同 1.2cm 型水液类钩鍉针。

（9）注意事项

① 根据疾病之不同，合理选择 5.5cm 内注液型或外注液型水液类钩鍉针。

② 其他同 3.5cm 型水液类钩鍉针。

**6. 6.5cm 内注液型和外注液型（XWNZ—SY65、XWWZ—SY65）（图 5-9-8）**

（1）材质、保养、寿命：同 1.2cm 型水液类钩鍉针。

（2）结构

① 钩头长 0.3cm，钩身长 6.2cm，钩头有内外注液之分。

② 其他同 1.2cm 型水液类钩鍉针。

（3）消毒方法：同 1.2cm 型水液类钩鍉针。

（4）操作方法

① 按要求选择 5.5cm 的内或外注液型钩鍉针。

② 其他步骤同 1.2cm 型水液类钩鍉针。

（5）用途：同 1.2cm 型水液类钩鍉针。

（6）钩注部位：华佗夹脊穴透穴、魏氏夹脊穴透穴、膀胱经背部腧穴透穴、腹部穴位透穴。

用于 1~2 穴透穴。

（7）治疗范围：背痛、背部伤筋、腰部伤筋、颈部伤筋、腹痛、腹胀、眩晕、健忘、中风失语、痹证、风证、呕吐等。

颈椎病、腰椎间盘突出症、胸椎椎管狭窄症、颈腰椎管狭窄症、慢性结肠炎等。

（8）内注液型和外注液型的应用区别：同 1.2cm 型水液类钩鍉针。

（9）注意事项

① 根据疾病之不同，合理选择 5.5cm 内注液型或外注液型水液类钩鍉针。

② 其他同 3.5cm 型水液类钩鍉针。

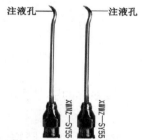

图 5-9-7　5.5cm 内注液型和外注液型

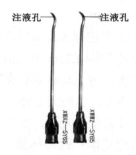

图 5-9-8　6.5cm 内注液型和外注液型

**7. 7.5cm 内注液型和外注液型（ XWNZ—SY75、XWWZ—SY75 ）（图 5-9-9 ）**

（1）材质、保养、寿命：同 1.2cm 内外注液型。

（2）结构

① 钩头长 0.3cm，钩身长 7.2cm，钩头有内外注液之分。

② 其他同 1.2cm 型水液类钩鍉针。

（3）消毒方法：同 1.2cm 型水液类钩鍉针。

（4）操作方法

① 按要求选择 7.5cm 的内或外注液型钩鍉针。

② 其他步骤同 1.2cm 型水液类钩鍉针。

（5）用途：同 1.2cm 型水液类钩鍉针。

（6）钩注部位：魏氏夹脊腰部腧穴透穴、腹部腧穴透穴、环跳透环中、血海透梁丘等。

用于 2~3 穴位透穴。

（7）治疗范围：腰痛、膝痹、腹痛、腹胀、痹证、风证、麻木、膝肿痛、踝肿痛、呕吐等。

腰椎间盘突出症、腰椎椎管狭窄症、梨状肌综合征、骨性关节炎、慢性结肠炎等。

（8）内注液型和外注液型的应用区别：同 1.2cm 型水液类钩鍉针。

（9）注意事项

① 根据疾病之不同，合理选择 7.5cm 内注液型或外注液型水液类钩鍉针。

② 在透穴注药过程中，操作用力和推药要协调，确保安全和均匀注药。

③ 其他同 6.5cm 型水液类钩鍉针。

**8. 8.5cm 内注液型和外注液型（XWNZ—SY85、XWWZ—SY85）（图 5-9-10）**

（1）材质、保养、寿命：同 1.2cm 型水液类钩鍉针。

（2）结构

① 钩头长 0.3cm，钩身长 8.2cm，钩头有内外注液之分。

② 其他同 1.2cm 型水液类钩鍉针。

（3）消毒方法：同 1.2cm 型水液类钩鍉针。

（4）操作方法

① 按其要求选择 8.5cm 的内或外注液型钩鍉针。

② 其他步骤同 1.2cm 型水液类钩鍉针。

（5）用途：同 1.2cm 型水液类钩鍉针。

（6）钩注部位：魏氏夹脊穴透穴、腹部腧穴透穴、四肢根部的腧穴透穴。

用于 2~4 穴位透穴。

（7）治疗范围：颈部伤筋、腰部伤筋、胸部伤筋、脊痹、腰痛、膝痹、腹痛、腹胀、痹证、风证、麻木、膝肿痛、踝肿痛、呕吐等。

（8）内注液型和外注液型的应用区别：同 1.2cm 型水液类钩鍉针。

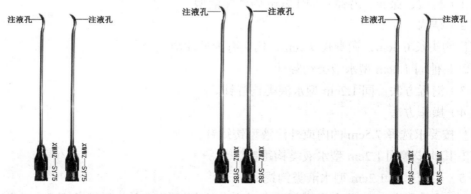

图 5-9-9　7.5cm 内注液型和外注液型　　图 5-9-10　8.5cm 内注液型和外注液型　　图 5-9-11　9.0cm 内注液型和外注液型

（9）注意事项

① 根据疾病之不同，合理选择 8.5cm 内注液型或外注液型水液类钩鍉针。

② 其他同 7.5cm 型水液类钩鍉针。

**9. 9.0cm 内注液型和外注液型（XWNZ—SY90、XWWZ—SY90）（图 5-9-11）**

（1）材质、保养、寿命：同 1.2cm 型水液类钩鍉针。

（2）结构

① 钩头长 0.3cm，钩身长 8.7cm，钩头有内外注液之分。

② 其他同 1.2cm 型水液类钩鍉针。

（3）消毒方法：同 1.2cm 型水液类钩鍉针。

（4）操作方法

① 按其要求选择 9.0cm 的内或外注液型钩鍉针。

② 其他步骤同 1.2cm 型水液类钩鍉针。

（5）用途：同 1.2cm 型水液类钩鍉针。

（6）钩注部位：末梢神经炎、强直性脊柱炎、腰肌劳损、风湿、类风湿关节炎、神经性呕吐、精神分裂证。

魏氏夹脊穴透穴、华佗夹脊穴透穴、腹部腧穴透穴、背部腧穴透穴、四肢部透穴。用于 2~5 穴位透穴。

（7）治疗范围：四肢麻木、抽搐、癫痫、癫狂、颈部伤筋、腰部伤筋、胸部伤筋、脊痹、腰痛、膝痹、腹痛、风证、呕吐等。

（8）内注液型和外注液型的应用区别：同 1.2cm 型水液类钩鍉针。

（9）注意事项

① 根据疾病之不同，合理选择 9.0cm 内注液型或外注液型水液类钩鍉针。

② 其他同 7.5cm 型水液类钩鍉针。

## 二、软组织水液类钩鍉针的特点

水液类钩鍉针，由 12 号腰穿针改造而来，钩柄可用一次性注射器替代，便于操作和注药，钩头的大小都是一致的，有内注液型和外注液型之分，钩身的长度由 0.9cm 逐渐增长为 8.7cm。

1. 钩头为月牙形，分内注液型和外注液型。

2. 钩中带尖带刃，两刃之间是注液孔。

3. 钩头较小兼有钩弧。

4. 钩中带孔带突。

5. 钩头坚韧性较差而易变形。

6. 钩尖为三棱形。

7. 钩柄用一次性注射器替代，注射器大小根据情况而定。

8. 钩柄用注射器替代，不带有定位锥。

9. 钩身不带有刻度。

## 第十节　一次性使用钩活术钩鍉针

钩鍉针包括一次性使用无菌钩活术钩针（图 5-10-1）和一次性使用无菌钩活骨减压刺探针（图 5-10-2），本节重点介绍一次性使用无菌钩活术钩针，一次性使用无菌钩活术骨减压刺探针在《钩活骨减压术治疗学》中介绍。本器械预计在 2021 年 5~12 月全面用于临床，改变了多用钩鍉针高压灭菌的烦琐过程，钩活术操作过程中针具、方巾、洞巾、棉签等均为一次性使用，提高了临床安全性，使钩活术在规范化、标准化、无菌化方面又提升了一个高度。一次性使用无菌钩活术钩针（钩鍉针）为金属头、塑料柄，经过临床研究对钩活术钩针进行了"守正创新"，去掉了临床应用较少的水液类钩鍉针，增加了超微类和部分巨、中、微类的型号，分为骨减压类、巨类、中类、微类、超微类，共五类，90 型（图 5-10-3），软组织钩鍉针即一次性使用无菌钩活术钩针，共86 型。

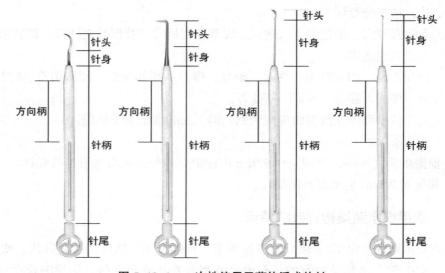

图 5-10-1　一次性使用无菌钩活术钩针

一次性使用无菌钩活术钩针的命名符合国家食品药品监督管理总局第 19 号令《医疗器械通用名称命名规则》，其有关标准如下。

### 一、产品检验要求和验收标准

1. 钢材的标准　3Cr13 Mo 钢，一次性使用，开封前不生锈，开封使用后遇水生锈，无法二次使用。

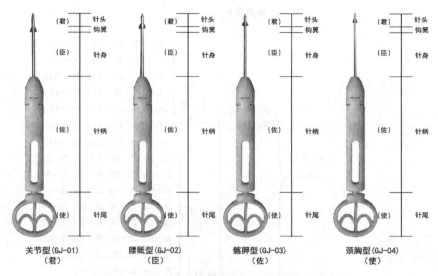

关节型(GJ-01)
（君）

腰骶型(GJ-02)
（臣）

骶胛型(GJ-03)
（佐）

颈胸型(GJ-04)
（使）

**图 5-10-2　一次性使用无菌钩活骨减压刺探针**

（钩鍉针硬组织类 4 型）

2. 钩头锐利性的标准　钩头的钩尖部锋利而不卷刃，为三棱锥型。

3. 钩头表面粗糙度的标准　刃口 5mm 内和钩身 3mm 处的表面粗糙度不大于 0.8μm。其余部位粗糙度应不大于 0.4μm。

4. 钩头韧性和钢性的标准　既不能变形，也不能断裂，头部硬度为 509~579HV0.3。

5. 各类型钩鍉针的标准图形　参考样品设计图形。

6. 各型号钩柄塑材的标准　90°高温即刻变形的硬度和韧性相间的塑料材质。

7. 塑料柄外形的标准见图 5-10-1，图 5-10-2。

8. 塑料柄与钩头的强度标准　产品头部和塑料柄的连接牢固，能经受 190N 的拉力而不松动。

9. 钩鍉针钩头洁净，使用胶套保护，单独洁净透析纸袋封装，无菌。

10. 每批钩鍉针有无菌检测报告和灭菌标志。

11. 灭菌情况　符合国内二类医疗器械灭菌标准，得到中国药械管理部门的认可，可直接临床使用。

12. 每批次钩鍉针都能提供国内检查部门所需要的各种证件和报告单。

## 二、产品说明书

### 1. 用途和规格

（1）用途：用于钩活术疗法中钩割软组织。

（2）型号规格：

巨类：JL—01；JL—02；JL—03；JL—04；JL—05；JL—06；JL—07；JL—08；JL—09；JL—10；JL—11；JL—12；JL—13；JL—14；JL—15；JL—16；JL—17；JL—18；

**（分类图）**

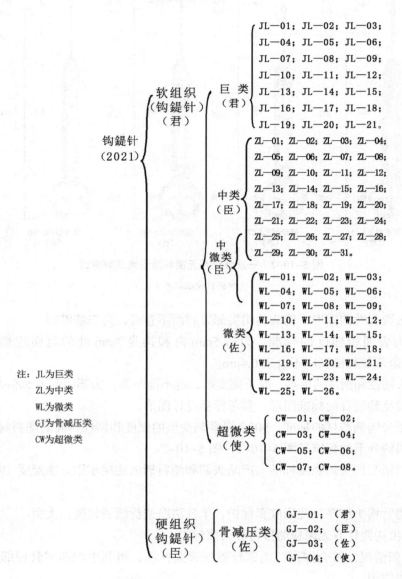

注：JL为巨类
ZL为中类
WL为微类
GJ为骨减压类
CW为超微类

钩鍉针
（2021）

软组织
（钩鍉针）
（君）

巨类
（君）
JL—01；JL—02；JL—03；
JL—04；JL—05；JL—06；
JL—07；JL—08；JL—09；
JL—10；JL—11；JL—12；
JL—13；JL—14；JL—15；
JL—16；JL—17；JL—18；
JL—19；JL—20；JL—21。

中类
（臣）
ZL—01；ZL—02；ZL—03；ZL—04；
ZL—05；ZL—06；ZL—07；ZL—08；
ZL—09；ZL—10；ZL—11；ZL—12；
ZL—13；ZL—14；ZL—15；ZL—16；
ZL—17；ZL—18；ZL—19；ZL—20；
ZL—21；ZL—22；ZL—23；ZL—24；

中微类
（臣）
ZL—25；ZL—26；ZL—27；ZL—28；
ZL—29；ZL—30；ZL—31。

微类
（佐）
WL—01；WL—02；WL—03；
WL—04；WL—05；WL—06；
WL—07；WL—08；WL—09；
WL—10；WL—11；WL—12；
WL—13；WL—14；WL—15；
WL—16；WL—17；WL—18；
WL—19；WL—20；WL—21；
WL—22；WL—23；WL—24；
WL—25；WL—26。

超微类
（使）
CW—01；CW—02；
CW—03；CW—04；
CW—05；CW—06；
CW—07；CW—08。

硬组织
（钩鍉针）
（臣）

骨减压类
（佐）
GJ—01；（君）
GJ—02；（臣）
GJ—03；（佐）
GJ—04；（使）

**钩鍉针90型**

**图5-10-3 中华钩活术一次性使用钩鍉针**

JL—19；JL—20；JL—21。

中类：ZL—01；ZL—02；ZL—03；ZL—04；ZL—05；ZL—06；ZL—07；ZL—08；ZL—09；ZL—10；ZL—11；ZL—12；ZL—13；ZL—14；ZL—15；ZL—16；ZL—17；ZL—18；ZL—19；ZL—20；ZL—21；ZL—22；ZL—23；ZL—24；ZL—25；ZL—26；ZL—27；ZL—28；ZL—29；ZL—30；ZL—31。

微类：WL—01；WL—02；WL—03；WL—04；WL—05；WL—06；WL—07；WL—08；WL—09；WL—10；WL—11；WL—12；WL—13；WL—14；WL—15；WL—16；WL—17；WL—18；WL—19；WL—20；WL—21；WL—22；WL—23；WL—24；WL—25；WL—26。

超微类：CW—01；CW—02；CW—03；CW—04；CW—05；CW—06；CW—07；CW—08。

一次性使用无菌软组织钩鍉针即一次性使用无菌钩活术钩针，共4类，86型。

**2. 产品结构特征**　产品分为头柄装配和管钻装配。

**3. 使用与操作方法**　检查需要钩治的部位，选择适合的产品规格，具有有效期内钩活术操作资质证书的医务工作者在不低于治疗室标准的环境中进行无菌操作，取下产品头部的护套，手持产品柄部，用产品头部进行操作。

**4. 主要性能参数**

（1）材料：头部应以32Cr13 Mo钢材料制成，头部表面经钝化处理，柄部应以塑料材料制成，根据大小分为4个型号。

（2）外观：除工作部位，外表无锋棱、毛刺和裂缝。

（3）工作头部：头部刃口锋利，无缺口、卷口。

（4）连接牢固度：头部与柄部的连接应牢固，能经受190N的拉力而不松动。

（5）硬度：产品头部经热处理，其硬度为510~580HV。

（6）粗糙度：刃部不大于1.6μm，近刃口5mm内和颈部距柄部3mm处的表面粗糙度不大于0.8μm。

（7）耐腐蚀性：有良好的耐腐蚀性能，不低于YY/T0149中沸水试验法b级的规定。

**5. 产品的维护与保养**

（1）产品使用前、使用中应注意保护产品，不受碰撞损坏。使用后毁形按医疗废物处理。

（2）保存和运输过程中应避免器械头部相互碰伤。

**6. 贮存**　包装后的产品应贮存在相对湿度不超过80%、无腐蚀性气体和通风良好的室内。

**7. 承诺**　包装后未经拆封的产品在遵守贮存规则的条件下，保证在有效期两年内不生锈。

**8. 注意事项**

（1）禁忌证：有感染或血液病患者，或其他不能耐受治疗的患者。

（2）使用注意：包装破损、保护套脱落、超过有效期、封口不完整、产品异常，禁忌使用。

（3）销毁：本产品为一次性使用，用后请销毁，为医疗废物。

（4）本产品使用必须符合医疗部门相关操作规范和相关法规要求。

（5）本产品仅限于具备有效期内钩活术技术操作证书的医生治疗时使用。

没有取得钩活术相关资质的人员请勿操作；在超出适用范围的情况下请勿使用；超出有效期请勿使用。

**9. 灭菌方式**　本产品采用环氧乙烷灭菌。

**10. 有效期**　二年。

**11. 相关图形、符号的说明**　⊗：表示不得二次使用。 STERILE ：表示无菌。 STERILE EO ：表示经环氧乙烷灭菌。

**12. 说明书修订日期**　2021年5月前说明书最后修订完成。

# 第十一节　钩鍉针小结

## 一、设计新颖、主体弯弧、类型明确、软硬结合

巨类钩鍉针、中类钩鍉针、微类钩鍉针、骨减压类、水液类钩鍉针都带有钩，2020年进行了优化增减，取消了水液类，增加了超微类，分为骨减压类、巨类、中类、微类、超微类，共5类，由原83型改进为90型，都带钩、带弯，钩头上的"弯弧"是钩鍉针的纲领。

根据弯弧的形状不同把巨类钩鍉针分为颈胸型巨钩针（JX—J1）、腰型巨钩针（Y—J2）、肩关节型巨钩针（JGJ—J3）、肘关节型巨钩针（ZGJ—J4）、膝关节型巨钩针（XGJ—J5）、穴位型巨钩针（XW—J6）、汗腺型巨钩针（HX—J7）、深软型巨钩针（SR—J8）、肛门型巨钩针（GM—J9）等多型，根据其弧形不同的特点，相对应治疗颈胸椎病、腰椎病、肩关节病、肘关节病、膝关节病、软组织痛、狐臭病、椎管狭窄症、肛裂等。

根据弧形的大小分为巨、中、微、超微类钩鍉针，中、微、超微类钩鍉针区别在于钩身长短的不同，根据疾病的不同选择长短不同的钩针，钩治相应的穴位点。

软组织减压减张和硬组织减压减张联合使用。

## 二、系统性、整体性、连贯性、科学性

钩鍉针是一个有机整体（钩类特异针），钩鍉针类别各不相同，但钩头中的钩尖、钩刃、钩弧、钩板又有类同，既各自独立，又相互联系、互相补充，成为一个完整的中医针具体系，钩尖（君）＋钩刃（臣）＋钩弧（佐）＋钩板（使）＝钩头。钩头是钩鍉针的关键，由于钩头外形、大小的不同，其功能各不相同，分为骨减压、巨、中、微、超微（2018年前为水液）类，钩鍉针的系统性、整体性、连贯性、科学性，反映出中医特异钩式针具的新体系（图5-11-1）。

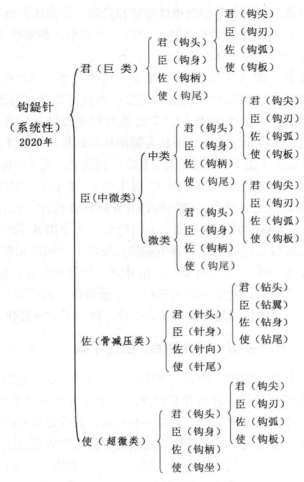

图 5-11-1　钩鍉针 90 型

### 三、整体观念、辨证用钩、君臣佐使、巧妙配伍

巨类钩鍉针，钩头最大、弧形最多（九型中就有 8 个绝对不同的弯弧）、钩身的直径最粗，由此可知治病的力度最大，治疗深部的、位于筋骨的、病在经的、顽固的、瘀积较久的一类疾病，属强通法的特异针具，在整体配伍中为之"君"。

中类钩鍉针，钩头较大、弧形不变、钩身长短不一，由此可知治病的力度较大，治疗较深部的、位于经筋的、病在经络之间的、较顽固的、瘀积较久的一类疾病，为以强通法为主的特异针具。

微类钩鍉针，钩头较小、弧形不变、钩身长短不一，由此可知治病的力度较小，治疗较浅部的、位于肌肤的、病变在络的、病程较短的、瘀积较短的一类疾病，为以通法为主、荥法为辅的特异针具。在整体配伍中微类为"臣"。

骨减压类钩鍉针，左右分离软组织，直接触骨和钻骨，进入骨髓腔抽出部分骨髓液，达到去除骨内瘀血的目的，专治疑难性疼痛和骨病，在整体配伍中为"佐"。

超微类钩鍉针，钩身最细，带有弯弧，相对力量最小，刺激性也最小，在操作过程中可以免麻醉进行治疗，在整体配伍中为"使"。

附：水液类钩鍉针（2018年前），钩头最小、弧形不变、钩身长短不一，用于巨、中微类钩鍉针的补充治疗，以穴位深部注药为主，由此可知通过局部用药而治病，对那些通过巨中微类钩鍉针钩治后的疾病，未能达到预期效果，可通过注药增加疗效、缩短疗程、防止反复，为以荣法为主、通法为辅的特异针具。在整体配伍中为"使"。

巨类（君）+ 中微类（臣）+ 骨减压类（佐）+ 超微类（使）= 钩鍉针。

巨、中、微类钩鍉针治疗相应筋（深）、肉（中）、皮（浅）部的疾病。对于入骨之疾，为骨减压类钩鍉针之强项。超微类钩鍉针非麻醉性治疗，或补充治疗，反映了中医的"整体观念"。钩鍉针的不同类别、不同型号，其作用各不相同，钩治的疾病、钩治的部位、选择的穴位、达到的疗效各不相同，反映了"辨证用钩"。钩鍉针中的钩头四位相互配合、主次分明、互为因果、互相补充、智能化组合，反映了中医的"君臣佐使"配伍原则。各类钩鍉针中的钩头四位相应起到钩、刺、割、钩、挑、推、钻、弹、剥、捣、抽等作用，四位之间的配伍非常合理，体现了"智能化巧妙配伍"。

## 四、打破常规、多法并用、筋骨并治、四位平衡

钩鍉针每一型都有自己的选穴特点、操作特点、施治手法、施治部位、施治穴位、最佳适应证、最佳适应证状等，针对性非常强，可充分发挥不同类型钩鍉针的特异性治疗作用。同时各类各型钩鍉针又是一个统一有机体，在治疗过程中可进行辨证选钩、辨证选穴、辨证选法、辨证选位。由于钩鍉针的特异性（尖刃弧板），在操作过程中钩治法、割治法、挑治法、针刺法、放血法、减压法、减张法、疏通法、温补法、平衡法等多法并用，它们之间相互配合、相互补充、互为因果、相互联系、智能组合，成为一个既局部、又整体统一的治疗体系——中华钩活术。

## 五、一次使用、减少污染、保证安全

钩鍉针一次性使用方便快捷无污染，提高了钩活术规范化、标准化、无菌化的程度。一次性使用无菌钩活术钩针（钩鍉针）用后即应毁形，不能再次使用。

一次性钩鍉针临床使用方便，减少交叉感染的机会，保障了在操作过程中的安全性，增加了成本，但也同时增加了疗效，降低了风险。

# 第六章  选穴与操作

本章主要为一次性使用无菌钩活术钩针软组织钩鍉针的选穴与操作，通过辨证施治，选择最佳的主穴和配穴，同时选择大小长短及弧形最适宜的钩鍉针和方便操作的体位，之后通过无菌操作，遵循相对应的手法进行钩活治疗。

## 第一节  穴位选择

选穴是根据疾病的发生、发展、病情变化、发病规律与脏腑经络之间的关系选择钩治的穴位点。

### 一、选穴原则

1.通过望、闻、问、切四诊收集病情资料，归纳总结，确定病位；

2.按骨科常规检查方法进行查体，发现相关病理体征；

3.通过影像学检查（X线、CT、MRI）查找病变部位；

4.通过各种方法排除其他疾病，明确诊断；

5.通过脏腑经络理论科学分析；

6.准确选出所钩治穴位。

### 二、主穴与配穴

主穴：以病变根部（即发源地）的穴位点为主穴。

配穴：循经取穴、神经走行路线取穴、运动医学应力方向取穴。

### 三、选穴公式（取穴处方）

选穴公式设置以病因配穴、病机配穴、病位配穴、影像配穴、辨证施治为原则。

#### （一）脊柱退变性和脊柱外伤疾病

**1.颈椎病**

（1）头面部症状为主者

软组织：

第一次：主穴，风府＋颈2穴。

配穴，四神聪、太阳、百会、头维、上关、风池。

第二次：主穴，风府＋颈3穴。

配穴，四神聪、丝竹空、百会、头维、眉中、风池。

第三次：主穴，风府＋颈4穴。

配穴，四神聪、丝竹空、太阳、头维、眉中、风池。

（2）局部和四肢症状为主者

软组织：

第一次：主穴，颈1穴＋颈2穴，或颈3穴＋颈2穴。

配穴，天髎、秉风、臑俞、手三里、曲池。

第二次：主穴，颈1′穴＋颈2′穴，或颈3′穴＋颈2′穴。

配穴，天髎、肩髎、臑俞、手五里、曲池。

第三次：主穴，颈3穴＋胸12穴或颈3穴＋颈2穴。

配穴，巨骨、肩髃、臑俞、手三里、曲池。

（3）头面部、局部、四肢症状都有者

软组织：

第一次：主穴，风府＋双风池＋颈2穴，或颈2穴＋颈3穴，或颈2穴＋颈1穴。

配穴，百会、风池、肩井、肩髎、臂臑。

第二次：主穴，风府＋双风池＋颈1穴或颈2穴＋颈3穴或颈2穴＋颈1穴。

配穴，百会、风池、天髎、秉风、肩髎、手五里。

第三次：主穴，风府＋双风池＋颈3穴或颈2穴＋颈3穴或颈2穴＋颈1穴。

配穴，四神聪、头维、肩臑、天髎、肩髃、臂臑。

**2. 胸椎病（以病位在胸6椎和胸7椎为例）**

软组织：

第一次：主穴，胸7穴＋胸6穴。

配穴，膈俞、膈关、心俞、灵台、至阳。

第二次：主穴，胸7′穴＋胸6′穴。

配穴，上脘、下脘、肝俞、胆俞、足三里、三阴交。

第三次：主穴，胸5穴＋胸8穴。

配穴，肺俞、心俞、曲池、合谷、血海。

**3. 腰椎病：**

软组织：

第一次：主穴，腰1穴＋腰2穴或腰1穴＋腰2穴＋腰3穴。

配穴，环跳、承扶、阴门、委中、承山。

第二次：主穴，腰1′穴＋腰2′穴或腰1′穴＋腰2′穴＋腰3′穴。

配穴，环跳、承扶、阴门、承筋、昆仑。

第三次：①腰部症状为主

主穴，腰 3 穴 + 腰 1 穴。

配穴，髀关、伏兔、梁丘、环跳、风市。

②下肢症状为主者

主穴，腰 2 穴 + 骶 4 穴。

配穴，环跳、承扶、委中、昆仑、阳陵泉。

③局部和下肢症状都有者

主穴，腰 3 穴 + 骶 4 穴。

配穴，髀关、伏兔、梁丘、委中、昆仑。

**4. 坠伤脊柱病（以椎体压缩在胸 12 椎和腰 1 椎为例）**

软组织：

第一次：主穴，胸 1 穴 + 腰 5 穴。

配穴，气海俞、关元俞、膀胱俞、委中、三阴交。

第二次：主穴，胸 1′穴 + 腰 5′穴。

配穴，气海俞、关元俞、膀胱俞、委中、三阴交。

第三次：主穴，胸 2 穴 + 腰 4 穴。

配穴，肾俞、膀胱俞、环跳、委中、承山。

**5. 骶尾病**

软组织：

第一次：主穴，骶 2 穴 + 骶 3 穴。

配穴，膀胱俞、中膂俞、白环俞、会阳、三阴交。

第二次：主穴，骶 4 穴 + 骶 1 穴。

配穴，膀胱俞、中膂俞、会阳、长强、三阴交。

第三次：主穴，骶 3 穴 + 腰 1′穴。

配穴，关元俞、膀胱俞、腰俞、会阳、三阴交。

## （二）脊柱相关疾病

第一次：主穴，选择相对应的魏氏夹脊穴。
配穴，根据辨证施针循经取穴、对症取穴。
第二次：主穴，选择相对应的魏氏夹脊撒穴。
配穴，根据辨证施针循经取穴、对症取穴。
第三次：主穴，选择第一次所选穴位的相邻魏氏夹脊穴。
配穴，根据辨证施针循经取穴、对症取穴。

### （三）四肢关节病

**1. 肩关节**

软组织：

第一次：主穴，肩三穴。

配穴，肩贞、肩髃、肩髎、手五里、手三里、外关。

第二次：7 天或 14 天，痛点取穴。

**2. 肘关节**

第一次：主穴，肘三穴。

配穴，曲池、手三里、孔最、少海、三阳络、外关。

第二次：7 天或 14 天，痛点取穴。

**3. 腕关节**

第一次：主穴，腕三穴。

配穴，太渊、经渠、阳池、合谷、阳谷、养老。

第二次：7 天或 14 天，痛点取穴。

**4. 髋关节**

软组织：

第一次：主穴，髋三穴。

配穴，环跳、风市、髀关、伏兔、梁丘、膝阳关。

第二次：7 天或 14 天，痛点取穴。

硬组织：股骨大转子减压穴（股骨头缺血性坏死、骨内高压症）。

**5. 膝关节**

软组织：

第一次：主穴，膝三穴。

配穴，犊鼻、阴陵泉、阳陵泉、血海、梁丘、膝阳关。

第二次：7 天或 14 天，痛点取穴。

**6. 踝关节**

第一次：主穴，踝三穴。

配穴，照海、申脉、丘墟、商丘、昆仑、金门。

第二次：7 天或 14 天，痛点取穴。

### （四）十二正经病

1.循经取穴＋局部取穴。

2.近病远取或远病近取。

### （五）奇经八脉病

1. 循经取穴 + 局部取穴。

2. 局部取穴。

### （六）其他疾病

第一次：主穴，根据辨证施治确定的魏氏夹脊穴。

配穴，十二正经腧穴和其他特定穴及阿是穴。

第二次：主穴，根据辨证施治确定的魏氏夹脊撇穴。

配穴，十二正经腧穴和其他特定穴及阿是穴。

第三次：主穴，根据辨证施治确定的第一次所取穴位相邻魏氏夹脊穴。

配穴，十二正经腧穴和其他特定穴及阿是穴。

## 第二节　一次性使用无菌钩活术钩针（软组织钩鍉针）选择

2021 年 5 月全面推广一次性使用钩活术无菌钩鍉针，在分类方面又有巨大的创新，增加了超微类钩鍉针，替代了水液类钩鍉针，富血小板血浆（PRP）替代针孔内局部用药。本节重点介绍软组织钩鍉针，一次性使用无菌钩活术钩针。

### 一、一次性使用无菌钩活术钩针使用前检查

使用前检查包装有无破损，生产日期和有效期，钩针的型号，针具有无卷刃和裂隙等针具不合格情况。

### 二、一次性使用无菌钩活术钩针的选择

巨类一次性使用无菌钩活术钩针各有其使用范围，不能交叉使用。如颈胸型一次性使用无菌钩活术钩针钩治颈胸椎部疾患；腰型一次性使用无菌钩活术钩针钩治腰椎部疾患；穴位型一次性使用无菌钩活术钩针钩治肌肉、韧带丰满处的腧穴；肛门型一次性使用无菌钩活术钩针钩割陈旧和新发的肛裂；膝关节型一次性使用无菌钩活术钩针钩治膝关节疾患；肘关节型一次性使用无菌钩活术钩针钩治肘关节疾患；肩关节型一次性使用无菌钩活术钩针钩治肩关节疾患；汗腺型一次性使用无菌钩活术钩针钩治狐臭病；深软型一次性使用无菌钩活术钩针钩治深部软组织粘连性疾患，如侧隐窝狭窄症等。

中微类内板、内刃型一次性使用无菌钩活术钩针在选择使用时，在临床上应根据患者年龄的长幼、形体的肥瘦、体质的强弱、病情的虚实、病变部位的表里浅深和所取腧穴所在的具体部位，选择长短、粗细适宜的一次性使用无菌钩活术钩针。《灵枢·官针》篇中说："九针之宜，各有所为，长短大小，各有所施也。"如男性，体壮、形肥，且病变部位较深者，可选稍粗稍长的一次性使用无菌钩活术钩针。反之若

女性，体弱，形瘦，而病变部位较浅者，就应选用较短、较细的针具。至于根据腧穴的所在具体部位选择一次性使用无菌钩活术钩针时，一般肌肉薄弱、需钩治较浅的腧穴，宜选短而钩身较细的一次性使用无菌钩活术钩针（微类一次性使用无菌钩活术钩针）；肌肉丰厚、需钩治较深的腧穴，宜选用钩身稍长、稍粗的一次性使用无菌钩活术钩针（中类一次性使用无菌钩活术钩针）。需要透穴治疗时，用钩身较长的一次性使用无菌钩活术钩针。临床上选用各型钩鍉针的长度，常以钩身的长度稍超过该穴所需之深度（如应刺入 1cm，可选 1.2cm 的一次性使用无菌钩活术钩针；应刺入 2cm 时，可选 2.5cm 的一次性使用无菌钩活术钩针）为宜。需要钩治、割治、挑治、针刺、放血五法并用，则选用内板型一次性使用无菌钩活术钩针；需要割治、挑治、针刺、放血四法并用，则选用内刃型一次性使用无菌钩活术钩针。

超微类一次性使用无菌钩活术钩针用于疾病轻微、惧怕疼痛、麻药过敏、国外不能使用麻药的患者。

至 2020 年 5 月，水液类钩鍉针停止使用，因为通过研究发现，钩活术治疗后利用 PRP 替代防黏液效果更好，达到了物理治疗和自身血液治疗，增加了近期和远期疗效。

# 第三节　体位选择

施钩活术时应有相应的专用手术床，尤其在俯卧位时，钩活术的手术床显示出极大的优越性。专用手术床应高度（70cm）适宜、宽度（60cm）适宜、长度（195cm）适宜，有利于医务工作者操作。床面的前端有一个直径 15cm 的特殊通气孔，有利于患者呼吸，防止患者在紧张过程中缺氧，而且有利于暴露颈椎的特殊部位（图 6-3-1）。

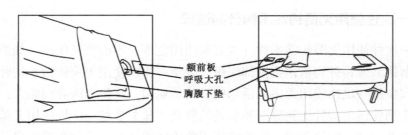

额前板
呼吸大孔
胸腹下垫

图 6-3-1　钩活术专用床

钩治时患者的体位选择是否适当，对正确定位腧穴、钩治时施术操作，防止晕针、滞针、弯针甚至折针等，都有很大的影响。如重病体弱或精神紧张的患者，钩治时采用坐位，易使患者感到疲劳，往往易发生晕针；又如体位选择不当，在钩治施术过程中，患者常因移动体位而造成弯针、滞针甚至发生折针事故。因此根据病变所在的部位，选择适当的体位，既有利于正确定位腧穴，又便于钩活施术。临床钩治时常用的体位，主要有以下几种。

**1. 仰卧位**　适宜于取头、面、胸、腹部腧穴，上、下肢部分腧穴（图 6-3-2）。

**2. 侧卧位** 适宜于取身体侧面少阳经腧穴和上、下肢的部分腧穴（图 6-3-3）。

**3. 俯卧位** 适宜于取头、项、脊背、腰臀部腧穴，下肢背侧及上肢部分腧穴（图 6-3-4）。

**4. 侧伏坐位** 适宜于取头部的一侧、面颊及耳前后部位的腧穴（图 6-3-5）。

**5. 仰靠坐位** 适宜于取头前、颜面和颈前等部位的腧穴（图 6-3-6）。

**6. 俯伏坐位** 适宜于取头和项、背部的腧穴（图 6-3-7）。

**7. 俯卧胸位** 适宜于取胸部腧穴（图 6-3-8）。

**8. 俯卧腰位** 适宜于取腰椎部腧穴（图 6-3-9）。

**9. 俯卧臀位** 适宜于取臀部和骶尾部腧穴（图 6-3-10）。

**10. 俯卧颈位** 适宜于取颈部腧穴（图 6-3-11）。

**11. 俯坐颈位** 适宜于不能取俯卧颈位的颈部腧穴（图 6-3-12）。

**12. 腱鞘伸掌位** 适宜于取掌部穴位点（图 6-3-13）。

**13. 坐曲肘位** 适宜于取肘部腧穴（图 6-3-14）。

**14. 坐曲肘扶头位** 适宜于取肘部腧穴（图 6-3-15）。

**15. 坐曲肩位** 适宜于取肩部腧穴（图 6-3-16）。

**16. 仰卧单曲膝位** 适宜于取单膝部腧穴（图 6-3-17）。

**17. 仰卧双曲膝位** 适宜于取双膝部腧穴（图 6-3-18）。

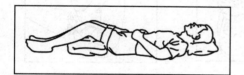

图 6-3-2 仰卧位

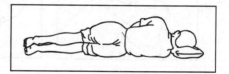

图 6-3-3 侧卧位

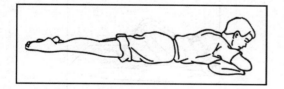

图 6-3-4 俯卧位

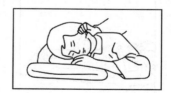

图 6-3-5 侧伏坐位

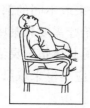 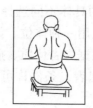 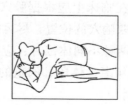 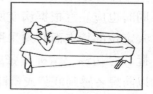

图 6-3-6 仰靠坐位　图 6-3-7 俯伏坐位　图 6-3-8 俯卧胸位　图 6-3-9 俯卧腰位

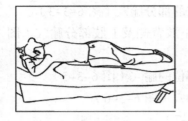

图 6-3-10　俯卧臀位

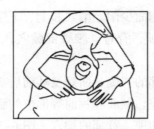

图 6-3-11　俯卧颈位

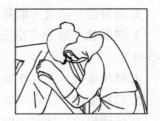

图 6-3-12　俯坐颈位

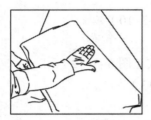

图 6-3-13　腱鞘伸掌位

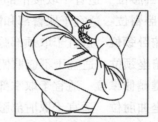

图 6-3-14　坐曲肘位

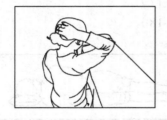

图 6-3-15　坐曲肘扶头位

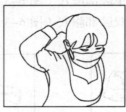

图 6-3-16　坐曲肩位

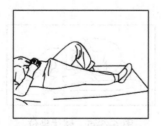

图 6-3-17　仰卧单曲膝位

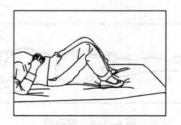

图 6-3-18　仰卧双曲膝位

　　除上述常用体位外，在临床上应根据腧穴的具体不同选择要求采取不同的部位。同时也应注意根据病变所取腧穴的位置，尽可能用一种体位。如因治疗需要和某些腧穴定位的特点而必须采用两种不同体位时，应根据患者体质、病情等具体情况灵活掌握。对初诊、精神紧张或年老、体弱、病重的患者，条件许可时，应尽量采取卧位，以防患者感到疲劳或晕针等。

## 第四节　麻醉的选择

钩活术所用的一次性使用无菌钩活术钩针较毫针为大，给患者带来的痛感也较大，尤其是巨类钩鍉针，所以，在实施钩活术之前要进行相应的局部麻醉，以减轻患者的痛苦。

### 一、麻醉方式的选择

钩活术最大的创面直径只有 1~2mm，麻醉方式选用最简单的局部浸润性麻醉，在被选穴位点上注射一小皮丘，然后进入相应的深度，回抽无血，慢慢注入麻药，之后边退针边注麻药，直至退至皮外，完成局麻。

针刺麻醉。

诱导麻醉。

### 二、麻药的选择

局麻类药品很多，最常用的是盐酸利多卡因，价廉物美，可不做皮试，所以在钩活术临床上首选盐酸利多卡因，软组织麻醉浓度以 0.5% 最为合适，为钩活术临床推荐浓度。

### 三、麻醉时注意事项

虽然钩活术使用的是最简单的局麻，但要掌握常规局麻的要领、局麻的浓度及总量、浸润性麻醉的方向（与钩针钩治的方向一致），尤其注意过敏反应。

盐酸利多卡因原则上不做皮试，但临床上偶有过敏反应，在使用麻药前应询问患者有无麻药过敏史，使用麻药后要密切观察患者有无异常反应。如果出现皮疹、瘙痒、头晕、恶心、呕吐、全身不适等反应，要马上采取相应措施，此时的过敏反应一定要与晕针相鉴别。

如果麻药过敏，应采取局部注射无菌水的方法。

## 第五节　无菌操作技术

钩活术操作前的准备，应按照常规无菌操作技术进行。

无菌技术（aseptic technique）是指医疗、护理操作中，防止一切微生物侵入人体和防止无菌物品、无菌区域被污染的操作技术。

无菌技术及操作规程是根据科学原则制定的，任何一个环节都不能违反，每个医护人员都必须遵守，以保证患者的安全。

## 一、洗手技术

### 1. 七步洗手法

第一步：洗手掌。流水湿润双手，涂抹洗手液（或肥皂），掌心相对，手指并拢，相互揉搓；

第二步：洗背侧指缝。手心对手背，沿指缝相互揉搓，双手交换进行；

第三步：洗掌侧指缝。掌心相对，双手交叉，沿指缝相互揉搓；

第四步：洗拇指。一手握另一手大拇指旋转揉搓，双手交换进行；

第五步：洗指背。弯曲各手指关节，半握拳，把指背放在另一手掌心旋转揉搓，双手交换进行；

第六步：洗指尖。弯曲各手指关节，把指尖合拢在另一手掌心旋转揉搓，双手交换进行；

第七步：洗手腕、手臂。揉搓手腕、手臂，双手交换进行。

### 2. 注意事项

（1）认真清洗指甲、指尖、指缝、指关节等易污染的部位。

（2）手部不得佩戴戒指等饰物。

（3）应当使用一次性纸巾或者干净的小毛巾擦干双手，毛巾应当一用一消毒。

（4）用于洗手的肥皂或者皂液应当置于洁净的容器内，容器应当定期清洁和消毒。

（5）使用的固体肥皂应保持干燥。

### 3. 洗手的目的　去除手部皮肤上的污垢、碎屑和部分致病菌。

## 二、手消毒

### 1. 消毒前准备

（1）穿刷手衣裤、隔离鞋，个人衣物不得外露。

（2）戴口罩、帽子时，头发、口鼻不得外露。轻度上呼吸道感染者戴双层口罩，严重者不可参加手术。

（3）剪短指甲（水平观指腹不露指甲为度），去除饰物，双手及前臂无疖肿和破溃。

（4）用肥皂或洗手液洗手，清除手上污垢。

### 2. 注意事项

（1）冲洗双手时，避免水溅湿衣裤。

（2）保持手指朝上，使水由指尖流向肘部，避免倒流；清洗及消毒后保持双手悬空，举在胸前。

（3）使用后的刷子、擦手巾等，应当放到指定的容器中回收，一用一灭菌。

（4）手部不得佩戴假指甲、戒指、手镯、手表等饰物。

**3. 外科手消毒** 指用消毒剂清除或杀灭手部暂居菌的过程。

（1）消毒的目的

① 清除指甲、手、前臂的污物和暂居菌。

② 将常居菌减少到最低程度。

③ 抑制微生物的快速再生。

（2）无菌操作前准备

① 操作台无尘土、宽敞，物品摆放合理。

② 检查完整、正确，符合无菌要求。

③ 打包环境宽敞，不跨越无菌区。

④ 储槽盖全部打开，物品未触碰边缘。

⑤ 操作正确，注明开盖日期。

（3）使用无菌持物钳的注意事项

① 无菌持物钳不能夹取未灭菌的物品，也不能夹取油纱布。

② 取远处物品时，应当连同容器一起搬移到物品旁使用。

③ 使用无菌钳时不能低于腰部。

④ 打开包后的无菌镊子筒、持物钳应当 4 小时更换一次。

（4）戴无菌手套的目的：执行无菌操作或者接触无菌物品时戴无菌手套，隔离双手，营造无菌环境，以保护患者，预防感染。

（5）戴无菌手套时的注意事项

① 戴手套时应当注意未戴手套的手不可触及手套的外面，戴手套的手不可触及未戴手套的手或另一手套的里面。

② 戴手套后如发现有破洞、手套破裂或污染时，应当立即更换。

③ 脱手套时，应翻转脱下。

# 第六节　钩活术操作

钩活术操作是指利用一次性使用无菌钩活术钩针在辨证施钩、正确选穴、无菌操作的前提下，施钩者在穴位点上施治的过程。

## 一、操作原则

操作者按照无菌技术，动作轻柔、准确、到位，遵循相应的手法和步骤操作。各种手法都不能过度，到位即止，防止损伤等。总之，应坚持深度要"宁浅勿深"、手法要"柔而不蛮"、钩度要"基通即止"、效果要"宁无效、勿强效"的原则。

## 二、操作手法

手法：是指施钩者在钩活过程中，手下所使用的治疗方法。包括持针法、进针法、施治法、出针法。

指力：是指医者持钩之手的力度。凡欲施钩进行钩治，其手指应有一定的力度，方能将钩刺进机体。钩鍉针是弧形的钩头，很难顺利进钩，必须掌握合适的指力和相应的手法。

**1. 持针法**　是指钩治时夹持钩鍉针的方法。临床一般用右手持钩鍉针操作，称之为"刺手"，主要是以拇、食二指夹持针柄有方向的部位，使钩柄的尾部紧靠于虎口中，形成拇、食、虎口三个着力点，利于临床操作。左手拇、食指按压所钩部位，固定周围皮肤为辅助，故称之为"押手"。

刺手的作用是掌握针具，施行手法操作，施指力于钩尖，使钩鍉针顺利垂直刺入皮肤，以及钩治和出针时的操作；押手的作用是固定腧穴的位置，协助刺手进针，协助、调节和控制钩度。

**2. 进针法**　针具（钩鍉针）进入腧穴所使用的方法。一般要求达到轻巧、准确、快速、无痛。

（1）指切进针法：戴无菌手套，左手拇指、食指或中指的指尖切按在穴位旁，右手持针，紧靠指甲，将钩针刺入皮肤，适用于短钩鍉针的进入。

（2）夹持进针法：戴无菌手套，左手拇、食指夹持钩尖固定于已消毒钩治穴位的皮肤表面，右手持钩柄，使钩尖垂直于皮肤，在右手指力下压时，左手拇、食二指同时用力，两手协同将钩针刺入皮肤，适用于长钩鍉针的进入。

（3）提捏进针法：戴无菌手套，左手拇指和食指将钩治部位的皮肤捏起，右手持钩针从捏起部的上端刺入，适用于皮肤浅薄部位的进针。

（4）舒张进针法：戴无菌手套，左手拇、食二指将所刺腧穴部位的皮肤向两侧撑起绷紧，使钩鍉针从左手拇、食二指的中间刺入，适用于皮肤松弛部位腧穴的进针。

**3. 施治法**　针具（钩鍉针）进入皮肤后治病时所使用的方法。如钩提法、分离法、捣划法、触骨法、钻骨法。

### 三、钩治操作时的角度、方向和深度

钩治过程中，掌握正确的钩进角度、方向和深度，是提高疗效、防止意外事故发生的重要环节，因为钩治同一腧穴，如果角度、方向和深度不同，则刺达组织得到的感应和疗效就会有显著的差异。临床上对所取腧穴的钩治方向、角度和深度，要根据施术部位、病情需要、患者体质强弱和形体胖瘦等具体情况而定。

**1. 钩治的角度**　是指进针时针身与所刺部位皮肤表面形成的夹角，主要依腧穴所在部位的解剖特点和治疗要求而定。根据钩活术不及与太过理论的指导思想，在钩角方面遵循宁小不大的原则进行操作。

**2. 钩治的方向**　是指进针后钩尖前进对准的某一方向或部位，在此重点是循经取穴的方向、腧穴先后治疗的方向，以及神经、血管解剖走行与钩向等内容。

（1）以腧穴定方向：即根据钩治腧穴所在部位的特点，为保证钩治的安全，某些

穴位必须朝向某一特定的方向或部位。如钩治哑门穴时，钩尖应朝向下颌方向缓慢刺入；钩治廉泉穴时，钩尖应朝向舌根方向缓慢刺入，钩治背部某些腧穴，一定要浅单软轻慢少。

（2）以病情定方向：即根据病情的治疗需要，为使钩治的感应达到病变所在的部位，钩治时钩尖应朝向病所，也就是说要达到"气至病所"的目的。

（3）顺神经、血管、肌肉、韧带的走行方向：充分了解局部的解剖位置，顺应局部的神经、血管、肌肉、韧带的走行方向进行钩治，防止造成损伤。

**3. 钩治的深度**　是指钩头刺入腧穴部位的深浅度。一般以既有钩治的疗效又不伤及正常组织及器官为原则。正如《素问·刺要论》指出："病有沉浮，刺有浅深，各至其理，无过其道……浅深不得，反为大贼（害）。"临床钩治的深度应依患者的年龄、体形、部位、病情而定。每个腧穴的常规钩治深度，在腧穴各论中已有详述，在此仅做原则性的介绍。

《灵枢·终始》说："凡刺之法，必察其形气。"人体体质有强弱肥瘦的不同，气血有盈亏虚实的差别，钩治就应有深浅之分。一般地说，体强形胖者宜深刺，体弱形瘦者应浅刺。根据钩活术不及与太过理论的指导思想，在深度上宁浅不深。

**4. 钩治的力度**　钩治的力度是指在钩治过程中用力的大小，根据年龄的不同、胖瘦高矮的不同、病情的不同、病灶大小的不同、病位深浅的不同、选用腧穴的不同等，钩治的力度随之而不同，"中病即钩，基通即止"，根据钩活术不及与太过理论的指导思想，在钩度上宁可三分，不能四分。

**5. 钩度、方向和深度方面的注意事项**　在钩度、方向和深度方面都应遵循钩活术不及与太过理论精神，尤其是钩欲，宁可不及，不能太过，为操作过程中的总体注意事项。

## 四、操作步骤

**1. 新夹脊穴（软组织）**　根据骨性标志采用适宜的体位，准确定位后，按无菌操作，具体步骤如下。

第一步：局部消毒

根据骨性标志，确定相应腧穴位置，对腧穴局部进行常规局部消毒。

第二步：局部麻醉

0.50% 盐酸利多卡因局部浸润麻醉，视穴位点的深浅，每个穴位点局部应用稀释后的麻药 3~4mL，3~5 分钟即可操作，同时注意观察有无过敏反应。

第三步：无菌操作

按照常规无菌操作技术进行准备。

第四步：进入皮肤

在无菌操作的前提下，左手固定腧穴局部皮肤，确保刺入的准确位置，右手持灭菌后的钩鍉针，使钩鍉针的钩尖垂直穿透表皮、真皮，进入皮下组织，然后使钩鍉针直立，做好钩提准备。

第五步：进行钩治

对于进入皮下组织的钩鍉针，做钩提动作，边钩提边深入，达到相应的深度和钩度，即可停止操作。

第六步：退出皮肤（图 6-6-1）

完成钩治后，左手固定腧穴局部皮肤，使钩鍉针在皮肤内稳定地按照进针路线原路返回，退出皮肤表面。

第七步：排出瘀血（放血疗法）

对于钩治后的腧穴，采取放血疗法，排出局部针孔内瘀血，术者采用双手"倒八字"挤压法，挤压腧穴周围的组织，使腧穴针孔内的所有瘀血排出，达到瘀血去、新血生的目的。

第八步：使用 PRP 或药物增加疗效

排出瘀血后，针孔内也可局部注射富血小板血浆（PRP），每一针孔内局部注射0.5~1mL，用于增加疗效。药物为痘苗病毒致炎兔皮提取物。

第九步：无菌包扎

对针孔进行局部加压包扎，加强局部 PRP 吸收和局部组织修复，防止渗血和局部血肿形成。对肌肉丰富的腧穴包扎后进行局部加压（3kg 压力），压迫 15 分钟，防止软组织渗血或形成血肿。

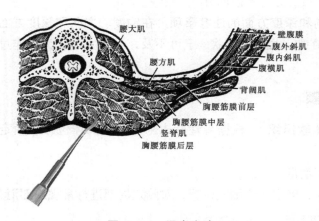

**图 6-6-1　退出皮肤**

**2. 四肢关节特定穴（软组织）**　让患者仰卧在手术床上，根据施术关节的不同，确定骨性标志进行定位，按无菌操作进行操作。具体步骤如下。

第一步：局部消毒

根据骨性标志，确定相应腧穴，按照清洁、备皮、消毒的顺序进行常规局部消毒。

第二步：局部麻醉

用 0.25%~0.50% 盐酸利多卡因局部浸润麻醉，视穴位点的深浅，每个穴位点局部应用稀释后的麻药 2~3mL，3~5 分钟即可操作，同时注意观察有无过敏反应。

第三步：无菌操作

按照常规无菌操作技术进行准备。

第四步：进入皮肤

在无菌操作的前提下，左手固定腧穴局部皮肤，确保刺入的准确位置，右手持灭菌后的钩鍉针，使钩鍉针的钩尖垂直穿透表皮、真皮，进入皮下组织，然后使钩鍉针直立，做好治疗准备。

第五步：进行治疗

对于进入皮下组织的钩鍉针，做相应的分离、钩提、触及动作，达到应有的深度和钩度，即可停止操作。

第六步：退出皮肤

完成钩治后，左手固定腧穴局部皮肤，使钩鍉针在皮肤内稳定地按照进针路线原路返回，退出皮肤表面。

第七步：排出瘀血（放血疗法）

同新夹脊穴（软组织）。

第八步：使用 PRP 增加疗效

排出瘀血后，膝关节关节腔或针孔内局部注射富血小板血浆 PRP 液 2~3mL，用于营养关节软骨，修复半月板，增加疗效。

第九步：加压包扎

对肌肉、血管比较丰富的腧穴，包扎后局部沙袋加压（3kg 压力），压迫 15 分钟，防止软组织渗血或形成血肿。

## 五、注意事项

应用钩活术治疗时，要考虑钩活部位、患者体质、病情性质、钩治时间、钩活术不及与太过理论。还要从患者实际情况出发，有宜有忌，合理钩度，规范钩活，避免发生不良后果。必须严格掌握适应证，排除任何禁忌证的同时，在具体操作时必须注意以下几个方面。

**1. 体质**　患者过于饥饿、疲劳、神经紧张时不宜立即钩活，对于体质瘦弱、气血虚亏的患者，钩活手法不宜过强，并尽量选取卧位。

**2. 妇女**　孕妇禁钩活，妇女行经期慎用钩活；哺乳期慎用钩活，尤其是乳周穴位。

**3. 年龄**　3 周岁以下的小儿不宜钩活，7 周岁以下的儿童头部囟门及其周围的腧穴不宜钩活，3~10 周岁的儿童只能应用中微类较短的钩鍉针，80 岁以上老人慎钩活。

**4. 部位**　不宜钩治面、眼部穴位，但是在特殊情况下可以考虑利用微类钩鍉针钩活面眼部穴位，一定注意钩治深度和钩度，避开血管和神经。

**5. 熟准**　熟悉局部解剖，准确选穴定位（坐标定位法），无菌操作。熟练灵活应用各种手法，规范操作。

**6. 尺度**　应该严格掌握钩度，严格掌握深度。

**7. 交流**　操作时要与患者充分交流，看患者反应，了解钩鍉针下钩治情况。

**8. 轻柔**　手法要轻柔，绝对不能用蛮力。

**9. 范围**　每个腧穴都有其固有的范围，在钩治过程中绝对不能超越其腧穴的固有范围而钩治，医务工作者在临床上有时求效心切而超范围钩治，反而容易造成误伤。

**10. 放血**　在软组织放血时一定注意每个穴位都采用倒八字挤血止血法，防止钩碎的脂肪进入血管造成肺栓塞；硬组织骨放血时一定注意骨髓液的抽量 ≤ 18mL。

**11. 止血**　排除针眼里的渗血，并进行有效止血后，方可包扎。止血的方法以压迫止血为主，但首先要排除渗血，而后压迫止血，或以副肾素止血法止血。

**12. 包扎**　用无菌棉球放在针孔上，加盖敷料，外用胶布绷紧固定，谨防药物和血液外渗，谨防硬结或血肿的形成。

# 第七节　钩活术治疗时异常情况的处理与预防

钩活术运用四位十法，治疗疾病选定相关的腧穴，大部分是特定穴和经外奇穴，尤其是新（魏氏）夹脊穴，全部位于不安全的脊椎旁和四肢关节部，最容易刺钩于椎管内、关节腔内、胸腔内、纵隔内，损伤脊髓、神经根、神经干、血管等重要组织或器官；再则，钩活术使用的针具都是特异钩鍉针，比毫针粗、大、宽，而且还带一个钩，在操作技巧方面要求比较高。虽然钩鍉针有一个钩弧，减缓了针具前进的速度，给操作者一个警示，相对比较安全，但如操作不慎，疏忽大意，或违规操作，或钩活手法不得当，或对人体解剖部位缺乏全面的了解等，有时就会出现一些不良反应。一旦发生不良反应，应妥善处理，否则将会给患者带来不必要的痛苦，甚至危及生命。为此应规范操作，预防不良反应发生。现将钩治时常见的异常情况分述如下。

## 一、晕针

晕针是在钩治过程中患者发生的晕厥现象。

症状：患者突然出现头晕目眩，面色苍白，心慌气短，出冷汗，恶心欲吐，精神疲倦，血压下降，脉象沉细。严重者会出现四肢厥冷，神志昏迷，二便失禁，唇甲青紫，脉细微欲绝。

原因：多见于初次接受治疗的患者，可因神经紧张、体质虚弱，过度劳累、饥饿，或大汗、大泻、大失血之后，或体位不适，以及施术手法过重，而致钩治时发生此症。

处理：立即停止钩治，将已刺入之针迅速原路退出，嘱患者平卧，头部稍低，松开衣带，注意保暖。轻者静卧片刻，给予糖水或温开水饮之，一般可渐渐恢复。重者在行上述处理的基础上，选取水沟、素髎、内关、合谷、太冲、涌泉、足三里等穴指压或针刺，亦可灸百会、气海、关元等穴，即可恢复，必要时可考虑配合其他急救措施。

预防：主要根据晕针发生的原因加以预防，对于初次接受钩活术治疗和神经紧张者，应先做好解释工作，消除疑虑。患者尽量采取卧位，并正确选择舒适自然且能持久的体位。取穴不宜过多，手法切勿过重。对于饥饿、过度疲劳者，应在其进食、体力恢复后再进行钩治。医生在钩治过程中应谨慎细心，密切观察患者的神态变化，询问其感觉。一旦出现晕针先兆，应及早采取处理措施。

## 二、滞针

滞针是指在钩治过程中钩针有涩滞的感觉，而患者则感觉疼痛的现象。由于巨、中、微、水液类钩鍉针的针体较大，此现象的发生率很低，但也必须引起注意。

现象：钩鍉针在体内，勉强钩治，患者感到严重不适或疼痛。

原因：患者精神紧张、病痛体弱、肌肉痉挛、手法不当、体位移动均可出现滞针。

处理：若因患者神经紧张、肌肉痉挛而引起的滞针，可嘱其不要紧张，可稍延长时间，医者用手指在邻近部位做循按或叩弹动作，或在附近再刺一毫针，以缓解痉挛。因体位移动后引起的滞针，要恢复原来的体位，顺应缓解，将针取出。

预防：对于初诊患者和精神紧张者，要做好解释工作，消除其顾虑。操作时手法宜轻巧，钩治前让患者选好体位。

## 三、弯针

弯针是指进钩时或钩治入腧穴后，钩身或钩头在体内形成弯曲的现象。钩身或钩头变形，操作手法不能正常进行，其钩治的角度和方向发生了变化，达不到治疗的目的，甚至损伤正常组织。

原因：进钩手法不熟练、用力过猛过速、钩下碰到坚硬组织、患者体位不适、钩柄受外力碰击、滞针处理不当等，易造成弯针。巨类钩鍉针的弯针发生率较低，中、微、水液类钩鍉针操作过程都可能发生，长钩身的钩鍉针更易发生。

处理：出现弯针后，不得再行操作，停止各种手法。如系轻度弯曲，可按一般退钩法，将钩鍉针慢慢地退出。若钩身弯曲较大，应注意弯曲的方向，顺着弯曲方向将针退出。如弯曲不止一处，须视钩柄扭转倾斜的方向，逐渐分段退出。切勿急拔猛抽，以防断针，如患者体位改变，则应嘱患者恢复原来体位，使局部肌肉放松，再行退针。退出弯曲的钩鍉针应列入废弃钩鍉针范围，绝对不能通过钳夹变直后再使用。

预防：医者施术手法要熟练，指力要轻巧，避免进针过猛、过速。患者的体位要舒适，钩治期间不得随意更动体位。钩治部位和钩柄不得受外物碰压。

## 四、断针

断针又称折针，是指钩鍉针钩头或钩身折断在人体内。

现象：钩治时或退针时出现钩头弧部或钩身部折断，或部分浮露于皮肤之外，或折断于皮肤之下。

原因：钩具，如代用品钩鍉针、退役的巨、中、微类（使用300次之后）和水液类钩鍉针（使用30次之后）、"受损"钩鍉针、"倒刺"钩鍉针，未保存好的生锈的钩鍉针、过期的钩鍉针（一次性）、一次性使用后再用的钩鍉针、残品钩鍉针、术前失于检查的钩鍉针等。

医者，如钩身刺入太快、刺入太深、操作蛮力、钩度太大、刺激太强、钩治正常组织或骨骼等。

患者，如体位改变、精神紧张、肌肉痉挛等。

意外，如弯针、滞针处理不当，外物碰压，均可出现断针。

处理：医者态度必须镇定，并嘱患者不要惊慌，保持原有体位，以防钩针残端向深层陷入。若折断处钩身尚有部分露于皮肤之外，可用持针器钳出。若折断钩身残端与皮肤相平或稍低，尚可见到残端者，可用左手拇、食两指在钩身旁按压皮肤，使残端露出皮肤之外，随即右手用持针器将折断部分全部拔出。若折断部分全部深入皮下，则须在C型臂下定位，施行外科手术取出。

预防：钩治前必须认真仔细检查针具，对不符合要求的钩鍉针要剔除不用。选用钩鍉针钩身的长度必须比此穴刺入的深度稍长些。钩治时切勿将钩身全部刺入，应留部分在体外，避免过猛、过强的刺激。如发现弯针时，应立即出针，不可强行刺入，对滞针和弯针应及时处理，不可强行硬拔。

## 五、局部肿物

现象：出钩后，钩治部位出现高出皮肤的肿物，继则皮肤呈现青紫色。

原因：刺伤血管。

处理：出钩后立即用无菌敷料按压针孔，然后通过挤压针孔周围的组织，排出孔内积血，再压迫针孔，反复进行，达到排出瘀血、充分止血的目的，最后加压包扎。

预防：仔细检查针具，熟悉人体解剖部位，避开血管钩治。钩治手法不宜过重，切忌超范围、超深度、超强度、超角度操作，并嘱患者不可随便移动体位。

## 六、出血

现象：出钩后，钩治针孔出现出血，或挤压出现小血珠或渗出性出血。

原因：刺伤血管、口服抗凝药过程中（口服华法林）、凝血功能障碍等。

处理：出钩后立即用无菌敷料按压针孔，然后通过挤压针孔周围的组织，排出孔内积血，再压迫针孔，反复进行，达到排出瘀血的目的。口服抗凝药的患者在不能完成止血时，可使用华法林拮抗剂维生素K进行肌内注射，充分止血，最后加压包扎。

预防：准确掌握钩进角、钩抬角的角度，询问患者有无口服抗凝药病史，完善术前病史资料和检查报告，仔细检查针具，熟悉人体解剖部位，避开血管钩治。

## 七、误用 PRP

误用 PRP 是指 PRP 的使用出现"张冠李戴"现象。

现象：把某一患者的 PRP 注射给了其他患者，造成溶血反应。

原因：误用。

处理：按照过敏反应的流程对症和加速代谢治疗，密切观察患者的生命指征。

预防：在注射前医护人员要反复校对 PRP 液的名字。制备人员在抽取静脉血前准备好标有患者姓名的不干胶纸签，贴于备用注射器上，抽取静脉血时校对人名，制备过程中其纸签跟随每一个制备步骤，严防交叉。制备完成后，注射前护士首先校对人名，医生再校对一次方可注射。

## 八、钩伤正常肌肉、韧带、筋膜

钩治时正常的肌肉、韧带、筋膜受到了损伤。

现象：钩治后局部创面的横径或纵径超过了 2mm，或内伤严重，钩治穴位处疼痛，功能受损等。

原因：钩治时选择钩鍉针不当、手法掌握不准、钩度太大或过度强求效果。

处理：如损伤较小，可口服抗生素药物防止感染，活血化瘀药物防止粘连，注意休息；如损伤较大，必须检查损伤情况，进行相应外科处理，之后进行功能锻炼康复治疗。

预防：操作要准确定位，规范钩治，绝对不能强行钩治。手法选择正确，操作要轻柔灵活、精力集中、专心致志、一丝不苟，全身心投入，不能掉以轻心、草率行事，因钩治的穴位都是特殊的经外奇穴。

## 九、钩伤神经

在钩活过程中，触击或损伤神经鞘，可能造成神经受损的现象。出现局部或相应神经支配区域的异常麻木疼痛、感觉异常或窜麻放电感，重则影响功能甚至造成严重的不良后果。

原因：对于所钩治的穴位点局部解剖位置不熟悉，定位不准，对钩活手法的选择不准确，手法应用不当，蛮行操作，过度操作，超范围操作，或态度欠端正。

处理：马上停止操作，原路退出皮肤，观察患者的病情变化。轻者不用特殊处理，调养即可恢复；重者必须给予消炎、活血、营养神经的药物治疗，同时配合各种理疗和局部伤口处理，尽量减少后遗症的发生。

预防：端正态度，高度重视治疗过程，钩治前要熟悉穴位点的局部解剖，明确局部神经的走行路线、深浅程度及周围的组织结构等，选择最合适的治疗手法，轻柔细心操作，绝对不能超出操作范围。

## 十、钩伤血管

在钩治过程中触击或损伤血管（动静脉），甚至钩断动静脉血管的现象。

现象：在钩治过程中，患者突然感觉一过性局部疼痛，继而出现针孔内血液外溢，甚至波动性出血。如果钩伤椎动脉会有严重后果，甚至危及生命。

原因：对局部解剖位置不熟悉，定位不准，操作不规范等。

处理：马上停止操作，及时采取止血措施。轻者压迫止血即可；重者用2%的利多卡因2mL加一滴副肾素针孔注射，再压迫止血。如果钩伤椎动脉，应借助外科全力抢救。

预防：在钩治过程中一定轻柔、规范操作，精力集中，定位时宁窄勿宽，同时必须熟悉局部穴位解剖，避开穴位周围动静脉血管，严防损伤动静脉，尤其是椎动脉。

## 十一、钩伤骨骼

在钩治过程中，破坏骨膜甚至骨质，或使骨骼的固有位置发生了变化，影响了功能。

现象：出现骨膜周围的疼痛、骨膜下出血，骨骼的位置变化后出现神经、血管和骨骼本身功能障碍（如麻木、疼痛、异样感、跛行、肌力降低等）。

原因：定位不准、超越深度、非规范操作。

处理：在钩治过程中，钩尖部有"钩骨"的感觉，可能是钩鍉针到达了椎间孔，或破坏了骨膜、破坏了骨质，必须马上原路返回，调整宽度及深度。骨骼位置发生变化的，应马上复位，恢复功能；破坏骨膜骨质者，应予抗感染、修复骨膜骨质治疗。

预防：规范操作，准确定位。钩治深度，宁浅不深。

## 十二、创伤性气胸

创伤性气胸是指钩治时刺伤胸腔及肺脏，使空气进入胸腔，而导致的外伤性气胸。

症状：患者突感胸痛、胸闷、心慌、呼吸不畅，严重者出现呼吸困难、心跳加快、发绀、冷汗、血压下降等休克现象。体检时，肋间隙变宽，听诊肺呼吸音减弱或消失，气管移位。X线片可见肺组织被压缩现象。有的病例，钩治当时并无明显异常现象，而过了几小时后，才渐渐出现胸痛、呼吸困难等症状。

原因：钩治胸背、腋胁、锁骨附近的穴位过深，穴位定位不准，或因改变体位，或因外力碰撞，使刺于胸背、腋胁、锁骨附近的钩身移动，刺穿了胸腔和肺组织，气体积聚于胸腔所致。

处理：发生气胸，应立即退钩，使患者半卧位休息，嘱其切勿恐惧而反转体位。同时输氧，一般少量气体能自行吸收。医者要密切观察，随时对症处理，如予镇咳、消炎类药物，以防止肺组织因咳嗽扩大创口，加重漏气和感染。对严重病例需及时组织抢救，如胸腔穿刺抽气减压、吸氧、抗休克等。

预防：钩治时根据患者体形肥瘦，选择适当体位，准确定位，掌握进钩角度、深度、手法幅度。最主要的是深度，宁浅勿深，尤其是胸背部穴位。

## 十三、刺伤重要脏器

钩治某些部位时，医者因对进钩的角度、方向和深度掌握不当，可能误伤一些重要脏器而引起严重后果。

### 1. 刺伤内脏

症状：刺伤肝、脾，可引起内出血，肝区或脾区疼痛，有的可向背部放射。如出血不止，腹腔积血过多，会出现腹痛、腹肌紧张，并有压痛及反跳痛等急腹症症状。刺伤心脏时，轻者可出现强烈刺痛；重者有剧烈撕裂痛，引起心外射血，即刻导致休克等危急情况。刺伤肾脏，可出现腰痛、肾区叩击痛、血尿，严重时血压下降、休克。刺伤胆囊、膀胱、胃、肠等空腔脏器时，可引起疼痛、腹膜刺激征或急腹症等症状。

原因：主要是施术者缺乏解剖学知识，加之钩治过深，或操作幅度过大，造成相应内脏受伤。

处理：轻者卧床休息后，一般能自愈。如果有出血征象，则应加强观察，加用止血药或局部冷敷止血，并密切注意病情及血压的变化。如果损伤严重并休克时，必须迅速借助外科手段急救处理。

预防：术者必须学好解剖学，明确腧穴下的脏器组织，钩治胸腹、腰背部的腧穴时，应控制钩进角度、深度，操作幅度不宜过大。其他脏器如胆、膀胱、肠胃等在某些病态的情况下，如胆囊肿大、尿潴留、肠粘连时，也有被刺伤的可能，应予注意。刺伤大的血管时可引起大出血，也须注意防范。

### 2. 刺伤脑脊髓

症状：误伤延髓及脑部时，可出现头痛、恶心、呕吐、呼吸困难、休克和神志昏迷等。刺伤脊髓，可出现触电样感觉向四肢放射，甚至可引起暂时性肢体瘫痪，或危及生命。

原因：脑脊髓是中枢神经系统的重要组成部分，它的表层分布有督脉、华佗夹脊穴、魏氏夹脊穴等一些重要腧穴，如风府、哑门、大椎、风池以及背部正中线第1腰椎以上棘突间腧穴。若钩治过深，或钩治方向、角度不当，或刺激太强，均可出现损伤，造成严重后果。

处理：应立即出钩。轻者安静休息，渐可恢复；重者应及时抢救。

预防：凡钩治胸12椎以上督脉穴位、华佗夹脊穴、魏氏夹脊穴，必须严格按所规定的深度、方向和角度操作。如钩治风府、哑门穴，针尖方向不可上斜，不可过深；悬枢穴以上督脉诸穴、华佗夹脊穴、魏氏夹脊穴均不可深刺。上述腧穴手法必须轻柔。

## 第八节　钩活术治疗后异常情况的处理与预防

钩活治疗中，如果操作不当、定位不准、适应证选择不准确、兼症未能准确预料、兼症治疗不到位、钩活后包扎不到位、钩活术前检查不到位、个体差异、相对禁忌证不稳定等，会有钩活术治疗后异常情况出现。

### 一、局部疼痛

治疗后 24~48 小时，针孔局部胀痛不适为正常表现，一般 48 小时后自然消失。

PRP 治疗后局部胀痛不适，尤其膝关节明显，属正常现象，一般经过非负重活动，膝关节胀痛 15~20 分钟就可消失，最长 48 小时后自然消失。

5 天后的皮肤表面看不到异常情况，也摸不到异常征象而自感局部疼痛（不包括局部感染、硬结等），或局部皮肤表面、针孔周围肌肉组织、针孔深部组织等活动或静止时有不同程度的疼痛表现，属正常现象。

原因：使用代用品钩鍉针、过期钩鍉针、退役钩鍉针、带病钩鍉针所致。使用此类不合格的钩鍉针钩治时，由于钩刃的锐利性降低而损伤了周围的软组织，使损伤的软组织之间出血、水肿、粘连而致局部疼痛；或因局麻药使用不当、表皮神经卡压、周围肌肉等软组织无菌性炎症、钩治太深刺激骨膜等也可造成局部疼痛。

处理：根据病因采用局部轻度按揉的方法、局部湿热敷、口服抗炎活血药、毫针刺激局部穴位点等。7~14 天，大部分局部疼痛都能消失，少数可长达 90 天。

预防：绝对不能应用"不正规钩鍉针"，正规无菌操作，常规浸润局麻，严格掌握钩度和深度标准；PRP 注射要准确、缓慢。

### 二、针孔疼痛

治疗后 24~48 小时针孔疼痛，属正常现象，48 小时之后或更长时间针孔局部仍有不同程度的疼痛，为异常疼痛。

原因：无菌操作不到位，局部有感染现象，操作不当损伤正常组织。

处理：抗感染和活血化瘀药物治疗，局部理疗。

预防：严格无菌操作，规范钩活程序。

### 三、局部异样感

治疗后 5 天以上，局部皮肤有异常的感觉如麻木不仁、蚁行感、异样感等，局部皮肤颜色及其局部功能全部正常。

原因：在钩治过程中，影响了局部的表皮神经所致。

处理：一般 2~3 周自然消失，最长 3 个月，或通过轻度按揉和热敷，促使症状消失。

预防：钩鍉针进入真皮要轻柔直刺，钩活时不能过度刺激表皮和真皮及皮下脂肪。

## 四、局部皮肤青紫

治疗后 5 天，局部皮肤没有任何异常感觉而出现青紫现象，青紫处无硬结肿痛，不影响正常功能。

原因：局部止血不到位，或未能排出针孔内的积血而造成皮下瘀血，或使用过期钩鍉针而损伤周围组织及血管。

处理：局部热敷，以加快瘀血吸收。

预防：操作结束后，认真排出针孔内积血，彻底止血后加压包扎，杜绝使用过期及"退役"钩鍉针。

## 五、局部结节

治疗后 5~7 天，针孔部出现小硬结，按之坚硬疼痛，但不影响正常功能，自感局部稍有不适。

原因：操作时钩治不当，加压包扎不到位，治疗后活动度太大等。

处理：局部按揉，轻轻按揉局部，每日 1 次，每次 1~2 分钟；局部热敷，每日 1~2 次，每次 1~15 分钟；口服抗炎活血药。正确处理，一般 15~30 天吸收。

预防：钩治施术要轻柔，钩通即止，加压包扎要到位，治疗后前 4 天，按要求减少活动度或卧床休息。

## 六、血肿

治疗后数小时或 1~2 天，局部皮肤出现隆起的肿物，高出皮肤，或坚硬、无波动，或有波动，或有局部青紫，或影响正常功能，局部有肿胀感。

原因：止血不到位、加压包扎不到位、治疗后活动度太大、凝血功能障碍等。

处理：小血肿，功能未限，疼痛不明显，一般热敷处理，7~14 天自行消散；若局部肿胀、疼痛较剧，血肿较大而且影响到局部功能且有波动者，在无菌操作的前提下用注射器抽出瘀血或切口排出瘀血，而后加压包扎；对无波动者，4 天去除敷料，做热敷，使用消炎活血药物以促使局部瘀血消散吸收。

预防：排出针孔内积血和有效止血，术前须查凝血四项。

## 七、局部化脓

治疗后 3~5 天，局部针孔红肿热痛甚至有脓液渗出，属局部感染现象。

原因：消毒或无菌操作不到位，局部清洁不到位，治疗前局部或全身有感染现象。

处理：有效排脓，局部和全身抗感染治疗。

预防：彻底清洁皮肤、严格消毒，无菌操作。治疗前排除局部皮肤及全身感染，并结合实验室检查有无潜在性炎症。

## 八、局部瘙痒

治疗后几小时或更长时间出现局部皮肤瘙痒、发红、丘疹等现象。

原因：胶布、酒精、碘伏、金属、药物过敏等。

处理：及时去除过敏源，局部或全身抗过敏治疗。

预防：询问患者有无过敏史、是不是过敏体质，然后针对性预防。

## 九、伤口迟缓愈合

治疗后5天，伤口不愈合，或有渗液外溢。

原因：糖尿病、免疫力低下、局部轻度感染、脂肪液化等。

处理：根据情况控制血糖，热疗，使用提高免疫力药物加抗感染治疗。

预防：钩活治疗前必须查血糖，空腹血糖控制在7.0mmol/L以下；对免疫功能低下的人，不进行钩活治疗；肥胖患者，脂肪层不用手法；每一个环节都要把握好无菌关。

## 十、伤口局部凹陷

治疗5天后，局部针孔出现凹陷现象，或有渗液溢出，无痛，不影响正常功能，一般出现在比较肥胖的人群中。

原因：在钩治过程中，刺激皮下脂肪，皮下脂肪出现液化现象，或有结核菌感染（皮肤结核）。

处理：属皮下脂肪液化者，可用热疗烤电的方法，治疗3周左右，渗液消失，伤口愈合，凹陷由深变浅。皮肤结核者行局部和全身抗结核治疗。

预防：对肥胖患者进行钩治操作时，尽量减少对脂肪的刺激，动作要轻柔。有皮肤结核或其他结核的患者应慎重钩活，或改用他法治疗。

## 十一、伤口局部皮肤变白

治疗后14天或更长时间，针孔局部皮肤慢慢变为白色，不影响正常功能，患者无任何感觉。

原因：白癜风患者钩活刺激皮肤后，局部皮肤白癜风发作。或皮肤免疫功能低下的患者，钩活刺激皮肤后，局部黑色素脱失。

处理：抗白癜风治疗。

预防：动作轻柔，尽量减少对表皮、真皮的刺激。

## 十二、发热

治疗后12~48小时，少数（1%）患者发生不同程度的体温升高（腋下37~38℃），48小时以后，体温大部分恢复正常。48小时不能恢复者，考虑有感染情况发生，视为钩活后发热。

原因：由于钩活的刺激，患者精神紧张等原因而产生生理性发热，属正常反应。48 小时之后体温不能自然恢复正常者，有感染情况发生，应寻找感染源或热源。

处理：自然恢复者无须处理，或多饮热水，有感染者予以针对性抗生素治疗。

预防：治疗前认真检查，排除其他感染，在操作过程中严格无菌操作，钩活治疗后让患者适当饮水。

### 十三、症状加重

治疗后所表现的症状较治疗前明显加重，如椎间盘突出症的腰腿痛，治疗后疼痛未见缓解反而加重，24 小时后逐渐缓解，48 小时后较治疗前症状减轻，此属于自然反跳现象；48 小时后症状不缓解者为治疗不对症，或有其他原因。

原因：由于钩活对神经根部（穴位点）的刺激，少数人（1%）由于应激反应而出现症状加重的自然反跳现象，为生理现象。48 小时症状不缓解者，属适应证不准确、适应证"时限"掌握有问题或其他原因等。

处理：生理性自然反跳无须特殊处理，其他情况应对症处理。

预防：在治疗前严格筛查患者，确保适应证，并无其他禁忌证，明确适应证的"时限"。操作过程中要轻柔细心，严禁误伤，预防此现象发生。

### 十四、过时反弹

钩活治疗后症状明显缓解，即刻见效，1 天或更长时间（7 天）原症状再度出现，但较治疗前症状为轻，其规律是 1 天、4 天、7 天、14 天、30 天、90 天出现反弹。

原因：钩活后解除了卡压、解除了粘连、畅通了经络、加速了血运，过时又出现卡压、粘连等而反弹。

处理：反弹症状较轻者，注意观察，近期内消失者不需再处理。反弹症状较重者，酌情钩活第二次或第三次，反弹的程度是再次钩活的标准。

预防：钩活治疗后按其相应的注意事项，进行保护性处理。

### 十五、痉挛性抽搐

钩活治疗前无抽搐现象，治疗后四肢或腹部出现痉挛性抽搐。

原因：症状较轻者，10 分钟过后症状消失，为精神紧张所致。过时症状不能消失者，为他病所致，或伤及重要脏器、脊髓或神经等。

处理：精神紧张者无须特殊处理，误伤者应及时处理，他病所致者，应对因处理，如过敏、不自主运动综合征、脊髓受挫伤后或者脊髓病变等。

预防：治疗前排查有无痉挛性疾病，对精神紧张者，治疗前可采用适当用药，如口服安定 2.5mg 等。对其他原因引起者，在治疗前应权衡利弊，对症处理，操作过程中严格规范操作，防止误伤神经、脊髓、血管等。

## 第九节　八大纪律、九大注意

在钩活术应用临床过程中有八大纪律（症状、体征、影像、麻醉、选钩、选穴、准位、无菌）和九大注意（局部解剖、辨证施治、四诊合参、症影相符、体影相符、深度方向、交流沟通、力度轻柔、善后处理）。

### 一、八大纪律

**1. 症状纪律**　患者的症状首当其冲，没有症状的退变性的影像改变视为无病，属自然退变，如椎间盘突出；无症状者为自然退变，只有压迫神经根、局部水肿、致痛物质出现、腰腿痛症状出现时，才能定为疾病。必须有症状，不能只凭影像学检查结果。

**2. 体征纪律**　患者症状不明显而体征明显，视为病态，在诊断脊柱退变性疾病和脊柱相关疾病时，应重视体征，这属于诊断资料的一个重要组成部分。

**3. 影像纪律**　脊柱、脊柱相关、四肢关节病必须有影像学的诊断支持，方可成立，但其不是金标准，须症状与影像学检查结果相符，才有诊断意义。

**4. 麻醉纪律**　钩活术需在局麻下进行治疗，盐酸利多卡因为首选麻药，应注意患者有无过敏反应，浓度为 0.5%~0.75% 时较为安全。

**5. 选钩纪律**　钩活术所用的针具为钩鍉针，巨、中、微、水液类中有九型之分，一定要选择较为合适的钩鍉针，不能相互替代，同时排除"病钩""假钩""过期钩""退役钩"等，防止误治、误伤，影响疗效，造成事故。

**6. 选穴纪律**　选穴要辨证、辨病、局部和整体全面分析，科学选穴，遵循选穴规律，不能凭空想象。

**7. 准位纪律**　穴位的位置非常重要，魏氏夹脊穴有毫米之差，就会偏离穴位，要遵循坐标定位法，准确定位，确保疗效。

**8. 无菌纪律**　无菌是保证不感染的前提，是治疗效果的先决条件之一，须严格无菌操作。

### 二、九大注意

**1. 注意局部解剖**　熟悉解剖是定位的基础，各种骨性标志是定位的参照物，要想准确定位，必须充分了解和熟悉局部的解剖层次与体表的关系。熟悉解剖，准确定位，提高疗效。

**2. 注意辨证施治**　辨证施治是中医特点，适用于任何系统的疾病，辨证是基础，识别证候，才能施治，钩治才能有效。此处辨证施治包括辨证选穴、辨证选钩、辨证选向、辨证选度等。

**3. 注意四诊合参**　望、闻、问、切四诊是中医辨证的四种方法，全面收集资料，综合分析才能确定病之轻重、病之位置。四诊缺一不可，四诊合参，才能明确诊断。

**4. 注意症影相符** 症状是患者自述的一切临床表现，影像是通过检查得出的结果，在临床上既不能只注重症状，也不能只注重影像，二者必须相符，否则将会误诊。

**5. 注意体影相符** 体征是医者通过查体而得到的阳性反应，影像是通过 X 线、CT、MRI 等检查得出的结果，在临床上既不能只注重体征，也不能只注重影像，二者必须相符，否则也会误诊。

**6. 注意深度方向** 钩活术在钩治过程中，钩针的方向和其钩治的深度在取得临床疗效方面显得极为重要，因为过深会损伤正气、损伤正常组织，方向偏离会误入其他经脉，都会大大影响临床疗效。对其深度和方向必须引起注意。

**7. 注意交流沟通** 在治疗过程中，为顺利完成钩治，在钩治的同时要与患者充分交流，分散其注意力，有效配合钩治，如有异常情况应及时发现，进而及时纠正。

**8. 注意力度轻柔** 医务工作者在钩治过程中要专心致志，精力集中，不能急躁，不能得过且过，手下的力度要轻轻柔柔，严防误伤。

**9. 注意善后处理** 治疗完成后，整个治疗过程只完成了 2/3，剩下 1/3 属于善后工作，包括：治疗后的注意事项，饮食起居，腰围、药枕的使用等。善后处理到位与否，是疾病反弹与否的关键。

严格执行钩活术"宁可不及，不能太过"的原则。

# 第七章 临床检查与诊断基础

中医望闻问切四诊合参，病史和体格检查是医师对疾病作出正确诊断所必需的重要临床资料，而要获得正确的病史和检查结果，临床医师必须对与钩活术治疗相关的解剖、生理功能及各种病症的临床表现有较深刻的了解，熟练掌握和正确运用各种检查方法，并能对取得的病史和检查结果进行综合分析和判断，因此，医师的业务素质和工作态度是取得正确的病史和检查结果的首要因素。病史应尽量由患者自己按时间顺序叙述。对于表达病痛语言能力不强、不精确者，医师要灵活地加以启发、诱导，对于与患者的疾病可能有关而患者未能讲述的病史，医师应追加询问。有时一个细节的疏漏，可能导致临床的判断错误。

## 第一节 病史采集与问诊程序

### 一、疼痛病史采集

病史的采集对诊断具有与临床检查同等重要的意义，不可厚此薄彼，均应高度重视。

**（一）一般项目**

**1. 了解职业** 是否与长期重体力劳动有关，是否与长期伏案工作有关，是否从事有毒有害工作，是否长期在外奔波，生活、工作是否有规律。

**2. 了解年龄性别** 如颞动脉炎多见于老年人，头痛性癫痫多见于儿童，偏头痛多见于年轻女性，颈、腰椎病多见于中老年人。

**3. 了解嗜好及饮食情况** 暴饮暴食后易患胰腺炎，长期酗酒易致头昏痛、智力降低、性格改变，感冒后饮酒常引起急性头痛发作，大量进食含谷氨酸钠食物可致头昏胀痛（美食综合征），多饮多尿应想到糖尿病。

**4. 了解婚姻及月经** 如经前期头痛，月经过多引起的头昏痛，绝经期引起的自主神经功能紊乱，生活不幸导致的忧郁，焦虑性头痛等。

**5. 了解既往病史** 如既往的血压情况、外伤情况、心肺肾肝病情况，既往有无类似发作，既往服用药物情况，是否长期服用的药物和酒类戒断；是否长期服用避孕药物以及有无药物过敏史。

**6. 观察患者的表情、谈吐及思维**　谈话时神采飞扬、表情丰富应想到 A 型行为性格的血管性疼痛或神经痛，焦虑、忧郁少语应考虑有无精神创伤；性格情感突然改变伴头痛应考虑有无大脑额叶病变；思维逻辑混乱应排除精神疾病。

**7. 了解与疼痛伴随的症状**　即先于疼痛还是与疼痛一起发生，或疼痛发生后产生的一些症状，尤其是后者。伴心慌、气短、大汗、四肢冷要想到低血压、低血糖、心肌梗死或休克；剧烈疼痛伴呕吐要考虑高颅压、高血压脑病，伴多饮多尿，要想到糖尿病；伴恶病质应想到癌性神经痛，伴长期鼻塞、浓涕要考虑鼻窦炎；伴剧烈的眩晕及后组颅神经病变要考虑颅内后颅凹病变，如小脑肿瘤、桥脑角肿瘤；伴单纯的眩晕要考虑椎 – 基底动脉供血不全或前庭神经元炎；伴短暂的眼前闪光、偏盲要考虑癫痫；伴一过性黑蒙要考虑脑供血不全及蝶鞍区肿瘤；伴神经症状要考虑额叶病变或全脑性损害（如散发性脑炎）；伴眼胀、视力减退要考虑青光眼、高度近视；伴发热要考虑炎症等。另外，疼痛伴有的心理改变，如焦虑、忧郁、悲伤烦躁，在慢性疼痛中十分常见，在这类患者中，器质性疼痛与心因性疼痛常并存，治疗时要全面考虑。

**（二）疼痛的情况**

**1. 疼痛的性质**　烧灼样、放射性、闪电样疼痛要考虑神经痛；搏动样疼痛考虑血管性痛。胀闷、紧箍样疼痛要考虑肌紧张性疼痛。

**2. 疼痛的具体部位**　除具体分清头、面、颈、肩、背、腹、腰、骶及上下肢外，还应更明确地判断疼痛部位，如后颈枕部的肌紧张性头痛和枕大神经痛，颞区的颞动脉炎，前额的青光眼、鼻窦炎；面部三叉神经痛的具体分支范围；口腔的舌咽神经痛；牵拉至拇、食指的桡神经痛；牵拉至无名指、小指的尺神经痛；大腿内侧痛要考虑闭孔神经炎及第 3 腰椎横突综合征。大腿外侧痛要考虑股外侧皮神经的病变，而大腿外后侧痛要考虑坐骨神经痛。

**3. 疼痛的时间**　对诊断有重要的意义。

（1）短暂的阵发性疼痛：多为神经痛，时间多为数秒钟至数小时，中间有完全缓解期，发作频繁，如三叉神经痛、舌咽神经痛、间脑发作性疼痛等。

（2）凌晨疼痛或加剧：对诊断有重要价值，颅内占位引起的高颅压头痛、副鼻窦炎引起的头痛（鼻窦积脓）往往在凌晨被痛醒，起床活动后因体位引流等可稍减轻。风湿或类风湿关节炎在夜间及凌晨肢体关节疼痛加重，关节僵硬，活动后缓解。

（3）周期性疼痛：有规律地间隔一定时间发生疼痛，如经前期头痛、痛经、丛集性头痛等。

（4）持续性疼痛：多为肌肉劳损、外伤恢复期或后遗症、骨关节退行性病变，风湿或类风湿、代谢性疾病或自身免疫性疾患等。

**4. 疼痛的诱因**　如抬重物后突然发生的腰扭伤和椎间小关节错位或筋膜韧带的撕裂伤，头部外伤后的硬膜下血肿，暴饮暴食的肝、胆、胰腺、胃病变，食用过量谷氨酸钠的"美食综合征",情绪激动后的高血压,纠纷、焦虑、忧郁引起的神经症,近期腰椎穿刺后的低颅压综合征,突然戒酒或戒服某些常用的药物的戒断综合征等。

**5. 有无感应痛、放射痛及牵涉痛** 了解放射痛、感应痛或牵涉痛有助于区分神经根、神经干、神经分支或是内脏疾患,尤其是后者,如肾绞痛引起的腰及下腹痛,胃痉挛引起的背侧痛,心绞痛、胆绞痛引起的肩胛痛、胸前区痛,胰腺炎引起的腰背痛等。

**6. 了解能加重或缓解疼痛的因素** 腹痛时抱腹屈曲身体或用物体顶压患处可明显减轻症状者多为平滑肌痉挛;反之,拒按腹部者、压迫后使疼痛加重者,多为炎症性疾病。平卧后疼痛缓解而起立后加重者要考虑低颅压、直立性低血压。冷敷头部可缓解者多为血管性疼痛,而热敷患处可使之缓解多为肌紧张、肌肉劳损。抬高患肢可使疼痛减轻,要想到深静脉血栓或下肢静脉曲张。转动头部诱发头昏痛要考虑颈椎病及椎–基底动脉供血不全;转移注意力可使疼痛完全消失要考虑心理、情绪方面的因素;外出旅游可使疼痛完全消失要考虑紧张疲劳综合征的头痛;头部处于某一位置时产生剧烈难以忍受的头痛呕吐,转换位置时头痛完全消失,要考虑颅内脑室肿瘤。

## 二、疼痛问诊的程序

疼痛是临床上最常见的症状,对以疼痛为主诉的患者,详细的问诊十分重要。在临床工作中,有相当多的医师对问诊不知如何着手,头脑中没有一个完整的问诊程序思维,问诊时顾此失彼,或简单地问几句即草率了事。其实有些疼痛性疾病可不通过实验室和特殊检查,只通过详细有序的问诊即可得出较明确的诊断;反之,不重视问诊,问诊杂乱无章,仅仅依靠仪器的检查,被仪器牵着鼻子走,难免误诊。一般问诊可按以下程序进行,可根据具体情况予以取舍。

1. 一般性提问:姓名、年龄、职业、爱好(嗜好)、婚姻家庭等,最好直接询问患者本人。在询问的同时,可观察患者的记忆力、定向力、表情、语言、神经状态及思维情况。

2. 疼痛的具体部位:在询问疼痛的同时,了解判别有无放射痛、牵涉痛或感应痛。

3. 问疼痛的时间及持续疼痛的时间:急性痛或慢性疼痛、整日持续性的疼痛、阵发性加剧性疼痛、发作性疼痛、周期性疼痛、特定时间加重的疼痛、瞬间即逝的闪电样疼痛。

4. 问疼痛的性质:闪光样、放射样、搏动样、刀割样痛,钝痛、闷胀痛、紧箍样痛,棒击样痛、绞痛等。

5. 问与疼痛伴随的症状。

6. 问何种情况下可缓解或加重疼痛。

7. 问发病前的饮食、睡眠、情绪及服药情况,有无不愉快或引起紧张的因素。

8. 问既往的重要疾病情况及外伤情况。

9. 问病程的长短,如病程已十余年的头痛,一般不会考虑颅内肿瘤。

10. 根据以上问诊，结合体格检查，思考应做哪些实验室检查、影像学检查等。

11. 得出正确的诊断。

# 第二节　临床基本检查

疾病的诊断需要依据病史、体格检查、辅助检查来进行综合判断。钩活术适应证的诊断，应掌握人体的解剖及各种颈肩腰背骨关节疾患的特点，以提高确诊率。只有做出正确的判断，才能合理治疗。临床上造成误诊的原因往往是未想到、不认识及未检查到，只有检查出病变才更有利于诊断及治疗。因此，颈肩腰背骨关节的临床检查法，是诊断骨、关节和软组织疾病所必须掌握的技术。

## 一、临床检查方法

颈肩腰背骨关节常用的检查方法包括视、触、动、量、叩、听及一些特殊检查，为疾病的诊断提供可靠的依据。视诊，指观察患者的营养、神态、步态、姿势、皮肤色泽等。触诊，通过手的感觉对骨关节、肌腱、韧带、肿块及压痛部位进行检查。动诊，是对肌肉关节主动运动和被动运动的检查，了解其功能及运动状况。量诊，是对肢体长度、周径、关节活动范围、轴线等的测量。叩诊，指纵轴叩击痛、棘突叩击痛、头部叩击试验等。听诊，包括关节活动时的弹响声、肌腱摩擦音、骨传导音及肢体的血流杂音等。常用的工具如下。

**1. 尺**　公制刻度裁缝软尺。

**2. 量角器**　包括关节量角器、指关节量角器、旋前及旋后量角器。

**3. 叩诊锤**　由具有弹性的橡胶制成锤头。

**4. 大头针**　用于检查皮肤感觉障碍的区域。

**5. 其他**　音叉、听诊器、棉花、握力计等。

## 二、钩活术的基本检查项目

### （一）视诊

#### 1. 视诊的方法

（1）充分显露：受检查的部位要充分显露，以便全面观察。要同时显露患侧和健侧，以做对比。医师如未能坚持让患者显露出足够的观察范围，不能正确地检查，则可能出现诊断错误和漏诊。检查脊柱，要从头至臀完全裸露；检查肩部要脱去上衣；检查下肢，则只穿短裤。

（2）适当体位：检查脊柱、骨盆时，取直立位；检查上肢时，取坐位，双手放于膝上；检查下肢时，可取立位，或平卧在平坦而柔软的硬板床上，不宜在沙发上或软床上，以防掩盖畸形。

（3）良好光线：视诊检查时，要有良好的光线，以便于观察皮肤色泽、血液循环以及损伤的真实改变。

（4）健患侧对比：在观察患侧异常改变的同时，要注意与健侧相应部位对比。

（5）动、静观察：要掌握全面而可靠的临床资料，必须使用动态与静态相结合的视诊方法。静态视诊是指观察患者的异常姿势形态、肢体的轴线和夹角、局部异常外观等；动态视诊是指观察患者的四肢、脊柱等各关节的运动功能以及其他各种特殊检查。

（6）整体观念：在视诊检查过程中，不能只顾局部而忽略周身情况。这是因为局部疾患的功能障碍，常常引起身体其他部位的代偿性改变。

**2. 视诊的内容**　要认真观察患者的神志、面色、发育、营养、体形、皮肤色泽等。肌肉有无萎缩或肥大、松弛或挛缩和震颤等。对躯干及肢体进行观察：静止时应从前面、侧面、后面、站位、坐位、卧位观察躯干及肢体的轴线、夹角、生理弯曲有无异常，两侧是否对称。运动时躯干及下肢应观察站立、行走、伸屈、旋转、下蹲、跑、跳时的姿势及步态。上肢可观察梳头、打结、解扣等动作。

（1）体形：指身体各部位发育的外观表现，包括骨骼、肌肉的成长与脂肪分布的状态等。临床上成年人的体型分为三种。

①无力型（瘦长型）：体高肌瘦，颈细长，胸廓扁平，肋角小，属于虚弱体态。

②超力型（矮胖型）：体格粗壮，颈粗短，躯干短，胸廓宽阔，肋角大，属于强壮体态。

③正力型（匀称型）：身体各部分结构可称适中，一般正常人多为此型。

不同体形与某些疾病的发生有一定关系。如瘦长型的人，易患脊柱侧弯症、圆背及第3腰椎横突综合征；矮胖型的人，易患棘突肥大症、腰骶间韧带损伤及下腰段椎管狭窄症等。

（2）姿势：正常人体的姿势差异很大，与个人的身材、习惯以及职业等密切相关。健康成人躯干端正，肢体动作灵活适度。立位后面观，两肩平，胸廓对称，两肩胛骨下角在同一水平线，骨盆平整无倾斜，脊柱正直，全部棘突成一直线并垂直于两髂后上棘之间的连线。立位侧面观，耳、肩、髋关节和踝关节的中心应在一条直线上，立位时其持重线与平面垂直。

在临床上不同的疾病或损伤，都有各自不同的病理性姿势。

①疼痛：疼痛可迫使患者采取一定的保护性姿势。如颈椎病患者，头多向健侧偏斜；腰椎间盘突出症患者，常下腰段侧弯，双手叉腰，以缓解坐骨神经痛。

②代偿性改变：由于身体的某个部位发生病变，产生功能障碍，可引起其他相关部位的代偿性改变。例如，胸椎侧凸时，可引起下腰段侧弯；髋关节内收位畸形时，可引起膝关节外翻、踝关节内翻改变。髋关节后脱位时，可引起腰前凸增大。

③肌肉、筋膜挛缩：临床上一些患者可因肌肉、筋膜挛缩而致姿势的改变。如患者大腿外展、外旋位，且下蹲功能障碍，可见于臀大肌挛缩等；如患者髋关节不能伸

直，出现屈曲，行走时腰不能伸直，可见于髂腰肌挛缩等。

④ 关节脱位：如肩关节脱位，除方肩畸形外，还可见患者身体前倾，并用健侧手托患肢前臂。

⑤ 神经损伤：无论是中枢神经还是周围神经损伤，均可见到不同的姿势改变。如颈脊髓节段损伤，可见患者仰卧、上臂外展、肘关节屈曲，前臂置于前胸上，手指微屈；臂丛神经损伤，可见上臂内收、内旋。

⑥ 发育异常：发育异常亦可造成人体多种不同的病理姿势。如软骨发育不良，可出现脊柱侧弯或弧形后凸。

⑦ 创伤骨折：不同部位的骨折，可出现不同的姿势形态。如锁骨骨折，可见患肩低落，头向患侧倾斜，以健侧手托患侧肘部；股骨颈骨折，患肢短缩并呈典型的外旋位。

（3）步态：步态是指患者在行走时的姿势、步伐、足印的形态等。通过步态检查，不仅可观察下肢是否正常，也可观察全身运动是否协调。所以步态与运动系统、神经系统及循环系统等有密切关系。

① 步态检查的内容

A. 步行方向：是指左右足印之间中点的连线，观察此线是否与检查者指定的方向一致，有无偏斜。在患前庭系统疾患、小脑共济失调时，此线偏斜或不成直线。应分别检查前进、后退、闭眼、睁眼时的步行方向。

B. 步行宽度：指足印的足跟内侧缘至步行方向的距离。在髋关节后脱位、膝内翻时，此距离变大；在膝外翻、偏瘫时，此距离变小。

C. 步行角度：指足印与步行方向之间所成的角度，正常人约为15°，角度过大，俗称外八字脚，可见于膝外翻、股骨头骨骺滑脱等。角度过小，俗称内八字脚，可见于膝内翻、髋关节后脱位、平足症、偏瘫步态、剪式步态等。

D. 步行长度：指同一足前后两足印足跟之间的距离。在一侧下肢短缩、偏瘫等步态时，此长度缩小；在感觉性共济失调及小脑共济失调时，此长度变长。

步态检查时，嘱患者以自然的姿态和速度来回步行数次，观察其全身姿态是否协调，下肢各关节的体位和动幅是否正常，速度是否匀称，骨盆摆动、腰椎活动重心转移和下肢摆动是否协调。嘱患者做闭眼步行可观察出轻度异常步态。对使用拐杖者，要测量不用拐杖时的步态。

② 临床上常见的异常步态

A. 疼痛性跛行：为一种保护性跛行，当患肢着地时，即产生疼痛，为了减轻疼痛，快速更换健足起步。患肢迈步大，步态急促不稳。

B. 髋关节伸直位强直步态：一侧髋关节强直于伸直位时，步行时患者需转动骨盆使患肢向前迈步；若双侧强直时，还需依靠膝关节、踝关节迈小步行走。

C. 髋关节屈曲位强直步态：若步行角度20°~25°时，步态前俯后仰，腰椎前凸代偿；45°~90°时，跛行更加明显，已无法代偿。

D. 膝关节强直步态：膝关节强直位，行走时患侧骨盆升高或患肢向外绕弧形前进。强直在屈曲位，小于30°，则以马蹄足代偿；大于30°，行走时呈短缩跛行。

E. 短肢性步态：一侧下肢短缩超过4cm，骨盆及躯干倾斜代偿不全，患者常以足尖着地或屈曲健侧膝关节行走。

F. 臀大肌瘫痪步态：行走时，患者用手扶持患侧臀部挺腰，并使上身稍后倾，由于臀大肌瘫痪、髋关节后伸无力所致。

G. 股四头肌瘫痪步态：行走时，患者用手压在患肢膝上并向后推压，以稳定膝关节，这是由于股四头肌瘫痪，伸膝无力，不能支持体重所致。

H. 摇摆步态：臀中肌无力时，不能固定骨盆及提起、外展和旋转大腿。因此，当患肢负重时，躯干向对侧倾斜，呈摇摆步态。由于股骨头坏死、股骨头骨骺滑脱、股骨颈骨折、粗隆间骨折、髋关节脱位病变引起的大粗隆上移，使臀中肌的作用支点或杠杆臂发生改变，从而导致臀中肌肌力的相对不足，同样可呈现此种步态。若为双侧无力，行走时则骨盆左右交替起伏，躯干交替向左右侧倾斜摆动如鸭行，称鸭步。

I. 尖足步态：可见于腓总神经损伤、下肢畸形、外伤、关节损害等，由于踝部肌肉、肌腱松弛，足尖下垂，形成尖足畸形，患肢相对延长，健肢相对短缩。行走时，为避免足尖擦地，骨盆向健侧倾斜，使患肢抬高，但跨步小，形似跨越门槛状，故又称跨越步态。

J. 跟足步态：由于胫神经麻痹、跟腱断裂、小腿跖屈肌群瘫痪等，使足不能跖屈，足弓增高，在行走时只能以足跟着地，步态不稳。

K. 醉汉步态：患者行走时，重心不稳，左右摇摆，步态紊乱不准确，形如醉汉。这是由小脑疾病使四肢肌张力减低或前庭系统疾病使躯干运动失调所致，故又称横行步态、运动性共济失调步态、小脑性共济失调步态。

L. 偏瘫步态：由于患侧髋关节处于外旋位，膝僵直，足内收跖屈，各趾跖屈，所以患者行走时首先靠躯干抬高患侧骨盆，提起患肢，而后以髋关节为中心，直腿，足趾擦地，向外前划半个圆圈跨前一步，故又称弧形步态。

M. 平足步态：患者行走时，足呈外翻位拖行，见于严重扁平足。

N. 间歇性跛行：血栓闭塞性脉管炎局部缺血期的患者，每行数百米，其小腿后部与足底即感酸胀、疼痛，以致被迫停步休息，待疼痛减轻或消失后再走。腰椎管狭窄症患者每行数百米其腰痛及下肢放射痛加重，被迫停步蹲下或坐下休息，然后再走。行程越来越短，休息次数越来越多，但骑自行车可行数千米。

O. 剪式步态：因双下肢痉挛性瘫痪，股四头肌与股内收肌群痉挛，所以步行时，双膝僵硬伸直，足跖屈内收，两膝相互交叉，两腿牵曳而行，足迹各呈半圆形，踏地时与正常人相反，先以足尖着地，故又称剪刀形步态。

P. 感觉性共济失调步态：走路总是两眼注视地面，步行宽度过大，长度不一，抬足过高，整个足底同时踏地，"叭叭"作响，步态蹒跚，左右摇晃。若闭眼或在暗中，则步态更加不稳，甚至跌倒。因人的步行要依靠眼睛看路和两下肢的本体感觉，脊髓后索或其他部位本体感觉传导障碍者，如多发性神经炎、脊髓肿瘤等疾病患者，常不了解自己双腿的位置和运动情况，且走路有踩棉花感。

（4）局部望诊：局部望诊内容包括患部有无肌肉萎缩、肌肉痉挛、肿胀、包块、静脉曲张、瘢痕、创面、溃疡、窦道、分泌物、毛发脱落、色素斑、皮肤色泽改变，出汗多少，以及肢体有无畸形等。

### （二）触诊

触诊是医生用手在患者躯体上某些部位进行触、摸、按、压，借以发现并了解疾病的内在变化及体表反映的一种诊断方法。

临床触诊时，应详细检查下列内容。

**1. 压痛**　检查压痛应熟知被检查部位的局部解剖，明确体表标志及分区等。先让患者用手指明疼痛的部位和范围，然后检查者用拇指腹按压，一般从外围健康组织逐渐向病变区触诊。手法上应先轻后重，由浅入深。检查时勿使用暴力，以减轻患者的痛苦和防止并发症的发生。要注意分析压痛反应的部位、深度、范围、程度和性质。局部的浅压痛点常与较表浅的筋膜炎一致，深部的压痛常与深层的损伤部位相符合。颈椎病或颈椎间盘突出症的压痛点多在患椎棘突旁，且向患侧上肢放射；腰椎间盘突出症常在患椎棘间外侧约 1.5cm 处有深在的压痛且向同侧下肢放射；横突综合征时可在该横突处有压痛；膝关节的损伤也有一定部位的压痛点。

**2. 肿块**　触诊时应注意有无肿块，以及肿块部位、大小、硬度、活动度、边界、波动感（波动感的检查方法是将两手手指分别置于液体肿物的上、下极，以一指按压，另一指可感到波动，然后再左右试之）、搏动感、震颤及与邻近组织的关系等，特别要注意与软组织粘连、纤维化或瘢痕化改变所形成的无菌性炎症病变而引起的结节相鉴别。

**3. 异常感觉**　如摩擦感、肌腱的弹跳及骨摩擦音等。髌骨软化症、狭窄性腱鞘炎有摩擦感；骨折则可有骨摩擦音。

**4. 皮肤及皮下组织的触诊**　在颈肩腰背骨关节软组织病变的诊断和治疗中要注意局部皮肤的温度、湿度、弹性，有无凹陷性水肿。临床中一些软组织病变引起疼痛的原因往往与其粘连、纤维化或瘢痕化改变有关。这样改变可以刺激或压迫感觉神经末梢和血管，因而造成局部代谢障碍、局部压痛。

### （三）叩诊

临床常用叩诊锤和握拳叩击两种方法。

**1. 局部叩诊**　局部叩击能引起疼痛者，常表示病变所在部位。如棘突出现叩击痛时，提示相应部位有骨折或炎症。叩击痛也可用于判断病变的深浅，浅层软组织伤压痛明显，而叩击痛不一定明显；反之深部骨关节病变压痛不明显而叩击痛却较明显。

**2. 纵向叩击痛**　远端伤处，沿纵向叩击，能诱发出伤处疼痛者，表示该处有病变。

如叩击患者头顶部，颈部出现疼痛或上肢放射痛，见于颈椎病或颈椎损伤；叩击患者足跟部，髋关节处出现疼痛，则怀疑髋关节的急性损伤或炎症病变。

**3. 骨突点叩击**　当软组织病变和骨组织病变一时不好鉴别时，可根据软组织和骨组织的振动痛性质不同，在骨突点叩击，以帮助鉴别，常叩击的部位在上肢有锁骨前外端、肱骨外上髁、尺骨茎突、桡骨茎突，下肢有髂前上棘、股骨髁部及内髁、外髁等。

### （四）听诊

**1. 检查中的声音**　肢体活动中发出异常的响声，若伴有相应的临床症状，则有诊断意义。

（1）肌腱：腱鞘发生炎症时变得粗糙与增厚，在肌腱活动时就会产生摩擦音和摩擦感。若形成纤维骨管的腱鞘增厚，在肌腱活动时，可发生弹响。最常见于屈肌腱狭窄性腱鞘炎，手指伸或屈时皆可听到一声清脆的响声，称之"弹响指"或"扳机指"。肌腱摩擦感多发生在手部，在掌部与手指结核性屈肌腱腱鞘炎时，摩擦感最为明显。

（2）关节：正常关节可有生理性关节响声，无症状。若关节内和邻近组织产生不正常响声并伴有相应的临床症状，则应视为异常响声，如半月板、盘状软骨破裂时，会发出一两声清脆的响声；髌骨软化症会发出碾米样响声；膝关节慢性滑膜炎会产生捻发样响声；伸屈髋关节时，阔筋膜在股骨大粗隆前后滑动引起弹响，通常谓之"弹响髋"。

（3）骨骼：对于骨折患者，用手指轻压骨折局部，逐渐加重再逐渐放松，即可听到骨折端粗糙的摩擦音或触到摩擦感，系为诊断骨折的可靠体征。

**2. 听诊器听诊**　当怀疑有四肢长管状骨骨折时，可借骨传导音进行听诊，判断有无骨折；当有动脉瘤、动静脉瘘、骨肉瘤、血管瘤等，可于局部听到血流杂音，此时应注意其特点及传达方向和范围。常用的骨传导音的听诊部位有胸骨柄、肩峰、尺骨鹰嘴、耻骨联合面、髌骨前面等。

### （五）颈、胸、腰椎功能活动记录

**1. 颈椎功能活动度记录（图 7-2-1）**

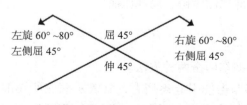

左旋 60°~80°　屈 45°　右旋 60°~80°
左侧屈 45°　　　　　　　右侧屈 45°
　　　　　　　伸 45°

图 7-2-1　颈椎功能活动度

**2. 胸、腰椎功能活动度记录（图 7-2-2）**

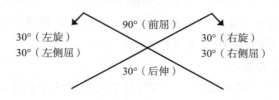

**图 7-2-2　胸、腰椎功能活动度**

### （六）关节运动功能检查

关节运动功能检查主要是检查关节、肌肉在主动运动和被动运动中的功能状况，观察患者活动姿势、活动范围以及肢体活动与疼痛的关系，以便及时发现疾患的部位。

**1. 关节运动的形式及命名**　其运动形式可依照关节的三个轴或三个面分为三组拮抗性的动作。关节沿着冠状轴进行的运动称为屈或伸；沿着矢状轴进行的运动称为外展或内收；沿着垂直轴进行的运动称为内旋或外旋（在前臂称为旋前或旋后）。

**2. 关节运动功能的检查**　关节运动功能检查包括主动运动和被动运动，检查时应两侧对比，无论关节活动范围的增大还是减少，均为不正常。临床上一般先检查主动运动，后检查被动运动，并做好记录。

（1）关节运动的记录方法

① 中立位 0°法：中立位 0°法是目前世界上通用的方法。即以关节中立位为 0°，每个关节从中立位到关节运动所达到的最大角度，与健侧对比，并记录患侧关节的活动范围。记录时按每个运动平面的两个反方向的活动为一组，以中立位为起始点 0°，分别记录其活动的角度。一般将起始点 0°放在这两个角度的中间。例如，肘关节的中立位为上臂与前臂成一条直线，正常屈曲可达 140°，超伸 5°，那么肘关节的屈伸度为 140°~0°~5°。如果屈肘为 140°，伸肘还差 20°，肘的屈伸度为 140°~20°~0°。如果肘关节强直时，只有两个数字记录，即强直体位与中立位（0°）。例如，肘关节强直在屈肘 50°位，可记录为肘强直在中立位 0°的 50°屈肘位。

② 邻肢夹角法：以两个相邻肢段互相移近时形成的角度来计算。关节完全伸直时定为 180°，关节屈曲时，随着屈曲程度的加大，而夹角度数逐渐减少，它表示两相邻肢段的位置关系。如膝关节伸直时为 180°，屈曲为 120°，活动范围为 180°-120°=60°；髋关节伸直时为 170°，屈曲为 60°，则活动范围为 170°-60°=110°。

③ 测量长度法：关节功能可用长度测量以记录各骨的相对移动范围。如颈椎前屈时可测下颏与胸骨柄的距离。侧屈时测耳垂与肩峰的距离。胸椎屈伸时，颈椎及胸椎棘突间距可增减 4~6cm。腰椎前屈时测量下垂的中指尖与地面的距离，腰椎正常前屈时颈椎到骶椎的棘突间距可增加 15cm。

（2）主动运动功能的检查：不借助外力，仅由患者自身的肌肉收缩所完成的动作，称为主动运动。正常人体的各关节有其各自的运动方式及活动范围，由于个人的差异，关节活动范围不尽相同。如儿童的关节活动范围较成人大，老年人又有所减少。同时，相邻的关节运动范围也互相影响或互相补偿，如腰椎前屈运动受限时，可由髋关节屈曲加以补偿。因此不可忽视对相邻关节的检查和测量。

（3）被动运动功能的检查

① 与主动运动方向相同的活动：正常时其活动范围比主动运动的范围大。当关节强直时，主动及被动活动均有障碍；肌肉瘫痪时，不能主动活动，但是被动活动正常，甚至超过正常的范围。

② 与主动运动方向不同的活动：包括沿躯干、肢体纵轴的牵拉、挤压及侧方活动，注意是否有异常活动及疼痛。被挤压的组织主要是骨与关节，以及椎间盘与神经根等；被牵拉的组织主要是韧带、肌肉、筋膜、肌腱、关节囊及椎间盘等。

（4）关节活动异常

① 肌肉痉挛：急性外伤或关节炎时，由于疼痛，可使主动及被动运动受限，甚至完全停止运动。局部肌肉有压痛、紧张、僵硬。痉挛解除后，功能就恢复正常。

② 挛缩：多见于长时间痉挛、拮抗肌力失衡、肢体长期制动，或因瘢痕引起关节粘连或关节囊、韧带、筋膜、肌肉、肌腱结构上的变化，导致肌肉挛缩，使关节活动受限。

③ 关节强直：强直的关节仅有微小活动，故常有症状存在，是由于关节内纤维性粘连或关节周围大量瘢痕组织形成所致。

④ 关节活动范围超常：亦是一种病态表现，见于关节囊被破坏、关节囊及支持韧带过度松弛或断裂等致关节活动超过正常范围。

⑤ 假性关节活动：指不在关节处肢体（骨干）的异常活动，见于骨折不愈合或骨缺损。

（5）体征与运动的关系：在关节运动检查时若出现疼痛、摩擦音或摩擦感应注意它们与活动的关系，对疾病诊断有着重要的临床意义。如冈上肌肌腱炎肩关节外展60°~120°时出现疼痛；腰椎间盘突出症早期可以在直腿抬高试验30°~70°范围内出现疼痛；慢性滑膜炎时可出现捻发音等。

（6）关节运动功能检查的注意事项

① 关节的灵活性代表关节的运动功能，是指其运动方式和运动幅度的大小。而关节正常运动方式之外出现的动作，则属异常运动。异常运动及正常运动范围受限或消失，都说明关节内结构或肌肉、神经等存在病变。关节结构的稳定性是由关节面形态、肌张力大小以及韧带、关节囊的张力所决定的。因此，关节运动的灵活性与关节结构的稳定性是相辅相成的。

② 如果主动运动正常，说明其被动运动也将正常，一般不必再做被动运动检查。如果主动运动异常，则应进一步检查其被动运动。

③ 主动运动异常，被动运动正常时，说明病变不在关节内，可能为神经、肌肉等

关节外疾患；主动运动与被动运动均受限制，说明病变可能在关节内或其周围软组织内，应注意其鉴别。

④ 注意排除相邻关节的互相影响或互相代偿。如髋关节活动受限时，可由腰部各关节代偿。另外，也应注意排除疼痛、瘢痕、衣着过紧等其他因素的影响。

⑤ 临床检查中对关节功能的正常评估要以关节的有效运动为准则，既要测定关节运动度的多少，又要了解是哪一个范围以内的运动，以及是否沿着正常轴线或正常平面进行。

⑥ 记录关节的名称与左右；关节强硬、强直或挛缩的位置；主动及被动的范围；运动方向。

### （七）肌肉运动功能检查

**1. 肌容积的检查**

（1）肌萎缩：肌容积比健侧或伤病前缩小称为肌萎缩。检查时用皮尺在两肢相对应的统一水平分别测量，并对比。肌萎缩的原因：①下运动神经元损伤或病变；②长期固定，肢体缺乏功能锻炼，易造成失用性肌萎缩；③继发于某些骨关节病变。如膝关节疾患可引起股四头肌萎缩；神经根型颈椎病、前斜角肌综合征可引起手部大、小鱼际肌或骨间肌萎缩。

（2）假性肥大：肌容积明显增大，质硬，肌力减弱，多见于腓肠肌。由于进行性肌营养不良，部分患者可合并翼状肩胛等。

**2. 肌张力的检查**　肌张力是指在静止状态下，肢体肌肉完全松弛时，肌肉仍保持着一定的紧张度。检查时让患者静止并放松患肢，观察肌肉的外形并触摸其张力情况。可配合测定其被动运动时的阻力是正常、增高或降低，以及关节运动幅度。亦可叩击肌腱听声音，声音高者肌张力高，声音低者肌张力低。肌张力减低时，表现为肌肉不能保持正常外形，触诊时松软无弹力，被动活动时阻力减少或消失，关节活动幅度增大，常见于下运动神经元损害、低血钾、肌肉疾患及深昏迷等。肌张力增高时，肌肉坚硬，被动活动时阻力加大，关节活动幅度减少，常见于上运动神经元损害。如将患侧上肢被动举高，然后使其自然下落，呈软鞭状，则为肌张力下降，若在高处停留的时间较久，两侧对比时后落下的肢体则为肌张力增高，也可用同样方法测量下肢肌张力。颈椎病（脊髓型）及肌萎缩性侧索硬化症患者可表现为上肢肌张力低下，而下肢肌张力增高，其原因是脊髓颈膨大附近前角细胞受损，引起上肢某些肌肉张力降低，同时颈段锥体束受损引起下肢不同程度的肌张力增高。

**3. 肌力的检查**　肌力是患者在主动活动时肌肉收缩的力量。临床检查时需视诊、触诊、动诊三者结合进行检查，从而了解随意肌的功能状态。检查的目的在于判断下运动神经元或肌肉损伤的程度、范围及其分布的情况，对疾病的治疗和预后均有一定的临床意义。

（1）肌力分级标准

0级：肌肉无收缩力量，关节无活动，肌肉完全瘫痪。

1级：仅有肌肉轻微收缩，但不能带动关节和肢体任何活动。相当正常肌力的10%。

2级：肌肉收缩可带动关节活动，但不能在对抗肢体自身重力下活动关节。相当正常肌力的25%。

3级：肌肉收缩能对抗肢体自身重力活动关节，但不能对抗任何阻力。相当正常肌力的50%。

4-：能够对抗轻度负荷，明显大于3级，稍弱于4级。

4级：肌肉收缩可以对抗一定的阻力，使关节活动，但力量较正常稍弱。相当正常肌力的75%。

4+：在强负荷下力量轻度下降，稍大于4级，稍弱于5级。

5级：正常肌力。

（2）肌力测定的记录格式：测定肌力的结果可用表格的形式记录。

（3）肌力的测定方法：肌力的测定可用握力计，也可用肌电图、电变性反应等。但临床上常采用对病变的关节运动给予阻力，使患者做抗阻力运动的方法，大致估计肌力的强弱，同时可触摸该肌收缩的情况，并注意有无其他肌肉代偿。检查时注意观察肢体活动有无肌力改变或瘫痪，对某些肌群或肢体肌力轻度减弱要仔细检查，这些可能是某些颈肩腰背骨关节疾病的早期表现，不仔细检查，容易延误诊治。

（4）肌力检查应注意的问题

① 观察肌肉收缩：可以看见肌肉收缩，以及观察在肌肉收缩的纵轴上出现的动作。深部肌肉与小肌肉的收缩往往不能看见，只能靠观察动作来判断。微弱的收缩，如0~1级，只能以肌腱张力的增加来区分。临床上，2级以下的肌力不能完成关节运动，3级以上才能发挥一定运动作用。

② 肌肉收缩的关节运动：在肌肉检查中，必须注意有些关节的动作，不是单一的肌肉运动，而是数块肌肉协同收缩的结果。如趾伸肌、踇伸肌、胫前肌都有伸踝作用。因此，伸踝运动并不因为胫前肌、踇伸肌瘫痪而完全丧失，当然，也有一些关节的动作是由一块肌肉收缩，一旦肌肉瘫痪，则活动丧失。

③ 肌肉的代偿活动：必须注意，有许多关节活动的出现，并不是由于正常情况下支配该关节的主要肌肉的动作，而是周围的肌肉代偿活动的结果。例如，髂腰肌、股直肌瘫痪后，患者仍有屈髋动作，在检查中发现常常是由于缝匠肌的收缩所致。当内收肌肌力不足时，患者可将膝伸至120°，置髋于内旋位，利用半腱肌、半膜肌的收缩来补偿内收肌的功能。对儿童进行的肌力检查，要特别注意其代偿动作，应仔细分析，避免混淆。

④ 假性肌肉瘫痪：这是指由于关节失去正常的活动度或在非功能位固定，致使对某些肌肉无法进行正确与全面的检查。例如，髋关节屈曲畸形，多数因臀肌瘫痪引起。

即使这些肌肉本身并未完全瘫痪，但长期处在屈髋位，使臀肌无法收缩，日久也必然导致屈髋挛缩，臀肌进一步萎缩，检查时往往肌力是 0 级。但当髋关节屈曲畸形纠正后，即可见臀肌收缩，积极功能锻炼，往往还可恢复一定程度的肌力。这类肌肉瘫痪，叫作"假性瘫痪"。同样，马蹄足畸形时，胫前肌亦有类似情况，当马蹄足畸形纠正后，胫前肌往往也可以恢复一定功能。

⑤ 回跳动作：这是一种模仿动作。由于完成该动作的肌肉已经瘫痪，患肢不可能有这种动作，它就利用其他肌肉来复制这种动作，称作"假动作"，常给医师检查时一种错觉，似乎这个肌功能依旧存在，倘若不仔细观察，往往会被蒙蔽。如趾长伸肌全部瘫痪，屈趾肌存在时，足趾不能伸，但患者，尤其是小孩，常使屈趾肌有力收缩，然后突然放松，导致足趾从极度屈曲返回正常休息位，往往有向背侧弹跳现象，看来似乎是在伸，但实际上是"屈位→休息位→伸位"，而不是正常的"伸位→休息位"。这类假动作，在检查儿童时应特别注意排除。

⑥ 其他注意事项：A. 肌力的检查，可帮助诊断周围神经损伤的部位、肌力恢复程度与速度等，故必须依据其解剖结构及个别肌肉或肌群进行检查。B. 肌肉按功能分为主动肌、固定肌、拮抗肌、协同肌四种。在检查时，应注意到在某种情况下，肌肉只能表现出某一种作用，而不能有其他作用。C. 检查肌力时，应注意肌肉有无萎缩、痉挛、挛缩，其张力与强度，必要时应做生化及药物试验、肌电图检查等。D. 应注意患者体位，使某些肌肉或肌群放松，不至于影响检查。E. 必须区别个别肌肉力量同肌群力量，两者不能混淆，否则就会做出错误的诊断。F. 要注意有利于发挥肌力最大效应的关节运动范围。G. 检查时一般应用健侧相同肌的肌力作为对照。H. 若反复连续检查，可引起肌肉疲劳，降低评定肌力级别。

### （八）钩活术有关神经系统检查

在临床上，颈肩腰背骨关节疾病往往伴有神经系统的损害，因此神经系统检查在本类疾患的诊断中占有重要地位，同时也用于神经系统疾病的鉴别。

**1. 感觉检查**　患者神志清楚，能与医师合作，医师应向患者讲清检查方法。检查时让患者闭目，并充分显露检查部位，由感觉障碍区至正常区逐步进行。若感觉过敏，也可由正常区向感觉障碍区进行检查，并行两侧对比。检查时不要留下空白区，注意感觉障碍的性质、程度（减退、消失、过敏）及范围，并记录。

（1）检查法

① 浅感觉：A. 痛觉：用针尖以均匀的力量、强度刺激患者的皮肤，让其说出具体的感觉。检查时要有系统，自上而下，注意两侧对比。B. 震动觉。将震动的音叉脚置于骨突部位。检查有无震动及持续时间。

② 深感觉（本体感觉）：A. 位置觉：嘱被检查者闭目，医师将患者末节指（趾）关节被动背伸或跖（掌）屈，询问是否能辨别该关节的活动及其方向。B. 震动觉：将震动的音叉脚置于骨突部位，检查有无震动及持续时间。

③ 综合感觉（皮层感觉）：在深、浅感觉正常的基础上，为了判断大脑皮层有无损害时才进行的，不作为常规检查。即 A. 实体觉：嘱被检查者闭目，用手触摸并分辨物体的形状、大小、硬度等。B. 图形觉：嘱被检查者闭目，医师在其皮肤上画图形或写字，询问患者能否辨认出来。C. 两点辨别觉：用两角规的两个尖端接触患者皮肤，测定能否辨别是一点还是两点刺激及两点最小距离。D. 定位觉：患者闭目，医师以手指或笔杆轻触其皮肤，嘱其用手指指出接触的部位。E. 重量觉：患者闭目，用大小相同而轻重不同的两物放在患者手中，以测其辨别重量的能力。

（2）感觉障碍程度分级：根据程度不同，英国医学研究会把感觉障碍分为 6 级。评定标准如下。

0 级：感觉完全丧失。

1 级：微有浅感觉、深感觉存在。

2 级：部分痛、触觉存在，或痛觉过敏。

3 级：痛、触觉正常存在，而无两点辨别感觉。

4 级：痛、触觉正常，有两点辨别感觉，但距离 >6mm。

5 级：同 4 级，但两点辨别感觉 <6mm，并有实体感觉。

（3）神经恢复征象：神经恢复时感觉消失区开始缩小，并逐渐由近端向远端扩展，感觉较运动恢复快。感觉又按温度觉、痛觉、触觉的先后顺序恢复。Tinel 征：医师用手压迫或轻叩神经干损伤部以下部位，并自远侧段向近侧段试验，如该神经分布区有麻刺感或蚁行感，即为神经有再生征象。

（4）常见感觉障碍

① 神经末梢损害：感觉障碍区在上肢呈手套状，在下肢呈袜状，各种感觉皆减退或消失，多为很多周围神经末梢同时受损所致，常见于多发性神经炎。

② 干性神经损害：可见相应的神经分布区浅、深感觉障碍，如正中神经损伤。

③ 神经丛损伤：该神经丛分布区的浅、深感觉均受影响，感觉减弱或消失，常伴有疼痛。

④ 根性神经损害：浅、深感觉均受影响，其范围与脊髓节段分布区相一致，有相应的根型分布障碍区。如腰椎间盘突出症，有相应的根型分布区感觉障碍。

⑤ 脊髓横断性损害：在损害水平面及其以下所有感觉均消失，损害平面以上皮肤感觉可有一段过敏带。水平同侧的深感觉和运动障碍，即 Brown-Sequard 综合征。

⑥ 内囊型神经征：偏身感觉缺失，伴有偏瘫者，为大脑内囊损伤所致，见于脑出血、脑血栓形成等。

（5）记录方法

① 对脊髓横断性或半侧性损害，周围神经根性损害，可按感觉记录图，绘出感觉异常的性质及分布区。为准确判断受损部位，应熟悉以下解剖关系：A. 人体的感觉分布顺序仍然保留了原始形式，即自上而下的顺序，由鼻尖到肛门，而不是从头顶到足底。B. 颈脊髓损伤时，检查感觉障碍以上肢为依据。C. 胸脊神经在体表的节段分布：

乳头——$T_4$，剑突——$T_6$，脐——$T_{10}$，腹股沟——$T_{12}$。④脊髓节段与脊椎节段的关系：颈脊髓节数 $-1$= 颈椎节数；上胸髓节数 $-2$= 上胸椎节数；下胸髓节数与脊椎节数 $-3$= 下胸椎节数；腰髓 1、2 节相当于第 11 胸椎；腰髓 3、4、5 节相当于第 12 胸椎；骶髓 1~5 节相当于第 1 腰椎。

②周围神经干性损害：于肢体局部图上绘出感觉异常的性质及分布区。

**2. 反射检查**　反射是神经系统活动的一个基本形式，外界刺激感受器后传入中枢神经，再由中枢神经传至运动器官，产生动作，这个过程称为反射。根据感受器的深浅不同，临床上将其分为浅反射和深反射。感受器在皮肤、黏膜和角膜等表浅组织，称浅反射；感受器在比较深部的肌腱和骨膜等组织，称深反射。浅、深反射在正常人体均可引出，疾病可使之亢进、减弱或消失。还有一些反射不出现于正常人体，仅在某种疾病的患者身上出现，称病理反射。检查神经反射时，应使被检查者体位适当，肌肉放松，避免精神紧张。检查者叩击位置要准确，用力均匀，并注意两侧对比。

（1）生理反射

① 浅反射：是刺激体表感受器所引起的反射。临床上常用的浅反射为：A.腹壁反射：患者仰卧，下肢屈曲，放松腹部肌肉，医师用棉签由外向内分别轻划腹壁两侧上（肋下缘）、中（与脐平行）、下（腹股沟上方）部，两侧进行对比。正常时可以引出该部腹肌收缩。应注意的是老年人、肥胖及腹壁松弛的经产妇出现腹壁反射减弱或消失，这需要与病理性的相鉴别。B.提睾反射：用棉签轻划患者大腿内侧皮肤，当反射弧中断或受抑制时，或上运动神经元损害时，均可引起浅反射减弱或消失。

② 深反射：是刺激肌腱、关节内的本体感受器所产生的反射。临床上常用的深反射为：A.肱二头肌反射：检查时嘱患者屈曲肘关节，医师以左手托住患者的肘部，左拇指置肱二头肌腱上，患者前臂旋前搭在医师的左前臂上，然后用叩诊锤叩击医师自己的左拇指，正常时可引起肱二头肌收缩，屈曲肘关节（图 7-2-3）。B.肱三头肌反射：检查时嘱患者屈曲肘关节，医师用左手托住患者肘部，让患者将前臂搭在医师的左前臂上，然后用叩诊锤轻轻叩击患者尺骨鹰嘴上方约 1cm 处的肱三头肌腱，正常时可引起肱三头肌收缩，肘关节伸展（图 7-2-4）。C.桡骨骨膜反射：检查时嘱患者屈曲肘关节，前臂半旋前，腕关节下垂，医师一手托住腕部，然后用叩诊锤叩击桡骨茎突，正常时可引起前臂旋前（图 7-2-5）。D.尺骨骨膜反射：检查时嘱患者肘关节半屈，并前臂半旋前位，然后用叩诊锤叩击尺骨茎突上，正常时可引起前臂旋前（图 7-2-6）。E.膝腱反射检查：检查时患者坐于床沿，下肢自然下垂，或仰卧位，双膝半屈曲，医师以手托住腘窝，放松股四头肌，用叩诊锤轻叩击髌骨下缘与胫骨粗隆之间的髌韧带，正常时可引起股四头肌的收缩，伸膝关节。若患者神经过于紧张，反射引不出时，可嘱患者两手相勾，用力拉紧，再试即可引出。股四头肌由股神经支配，脊髓节段定位为 $L_{2\sim4}$（图 7-2-7）。F.跟腱反射检查：检查时患者仰卧，髋膝关节半屈状，小腿外旋位，医师用手握住其前半足，使踝关节轻度背伸，用叩诊锤叩击跟腱，正常时可引起腓肠肌收缩，踝关节跖屈。腓肠肌由胫神经支配，脊髓节段定位为 $S_{1\sim2}$（图 7-2-8）。

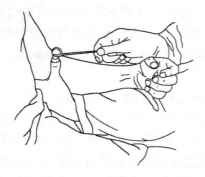

图 7-2-3　肱二头肌反射检查

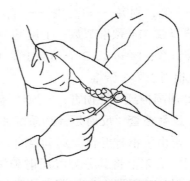

图 7-2-4　肱三头肌反射检查

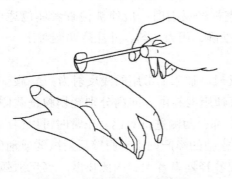

图 7-2-5　桡骨骨膜反射检查

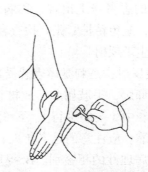

图 7-2-6　尺骨骨膜反射检查

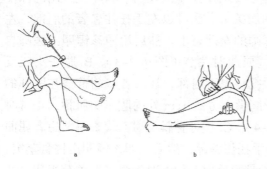

图 7-2-7　膝腱反射检查

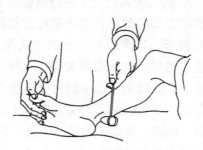

图 7-2-8　跟腱反射检查

当反射弧中断或受抑制时，可见深反射减弱或消失。在上运动神经损伤时，脊髓反射弧的抑制释放，使深反射亢进，但也可由于超限抑制使深反射消失。当深反射高度亢进时，由于腱反射亢进与对抗肌的不平衡，即可出现阵挛，意义与深反射亢进相同，临床以髌、踝阵挛最常见。

（2）病理反射检查：正常人引不出病理反射，仅在中枢神经损害时才出现，其主要原因是椎体束病变时失去对脑干和脊髓的抑制作用。

① 霍夫曼（Hoffmann）征：即弹手指征。检查时嘱患者将腕关节轻度背伸，医

师用一手握住患者的腕部上方，另一手以食、中两指夹住患者之中指，并用拇指迅速弹刮患者中指指甲。出现拇指及其他各指快速屈曲者为阳性，可见于锥体束损害（图7-2-9）。

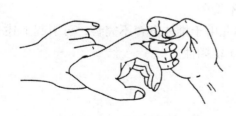

图 7-2-9　霍夫曼征检查

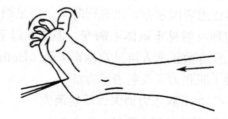

图 7-2-10　巴宾斯基征检查

② 巴宾斯基（Babinski）征：即划跖试验。检查时患者仰卧，双下肢伸直，医师用尖物刺划足外侧缘，由足跟向前至小趾根部再转向内侧。正常反应是足趾向跖面屈曲。如姆趾背屈，其他四趾呈扇形散开，即为阳性，可见于锥体束损害（图7-2-10）。有锥体束损害时，可用不同方法引出与巴宾斯基（Babinski）征相同的病理反射。以钝尖物沿足背外缘划过引出者，称查多克（Chaddock）征；以拇、食指沿胫骨前缘向下推时而引出者，称奥本海姆（Oppenheim）征；用力挤压腓肠肌引出者，称戈登（Gordon）征；将手置于足外侧两趾背面，然后向跖面按压，数秒后突然松开而引出者，称贡达（Goda）征。

以上几种测试，方法虽然不同，但阳性结果都表现一致，临床意义相同。一般情况下，锥体束疾患较易引出巴宾斯基征，但在表现可疑时应检查其余几种，以协助诊断。

③ 脊髓自动反射：又称脊髓缩回反射、脊髓防御反射。捏夹、针刺足底或剧烈的跖屈诸趾时，髋、膝、踝三关节屈曲，是由于脊髓与大脑脱离关系而引起。如脊髓在腰骶段以下受到压迫，反射就会更明显，反射区也扩大，受压部位以下都能引起这样的三重屈曲。临床上用来判定脊髓病变的下限。

④ 踝阵挛：检查时患者仰卧位，医师一手托住腘窝，稍屈膝关节，一手握足，用力使其踝关节突然背屈，然后放松，并保持一定推力，若出现踝关节连续的伸屈运动为阳性（图7-2-11）。

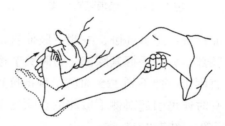

图 7-2-11　踝阵挛检查

⑤髌阵挛：检查时患者仰卧位，伸直下肢，股四头肌放松，医师以一手的拇、食指抵住髌骨上缘，用力向下快速推动数次，然后放松，并保持一定推力，若出现髌骨连续交替的上下移动为阳性。

踝阵挛和髌阵挛的临床意义与深反射相同，但短暂的阵挛且为两侧性可能属于正常。癔症患者偶尔亦可出现踝阵挛，但是两侧性不持久。

病理反射见于锥体束病变，但2岁以下的小儿由于椎体发育不完善，可引起上述反射，在少数正常人可见双侧霍夫曼（Hoffmann）征阳性。

（3）肌张力及反射表示方法

"−"表示肌张力消失，反射消失。

"+"表示肌张力降低，反射减弱。

"++"表示肌张力活跃（正常），反射活跃（正常）。

"+++"表示肌张力较高，反射亢进。

"++++"表示肌肉阵发性痉挛，轻度阵挛。

"+++++"表示肌肉持续性痉挛，严重阵挛。

（4）脑膜刺激征：脑膜病变或其附近病变波及脑膜时，可刺激脊神经根，使相应的肌群发生痉挛，当牵扯这些肌肉时，患者可出现防御反应，这种现象称为脑膜刺激征。常见于各种脑膜炎症、蛛网膜下腔出血、脑脊液压力增高等，常见的有以下检查。

①颈项强直检查：患者仰卧，医师用手托扶其枕部做被动屈颈的动作，以测试其颈肌抵抗力，正常时下颏可贴近前胸。如下颏不能贴近前胸且感到有抵抗感，患者颈后疼痛即为阳性。此为伸肌在患病时受到刺激所致。除见于上述颅内疾患外，当患有颈椎病、颈椎关节炎、颈椎结核、骨折、脱位、肌肉损伤等也可引起颈项强直（图7-2-12）。

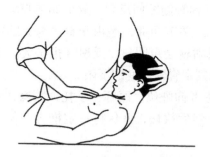

图 7-2-12　颈项强直检查

②克匿格（Kernig）征检查：患者仰卧，一侧下肢伸直，另一下肢先屈髋、屈膝成直角，医师以一手扶其膝部，另一手握其踝部，将膝关节逐渐伸直，正常人膝关节可达135°以上。若膝部伸直困难，伸不到135°时就出现抵抗感或引起疼痛和股后侧肌群的痉挛者，称为阳性。有时还可引起对侧下肢屈曲。除见于颅内疾患外，也可见于坐骨神经痛、腰骶神经根炎等（图7-2-13）。

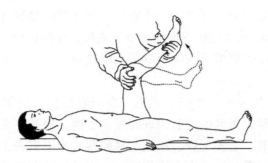

**图 7-2-13　克匿格征检查**

③布鲁津斯基（Brudzinski）征检查：患者仰卧，下肢自然伸直，医师一手托患者枕部，一手置于患者胸前，然后头部被动前屈，阳性表现为两侧膝关节和髋关节屈曲（图7-2-14）。

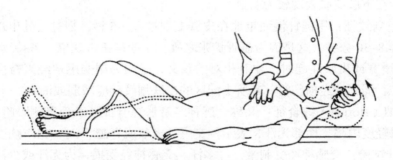

**图 7-2-14　布鲁津斯基征检查**

（5）共济运动：正常人要准确地完成随意运动，必须有一定的肌群参与，这些肌群的协调主要是靠小脑的功能。此外，前庭神经、视神经、深感觉、椎体外系均参与作用，动作才得以协调和平衡。当上述结构发生病变，协调动作发生障碍，称共济失调。检查共济运动功能的常用方法有三种。

①指鼻试验：指导患者伸直前臂，随即屈臂用食指触自己的鼻尖，先练习2~3次，再让患者闭眼，重复同样动作，观察动作是否稳准。共济失调的患者，病变同侧手指指鼻时摇晃不稳，不能一下准确地触到鼻尖。如睁眼无困难，闭目则不能完成，为感觉性共济失调；睁眼、闭目皆有困难者为小脑性共济失调。

②跟-膝-胫试验：患者仰卧，让其一侧下肢抬高，然后屈膝将足跟放在另侧膝部，并沿胫骨前缘下滑，观察动作是否稳准。稳准为共济运动正常，反之为共济失调。

③闭目直立试验：此试验又称闭目难立征、罗姆伯格（Romberg）征。检查时让患者两臂向前伸平，闭目并足直立，如患者左右摇摆，甚者将要倾倒，为阳性，是共济失调的表现。当有闭目不稳，提示两下肢有感觉障碍。

（6）自主神经功能检查：主要用于协助脊髓病变的定位。其交感纤维起于脊髓侧角细胞，这些侧角细胞只存在于 $T_1$~$L_3$ 脊髓节，副交感纤维起自中脑、脑桥、延髓和 $S_2$~$S_4$ 脊髓节，在大脑皮质及丘脑下部的调节下发挥互相拮抗而又协调的作用，主要功能是调节内脏活动、血管舒缩及腺体分泌等。对其功能检查可确定脊髓损伤节段、周围神经损伤及其性质。

① 皮肤、毛发、指（趾）甲营养状态：在脊髓损伤、周围神经损伤，并伴自主神经的损伤时，其神经分布区的皮肤出现萎缩、变薄、粗糙、无汗，失去正常的光泽甚至引起营养性溃疡等。毛发干燥、粗糙、易脱落。指甲失去正常的光泽、变薄，有沟纹且易脆断。若神经受刺激或不全损伤时，出现神经分布区的皮肤多汗、灼痛、潮红等。

② 皮肤划纹征

A. 白色划纹征：用钝针轻而快地在皮肤上划过，8~20秒，划过之处出现白色划纹，正常人持续1~5分钟，这是因为血管收缩所致，若持续时间较长，为交感神经兴奋性增高，该征在下肢皮肤表现较为明显。

B. 红色划纹征：用钝针慢而重地在皮肤上划过，3~5秒，划过之处出现红色划纹，正常人持续8~30分钟。这是因为血管扩张之故，一般是正常现象。若持续较久（数小时），红纹增宽或皮肤隆起时，才有相对的意义，是因为副交感神经兴奋性增高所致。在脊髓损伤、周围神经损伤时，其所支配区的皮肤划纹反应减弱或消失。

③ 霍纳（Horner）综合征：又称交感神经麻痹综合征，表现患侧眼睑下垂，瞳孔缩小，眼球轻度内陷，面部无汗，表示颈交感神经节或脊髓（C8、T1）病变。

④ 发汗试验：交感神经受刺激，可多汗。交感神经受损，为无汗或少汗。

A. 试验方法：将患部皮肤清洁、干燥，体表涂以含碘溶液（碘15g、蓖麻子油100mL、纯酒精900mL配制，蓖麻子油的作用是防止皮肤吸收大量碘而出现中毒），待干燥后于表面再均匀撒布淀粉末。皮肤出汗后，碘与淀粉反应而成蓝色。

B. 发汗方法：a. 毛果芸香碱法：皮下注射1%毛果芸香碱1mL，3~5分钟观察出汗情况，其作用系直接刺激汗腺的泌汗纤维末梢而发汗。此法禁用于颅内压增高者。b. 加温方法：增加患者周围的温度（如用电热架），通过脊髓反射而出汗。c. 阿司匹林法：口服阿司匹林0.6~0.9g（用热水送下），观察局部出汗情况，其机制系作用于间脑或视丘下部发汗中枢。

C. 临床意义：a. 当泌汗末梢病损时，上述三种试验均不引起发汗。b. 当脊髓反射障碍时，只有毛果芸香碱试验发汗。c. 视丘下部发汗中枢病变时，口服阿司匹林不出现发汗。d. 脊髓有横断损伤时。阿司匹林试验只出现断面以上发汗。

⑤ 竖毛反射：将冰块放在患者的颈后或腋窝皮肤上数秒钟后，可见竖毛肌收缩，毛囊处隆起如鸡皮状。竖毛反射受交感神经节段性支配，即 $C_8$~$T_3$ 支配面部和颈部，$T_4$~$T_7$ 支配上肢，$T_8$~$T_9$ 支配躯干，$T_{10}$~$L_2$ 支配下肢。依据反应的部位可帮助交感神经功能障碍的定位诊断。

⑥ 排尿障碍：常见于脊髓横断性损伤。常用的方法是膀胱压力测验。方法：首先

排尿，按常规操作，放入 16 号导尿管、测定并记录残余尿量。膀胱排空后将导尿管接于测压器上，排尽空气，测定压力，然后以每分钟 10mL 的速度将生理盐水注入膀胱内，每注入 50mL 记录压力一次。压力为纵坐标，容量为横坐标，画一曲线。记录患者有尿意和急需排尿时的压力及容量，借以确定脊髓损伤后膀胱的功能情况。

A. 无张力性膀胱：尿液潴留于膀胱内，不能排出，需导尿将尿液排出，见于骶神经损伤或脊髓损伤休克期（6 周以内）。

B. 自主性膀胱：膀胱充盈时，患者无感觉，压迫下腹部方能排尿，但仍排不空，见于脊髓损伤休克期过后。

C. 反射性膀胱：膀胱充盈时，患者可产生下腹部胀感、轻微头胀、出汗等不适，不能随意排尿，通过抓摸大腿内侧、会阴部皮肤、腹股沟处的皮肤，可出现反射性排尿，见于骶髓节段以上的脊髓损伤。

D. 随意性膀胱：正常时可随意控制排尿。脊髓部分损伤时，控制排尿能力较差，但不需要其他方法诱发排尿，为近似随意性排尿。

### （九）肢体血液循环的检查

主要检查动脉和静脉是否通畅，组织供血是否充足，有无缺血表现，有无水肿等。

**1. 望诊**

（1）肤色改变：当皮肤苍白松软、指（趾）腹瘪时，是由于皮肤血流量减少所致，常见于动脉痉挛、动脉断裂和重度休克。

（2）皮肤及肢体营养性改变：出现皮肤发冷、肌肉萎缩或挛缩，指（趾）甲黄而脆、增厚，可有慢性溃疡，甚至肢体坏疽而发黑干瘪，与正常组织有分界线，亦可有感染，多见于动脉痉挛或阻塞性动脉病变，局部动脉供血减少所致。

**2. 触诊**

（1）皮肤温度：皮肤温度的测量可用半导体皮肤点温计测试，亦可用中指第二节背面测试，并两侧对比。测试前肢体先暴露于室温中半小时，室内不可通风。正常时各部体表温度不同，自躯干至四肢逐渐降低。一般手部温度较足部高，拇指（踇趾）高于小指（小趾）。腕及踝以下皮温变化较大。检查皮肤温度有助于了解皮肤的血液循环状况，动脉功能不全时患肢皮温下降，末梢循环衰竭时肢端厥冷。皮温增高为局部感染。

（2）动脉搏动检查：一般分为正常、减弱、消失及增强，消失或减弱表示近侧动脉阻塞或破裂。

**3. 听诊**

（1）动脉瘤或动脉受压：病变远侧可有收缩期杂音，但限于动脉瘤的局部。

（2）动静脉瘘：局部可有持续性杂音，收缩期杂音增强且沿血管走向及两侧传导较长时间。

（3）颈部血管性杂音：若是在颈大血管区听到血管性杂音，提示颈动脉或椎动脉狭窄。这种杂音音量可大可小，一般收缩期明显，多为大动脉炎或动脉硬化所引起。若在锁骨上窝处听见杂音则可能为锁骨下动脉狭窄。见于颈肋骨压迫。

**4. 神经症状与体征的检查**　在急性血供阻断后不久，阻断以下的肢体由于组织缺氧而发生剧烈疼痛。如阻断时间过长，则疼痛就会转为麻木，出现感觉障碍和肌肉麻痹。如果缺血时间达 6~8 小时，肌肉即发生坏死；12~24 小时或以上，周围神经发生坏死。缺血所引起的感觉障碍和肌肉麻痹应与神经损伤鉴别。缺血所引起的感觉和运动障碍为全面性，即缺血区域以内感觉与运动全面发生障碍，而神经损伤中，感觉障碍和肌肉麻痹常符合一定的神经支配。

**5. 特殊检查**

（1）霍曼（Homan）试验：检查者将患肢轻微抬起，膝关节伸直，做强烈之踝关节被动背伸运动，使小腿后方组织受到牵拉，若小腿后部出现疼痛者为阳性。见于腓肠肌深部静脉栓塞（图 7-2-15）。

（2）佩尔特斯（Perthes）试验：患者站立，用止血带压迫大腿根部的大隐静脉，曲张静脉明显充盈，使其活动膝关节 10~20 次，如深部静脉通畅，则曲张静脉消失或减轻，下肢无胀感；若深静脉内有较广泛的阻塞存在，则曲张静脉不减轻或加重，下肢胀痛。

① 长度的测量

A. 目测法：粗略比较有一定的误差。上肢长度测量可屈肘，上臂紧贴胸壁，从后面观察并比较两上臂的长度，或双手合掌，两前臂并拢，肘部支撑于水平桌面上，可从两手指尖的高度差比较两前臂的长度。下肢长度测量可嘱患者仰卧位，髋、膝关节成 90°，从两膝盖的高低比较两大腿的长度，或双足并齐、屈膝，放于检查床上，从两膝盖的高低比较两小腿的长度。

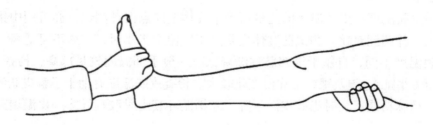

**图 7-2-15　霍曼试验**

B. 尺测法：临床上最常用皮尺测量，简便准确。

a. 上肢总长度：第 7 颈椎棘突至桡骨茎突尖或中指指尖的长度，或自肩峰至桡骨茎突尖中部或中指指尖的长度。

b. 上臂长度：自肩峰至鹰嘴的长度，为相对长度；或自肩峰至肱骨外上髁的长度，为绝对长度。

c.前臂长度：自肱骨外上髁至桡骨茎突的长度，为相对长度；或自尺骨鹰嘴至尺骨茎突的长度，为绝对长度。

d.下肢总长度：自髂前上棘至内踝下缘的长度，或自脐（或剑突）至内踝下缘之间的长度，为相对长度。相对长度表示了下肢与骨盆的位置关系。临床上往往由于脊柱生理弯曲的改变，骨盆的倾斜，髋关节的位置变化，而影响其测量长度。因此，测量时应注意上述变化，以免发生误差。绝对长度为自股骨大粗隆顶点至外踝下缘的长度。检查时，应同时对比相对长度和绝对长度这两种检查结果，以明确患肢短缩的真正所在。

e.大腿长度：自髂前上棘至股骨内外上髁（或膝关节内侧间隙或髌骨上缘）之间的长度，为相对长度。自股骨大粗隆顶点至膝关节外侧间隙的长度为绝对长度。

f.小腿长度：胫骨内侧髁上缘至内踝的长度；或腓骨小头至外踝下缘的长度。

g.躯干长度：颅顶至尾骨端。

② 周径测量：测量平面应两侧对称，并于肌腹最丰满处测量。测量肿物时则取最肿处，并两侧对比。周径增大的实际应用并不多，但周径萎缩的程度在临床诊断中十分重要。肌肉萎缩的程度，反映出患肢使用量的减少，表明患肢的疼痛程度，也表明疾病或损伤后对神经功能和营养的影响程度。肌肉萎缩一般在外伤后或发病 2 周之后才能出现，如果在 2 周内测量肌萎缩，其诊断意义并不大。常用测量平面如下。

A.肩关节：自肩峰至腋窝环绕 1 周。

B.上臂：于肱二头肌中部环绕 1 周。

C.肘关节：自鹰嘴经肱骨内、外上髁至肘皱襞环绕 1 周。

D.前臂：于肱骨内上髁下约 6cm 处环绕 1 周。

E.腕关节：经尺、桡骨茎突尖端环绕 1 周。

F.大腿：于髌骨上缘 10cm 或 15cm 处环绕 1 周。

G.膝关节：于髌骨上缘、中间和下缘处各环绕 1 周。

H.小腿：膝关节下 10cm 或周径最大的平面处环绕 1 周。

I.踝关节：于跟骨结节上方，经内、外踝至踝前方环绕 1 周。

③ 角度测量：测量关节主动与被动活动的范围，可以估计其肌肉、骨与关节的功能情况。关节活动度可因肌肉痉挛、挛缩、关节强直、假关节等发生异常。

A.目测法：两侧对比或与检查者各关节活动度做比较，以确定患者关节活动度是否正常，但较粗略。

B.量角器测量法：大、小关节或前臂旋转的测量，最好分别用双臂式量角器、指关节量角器和罗盘式测量。应用双臂式量角器者需确定肢段的轴线及关节中心点，以其轴心对准关节中心点，两臂对准肢段轴线。测定指关节屈曲时，量角器置于手指背侧；测定伸直时置于手指掌侧。罗盘式应将其置于肢体上，并使盘面与运动轴相垂直。

C.X 线照片测量：X 线照片的测量比较精确、可靠，其用途越来越广泛，尤其是脊柱疾患的测量，有其他方法不能代替的作用。

# 第三节　临床特殊检查

## 一、颈椎病的特殊检查项目

**1. 臂丛神经牵拉试验（Eaten）**　检查时令患者颈部前屈，检查者一手放于头部病侧，另一手握住患肢腕部，呈反方向牵拉，如感觉患肢有疼痛、麻木即为阳性。若在牵拉的同时迫使患肢做内旋的动作，称为 Eaten 加强试验，此时患者疼痛加重（图7-3-1）。

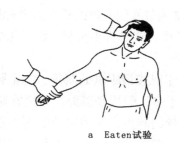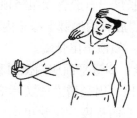

a　Eaten试验　　　　　　　b　Eaten加强试验

**图 7-3-1　Eaten 试验**

**2. 头部叩击试验**　又称"铁砧"试验，患者端坐，医生一手平置于患者头部，掌心接触头项，另一手握拳，叩击放置于头顶部的手背。若患者感觉颈部不适，疼痛或向上肢（一侧或两侧）放射疼痛、酸麻，则试验为阳性（图7-3-2）。

**3. 椎间孔挤压试验（Spurling）**　患者坐位，将患者头颈部微向病侧侧弯，检查者立于患者后方，用手按住患者顶部向下施加压力，患肢发生放射性疼痛，为阳性。

**4. 引颈试验**　又名椎间孔分离试验。患者坐位，医生用双手托住患者的下颌，并向前上方行颈椎牵引，使椎间孔扩大。此时根性疼痛及麻木感减轻为阳性。

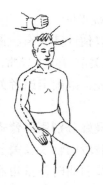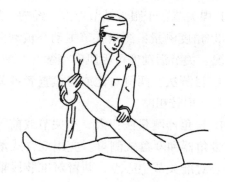

图 7-3-2　头部叩击试验　　　　　　图 7-3-3　直腿抬高试验

## 二、腰椎病的特殊检查项目

**1. 直腿抬高试验** 又称拉塞格（Lase-gue）征。患者仰卧，两腿伸直，分别做直腿抬高动作，观察双侧肢体抬高的幅度，然后检查者一手托于踝部的后方，另一手压于膝前方，在保持膝关节伸直的同时，用托于踝部的手将下肢徐徐抬高，直至患者感到下肢有放射性疼痛及检查者感到有明显阻力，此时下肢与床面所形成的角度，即为直腿抬高度（图 7-3-3）。

一般正常人直腿抬高可达 80°~90°，并且不发生疼痛。直腿抬高的程度在个体间可有较大差异，舞蹈演员、练武术者、杂技演员等直腿抬高往往可以大大超过 90°；幼年、青年人直腿抬高也大于中老年人。检查时必须注意：①主动与被动直腿抬高的度数及疼痛部位。②如为单侧疾病，应进行两侧腿对比，并记录两腿的抬高度。③在抬高受限制的同时，必须有臀部、下肢的放射痛，方可定为阳性。④健侧抬高而患侧痛者亦有意义，一般称为交腿试验阳性，或健侧直腿抬高（Fajerztain）试验。

直腿抬高试验主要用于腰椎间盘突出、腰椎侧隐窝狭窄、腰椎后小关节增生、腰椎神经根管狭窄及其韧带肥厚等刺激或压迫腰神经疾病的诊断与鉴别诊断，其原理是当直腿抬高时，坐骨神经受牵拉而紧张，加重了突出椎间盘对神经根的压迫和刺激。坐骨神经来源于第 4、5 腰神经根及 1、2、3 骶神经根，临床最多见的 $L_{4、5}$ 之间的椎间盘突出压迫的是第 5 腰神经根，引起的疼痛和麻木感主要在小腿外侧，而 $L_5$、$S_1$ 间的椎间盘突出压迫的是第 1 骶神经根，引起的疼痛和麻木感常以小腿后侧为主。

腘绳肌、阔筋膜张肌和膝关节后关节囊紧张亦可造成直腿抬高受限。

**2. 直腿抬高加强试验** 又称足背屈试验、Bragard 附加试验、Sicads 征、Cukaps 试验。体位同直腿抬高试验，当抬高患者下肢发生疼痛后，略放低患侧下肢使其不感疼痛，医生一手握住足部突然背屈，若患者突然疼痛加剧或引起患肢后侧的放射性疼痛即为阳性，其机制是坐骨神经受到突然的牵拉而更为紧张，借此可以区别由于髂胫束、腘绳肌或膝关节后关节囊紧张所造成的直腿抬高受限。因为足背屈只加剧坐骨神经及小腿腓肠肌的紧张，对小腿以上的肌筋膜无影响。

**3. 单侧膝髋屈曲试验** 患者一侧膝、髋关节伸直，使下肢贴于床面，检查者将其另一侧膝髋关节尽量屈曲，使大腿贴于腹部，观察其对侧膝、髋关节是否亦发生屈曲活动，如有屈曲则说明该髋关节存在屈曲畸形。有的髋关节正常者在做此试验时亦可发生轻度屈曲，应注意鉴别。

**4. 双侧膝髋屈曲试验** 又称骨盆回旋试验、腰骶关节试验。患者仰卧，使其双侧膝关节及髋关节尽量屈曲，检查者将手置于屈曲的小腿上段前方，将患者膝部尽量下压并推向头部方向，使臀部离开床面，腰部被动前屈（图 7-3-4），在此检查中患者的腰骶关节及骶髂关节均将发生活动，如这两个关节有病变即可引起疼痛，究竟属于哪一个关节病变，可根据疼痛的部位做进一步的检查来确定。此外，腰部软组织损伤、劳损，腰椎椎间关节病变或腰椎结核等均可使本试验阳性。但腰椎间盘突出症此试验常为阴性。

**5. 抱膝试验** 患者仰卧，两手抱膝，使髋、膝关节尽量屈曲，如有腰肌劳损、胸腰椎结核、腰骶关节疾病等，其患处出现疼痛。腰椎间盘突出症一般不出现疼痛（图7-3-5）。

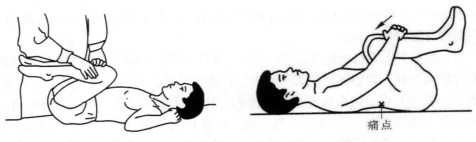

图 7-3-4  双侧膝髋屈曲试验          图 7-3-5  抱膝试验

**6. Goldthwait 试验** 患者仰卧位，两下肢伸直，检查者右手触诊腰椎棘突，左手帮助患者依次做直腿抬高试验。在一侧抬高过程中，若检查者未触知腰椎运动而患者已感觉疼痛，说明可能有骶髂关节炎或该关节韧带损伤。若疼痛发生于腰椎运动之后，病变可能位于腰骶关节或骶髂关节，但以前者可能性为大。若将两侧试验做对比，双侧下肢分别抬高到同样高度，引起同样的疼痛，说明腰骶关节病变的可能更大。因此双侧骶髂关节同样病变、同等程度者很少见到（图 7-3-6）。

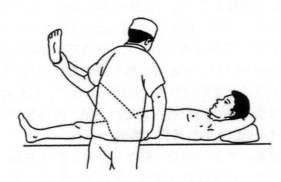

图 7-3-6  Goldthwait 试验

**7. 比弗（Beevor）征** 患者在仰卧位抬头坐起时，注意肚脐位置有无移动或偏向某一侧。正常人肚脐位置不变。如果 $T_{11}$、$_{12}$ 节段损伤或受压迫等，则下腹壁肌肉无力或瘫痪，而上腹壁肌肉肌力存在，在坐起时肚脐向上移动；如果一侧腹肌瘫痪或无力，而另一侧肌力正常，肚脐则向健侧偏移。

**8. 仰卧挺腹试验（图 7-3-7）** 此法为史可任所报道，分下述四步进行。

第一步：患者仰卧，双手置于身侧，以枕部及两足跟为着力点，将腹部及骨盆用力向上挺起，如腰腿及患肢放射性痛者为阳性。如果此时腰部疼痛或患肢放射痛不明显则继续进行第二步试验。

第二步：患者仍保持挺腹姿势，深吸气后停止呼吸，腹部用力鼓气，约30秒，患肢有放射痛者为阳性。

第三步：在挺腹姿势下用力咳嗽，有患肢放射痛者为阳性。

第四步：在挺腹姿势下，检查者将两手加压患者颈部静脉，若患肢有放射痛者为阳性。

以上四步依次操作，一旦出现阳性则不必再进行下一步检查。

此试验的原理是通过各步操作，使腹腔内压力不断增加，腔静脉回流受阻而返回至椎静脉系统，促成椎管内压力升高，最后加压颈静脉，使颅内静脉回流受阻而造成椎管内压力进一步增加，引起原已受压的神经根发生疼痛。同时，这种姿势也有可能使髓核进一步向后突出，压迫神经根而引起疼痛。

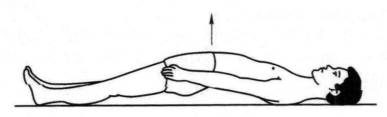

图 7-3-7　仰卧挺腹试验

**9. 屈颈试验**　又称 Hepu 试验、Soto-Hall 征。患者仰卧，不用枕，双腿伸直，检查者一手按压患者胸骨，使其胸腰椎不发生前屈运动，一手置于枕部托起头部，使颈椎逐渐前屈，直至颏部靠近胸部，出现腰及患肢疼痛，即为阳性。颈部前屈时，可使脊髓在椎管内上升1~2cm，神经根也随之受到牵拉，当椎管内有致压物使脊神经根或马尾神经受压，则屈颈时通过牵拉硬脊膜囊而加剧症状，以腰椎间盘突出（脱出）症及椎管内肿瘤为多见。此外在此试验中，棘突的韧带依次向下相继被拉紧，故棘间韧带、棘上韧带损伤时亦可出现阳性，有严重颈椎病者不宜做此试验（图 7-3-8）。

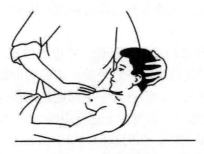

图 7-3-8　屈颈试验

**10. 布鲁津斯基（Brudzinski）征**　患者仰卧，头不用枕，两手置于胸前。主动屈颈和仰卧起坐，如出现腰痛和患侧下肢后侧放射痛，引起患肢立即屈曲，即为阳性。见于腰椎间盘突出症等（此征与脑膜刺激征的布氏征表现类似，但疼痛部位与临床意义不同）（图7-3-9）。

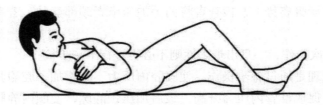

图7-3-9 布鲁津斯基征

**11. 体位改变试验** 又称Amos征。患者取仰卧位，然后让其坐起，若需要用手支撑于床才能坐起为阳性，提示腰椎疾患。

**12. Lewin试验** 患者仰卧，两腿伸直，两手不用力置于胸前，做起身动作，如此时出现下腰部或一侧骶髂关节处疼痛，即为阳性。见于腰骶关节或疼痛侧骶髂关节病变（图7-3-10）。

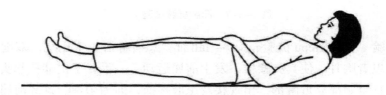

图7-3-10 陆温试验

**13. 腘神经压迫试验** 患者平卧，髋、膝关节各屈90°，然后膝关节逐渐伸直，至开始有坐骨神经痛时停止，再将膝关节稍屈曲至刚刚不痛的体位。检查者在此位置上用手深压股二头肌腱内侧腘窝部之腘神经，此时如有由腰至下肢的放射性痛即为阳性。多见于腰椎间盘突出症，而其他腰部疾患多为阴性。因此本试验可以用来鉴别腰椎间盘突出症与腰部其他疾患。

**14. 梨状肌紧张试验** 检查时患者仰卧位，将患肢伸直，并做内收内旋动作，如坐骨神经有放射性疼痛，再迅速将患肢外展外旋，疼痛随即缓解，则为试验阳性。或让患者取俯卧位，屈曲患侧膝关节，检查者一手固定骨盆，一手握持患肢小腿远侧，推动小腿做髋关节内旋及外旋运动，若发生上述反应则为试验阳性。

**15. 轴位牵引试验** 患者仰卧，两肘直伸，双手握床头的栏杆或由一助手自患者腋下固定躯干，检查者用手沿其躯干的纵轴方向牵引健侧下肢，并让患者在膝伸直位抬高患侧下肢，观察抬高之度数或足跟与床面的距离，与不牵引时相比，抬高度数是否增加及有无痛弧消失。抬高度数增加且痛弧消失者，说明是可复位之腰椎间盘突出症；

否则，可能有粘连或为固定之突出。

**16. 踇趾背伸试验**　患者仰卧位，检查者两手分别置于两侧踇趾背侧，嘱其用力将两侧踇趾背伸，正常时两侧踇趾背伸对称有力，如一侧无力或比对侧明显减弱即为阳性。因踇长伸肌一般为第5腰神经支配，腰椎间盘突出症时神经根受压，患侧踇长伸肌肌力减退，故踇趾背伸力减弱。

**17. 踇趾跖屈试验**　患者仰卧位，检查者两手分别置于两侧踇趾底，嘱患者用力将踇趾跖屈，对比两侧踇趾跖屈力量有无减弱。

### 三、骨关节的特殊检查

**1. 杜加斯（Dugas）征**　又称搭肩试验或肩内收试验。患肢肘关节屈曲，手放在对侧肩部，正常时肘关节能与胸壁相贴，为阴性。若肘不能贴近胸壁，或肘能贴近胸壁而手不能搭在对侧肩部，或者两者均不能，则为阳性。见于肩关节脱位（图7-3-11）。

**2. 汉密尔顿（Hamilton）征**　又称直尺试验。正常时肩峰位于肱骨外上髁与肱骨大结节连线之内侧，检查时，用一根直尺贴于患侧上臂外侧，使直尺先靠近肱骨外上髁，然后向肩峰靠近，若直尺上端贴于大结节即为正常，若直尺直接贴于肩峰，即为阳性。多见于肩关节脱位（图7-3-12）。

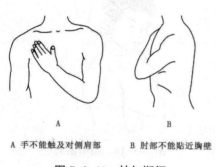

A　手不能触及对侧肩部　　B　肘部不能贴近胸壁

**图 7-3-11　杜加斯征**

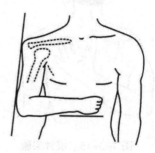

**图 7-3-12　汉密尔顿征**

**3. 梳头试验**　梳头的动作由肩关节前屈、外展和外旋综合完成。梳头时若肩部出现疼痛和运动受限或不能进行，为阳性。见于肩关节周围炎、腋神经麻痹、关节囊粘连等肩关节疾患。

**4. 疼痛弧试验**　用于检查冈上肌肌腱炎，当肩关节主动或被动外展时，在60°~120°范围由于冈上肌肌腱在肩峰下摩擦而产生疼痛为阳性，这个外展疼痛区称疼痛弧（图7-3-13）。肩锁关节病变的疼痛弧在肩关节主动外展150°~180°（图7-3-14）。

**5. 摸背实验**　检查时嘱患者患肢后伸，手指尖向背部对侧肩胛骨触摸，正常时可触及肩胛下角以上，此为肩关节后伸、内旋活动，肱二头肌长头腱鞘炎时，此活动明显受限（图7-3-15）。

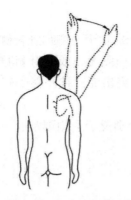
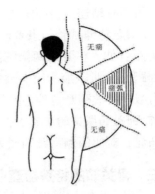

**图 7-3-13　冈上肌腱病变引起的肩外展疼痛弧（60°~120°）　图 7-3-14　肩锁关节痛弧（150°~180°）**

**6. 摸嘴试验**　检查时嘱患者以患侧手指经颈后摸对侧口角，正常时能触及口角，此为肩关节的外展、旋外、上举动作，冈上肌肌腱炎时，此活动可明显受限（图7-3-16）。

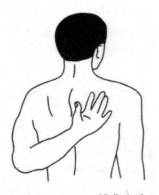

**图 7-3-15　摸背实验**

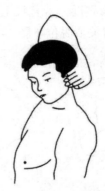

**图 7-3-16　摸嘴试验**

**7. "4"字试验**　又称Feber征。患者仰卧位，一侧髋膝关节屈曲，髋关节外展、外旋，小腿内收、外旋，将足外踝放在对侧大腿之上，两腿相交成"4"字形，检查者一手固定骨盆，一手在屈曲膝关节内侧向下压。如髋关节出现疼痛，而膝部不能接触床面，即为阳性。表示该侧髋关节有病变。做此试验时，必须先确定骶髂关节是否正常，如有病变，亦为阳性（图7-3-17）。

**8. 髌骨移动度检查**　尽可能地推髌骨向上、下、内、外，比较其移动范围。正常髌骨上下、左右移动达2cm，移动受限时，要记录移动的范围。较正常减小，往往见于骨性关节炎，股四头肌紧张、僵硬，关节内或外粘连等。移动范围增加则见于髌骨不稳、关节韧带松弛等（图7-3-18）。

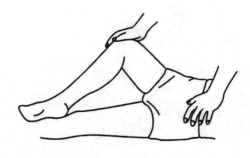
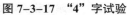

图 7-3-17 "4"字试验

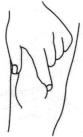
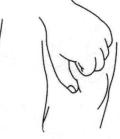

图 7-3-18 髌骨移动度检查

**9. 压髌试验** 在某一角度上，将髌骨垂直压向股骨，若引起疼痛，说明髌股相应区域的软骨损伤或病变。可以用手或软物垫于其腘部，以排除过度伸膝引起的后关节囊牵拉痛（图 7-3-19）。

**10. 髌周指压痛** 包括髌骨小面压痛，从一侧推开髌骨，使其向对侧翘起，用手指抠触之，若疼痛则为阳性。见于髌骨软骨软化、髌周筋膜炎、髌腱末端病、髌股骨性关节炎等（图 7-3-20）。

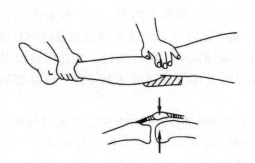

图 7-3-19 压髌试验

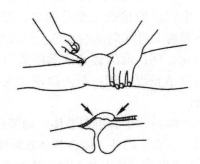

图 7-3-20 髌周指压痛

**11. 叩髌试验** 又称 Fründ 征。随着膝关节屈曲在不同角度，检查者用手指叩击髌骨，若产生疼痛为阳性。多见于髌骨软骨软化。

**12. 伸膝抗阻试验** 患肢从屈膝位开始，小腿抗阻力伸直，出现膝痛或打软为阳性。0°~90°时阳性，为髌股关节间病，如软骨软化。超过90°后阳性为髌腱病变（图 7-3-21）。

**13. 推髌伸膝抗阻试验** 伸膝抗阻同时推髌骨，分别向内和向外，若疼痛减轻或加重，与不推髌骨时不同，为阳性。意味着髌骨或股骨软骨病变（图 7-3-22）。

**14. 髌骨摩擦试验** 又称 Soto-Hall 征。检查者用手触压髌骨，然后做膝关节的主动及被动屈伸运动，若膝部出现摩擦音及疼痛时为阳性。见于髌骨软化症。

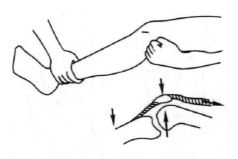

图 7-3-21　伸膝抗阻试验

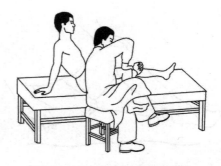

图 7-3-22　推髌伸膝抗阻试验

## 第四节　中医四诊

中医颈肩腰背痛骨关节病的诊断是将病史、临床表现及全面而详细的体格检查三者结合起来，进行综合分析，以脏腑、经络、气血、筋骨等中医理论为基础，进行八纲、病因等辨证，并与辨病相结合，判断病因、病位、病性、病势，做出正确的诊断，以指导临床的治疗和做出恰当的预后判断，中医的检查是辨证辨病资料的重要来源。

中医学的检查主要是四诊，即望、闻、问、切四个内容。望：检查者运用视觉观察患者全身和局部的颜色、形态变化；闻：通过听觉和嗅觉得知患者的声息和气味的变化；问：询问患者或其亲属以了解疾病的发生、发展经过，现在病症及其与疾病有关的情况；切：叩击触摸病变局部及有关部位、切按脉象等以进行必要的物理检查。

人体是一个有机的整体，局部病症可以影响全身，同样脏腑、气血等的病变，亦可以从五官、四肢、体表各个方面反映出来，故《丹溪心法·能合色脉可以万全》云："欲知其内者，当以观乎外；诊于外者，斯以知其内。盖有诸内者必形诸外。"所以通过望、闻、问、切等手段，诊察疾病表现在各个方面的症状和体征，就可以了解疾病的原因、性质及其内在联系，从而为辨证论治提供依据。四诊各有其特定的作用，是调查了解疾病的四种方法，不能相互取代。因此，在临床运用时，必须有机地结合起来，四诊合参，不可偏废，才能做出全面的、正确的诊断。

### 一、望诊

对颈肩腰背骨关节病患者进行望诊时，除应对其全身皮肤、气色、舌象等进行观察外，更重要的是对局部及相邻局部进行细致察看。望诊要求有充足的自然光线和足够的暴露范围，通过望全身和望局部的神、色、形、态以初步确定病变的部位、性质、轻重和疾病的进退等，指导临床辨证治疗。

**1. 望全身**

（1）望神：神是人体生命活动的外在表现，又是精神意识活动，是脏腑气血盛衰的外露征象。通过机体的形态、动静、面部表情、语言气息等方面表现出来，对了解颈肩腰背骨关节疾病的性质和轻重有一定的意义。有得神、失神、少神、假神之分，临床注意观察。

（2）望面色：望面色是指望面部的颜色、光泽。面色微黄，红润且有光泽，谓之"常色"。面部的色泽是脏腑气血盛衰的外在反映，对诊断颈肩腰背骨关节病的轻重和推断病情的进退有重要意义。望面色能推断病情的变化。青、赤、黄、白、黑五色即代表不同的脏腑病变，又代表不同性质的病邪。

① 面见白色为气血不荣之证候，多属虚寒、血虚所致。

② 面见黄色为脾虚、湿蕴肌肤失养的征象，主虚证、湿证。其黄色鲜明者多为湿热熏蒸之故；黄而晦暗多为寒湿或久瘀不化。

③ 赤色是热盛脉络，血液充盈的反映，主热证。面色通红，多见于外感发热或见脏腑阳盛的实热证；仅颧部潮红，色泽鲜艳，是为阴虚阳亢的虚热证；久病面色苍白，时而泛红，其色浮于皮肤之上的，多为阴竭于下、阳浮而上越的戴阳证，此属真寒假热之危重证候。

④ 青色乃气血不通，经脉阻滞的表现，多属寒证、痛证、瘀血及惊风。面色青灰、口唇青紫，伴心胸背痛者，多因心气不足、胸阳不振所致；若面色青紫，胸胁疼痛，多为肺气闭塞或肝气郁结。淡青或青黑，多属剧痛或寒盛。

⑤ 黑色为阴寒水盛或气血凝滞的病色，主肾虚、寒证、痛证、水饮、瘀血。灰黑色为瘀血久留体内，瘀浊外露，主干血痨、积聚等病证。色黑而肌肤甲错，为有瘀血。面色淡黑，多为阴寒盛之水气证。

（3）望舌象：中医舌诊的临床意义，在于其是辨证不可缺少的客观依据，无论八纲、病因、脏腑、六经等辨证方法，都以舌象为重要的辨证依据。舌象的变化能较客观地反映人体气血的盛衰、病邪的性质、病位的深浅、病情的进退，以及判断疾病的转归及预后。虽然舌诊在颈肩腰背骨关节临床中不能直接判断损伤的部位及性质，但心开窍于舌，舌为心之苗，又为脾之外候，而舌苔乃胃气之所熏蒸，它与各脏腑均有联系。一般地说，察舌质重在辨内脏的虚实，察舌苔重在辨病邪的深浅与胃气的存亡。故舌诊是中医诊断颈肩腰背骨关节的重要依据之一。望舌主要是观察舌质和舌苔两个方面的变化。

正常舌象是舌体柔软、活动自如、淡红润泽、不胖不瘦，舌面上铺有薄薄的、颗粒均匀的、干湿适中的白苔，常描述为淡红舌、薄白苔。

舌诊时除掌握舌苔、舌质的基本变化外，还应全面分析舌苔、舌质的相互关系及其整体性变化。在望舌的同时还必须联系病史，以及其他方面的症状、体征，互相参照，全面分析，才能做出确切的诊断。

（4）望形态：主要包括患者形体的强弱、胖瘦和动静姿态，以及与疾病有关的体位。

形体的强弱、胖瘦与疾病的发生、发展及痊愈的快慢有着一定的内在联系。

在疾病发生的时候，由于局部病变，常可累及肢体的功能，而出现特殊的姿态和保护性体位，如落枕的患者头倾向患侧而下颌偏向健侧；腰部急性扭伤，身体多向患侧伛偻；以手护腰，弯腰屈背，俯仰转侧不能，行走艰难者，为腰腿痛；关节肿大，行走困难，多为痹证疼痛；四肢骨节变形，可知四肢久痛，见于风寒湿痹。

**2. 望局部**　望局部情况主要是观察发病部位、范围及有无畸形、压痛、运动状况、肿块等。如有肿块，当了解其大小、硬度、温度、活动度及有无触压痛。

（1）肿胀疼痛：多由于气血瘀滞、毒邪凝聚、经络阻塞所致。

（2）畸形：观察有无脊柱侧弯或颈胸腰椎生理曲度的改变。颈肩腰背骨关节常见的畸形：腰椎间盘突出症或长期慢性腰痛的患者，常出现脊柱侧弯畸形；髋部筋伤时下肢可出现假长；尺神经损伤的患者，常见爪形手；桡神经损伤可见腕下垂；腓总神经损伤可见足下垂等。

**3. 功能活动**　正常的关节活动功能包括两个方面：一是关节应有的各方向的运动；二是在某一方向上的运动幅度。如肩关节的活动方向有前屈、后伸、内收、外展、内旋、外旋以及高举运动，而肘关节只有屈伸运动，在肘关节伸直位时没有侧向运动。当关节不能向应有的方向运动，或不能完成其正常幅度时，则说明某关节活动功能障碍，故应观察颈肩腰背骨关节等部位的伸屈旋转运动，以确定有无功能障碍。

## 二、闻诊

闻诊，主要包括听声音、嗅气味两个方面。针对颈肩腰背骨关节的闻诊，主要是注意关节肌腱的异常声响。对于关节异常声响的闻诊，常需结合触摸及关节活动检查。检查时，一手放置于关节之上，另一手移动关节远端肢体，观察是否有关节内声响，临床依据其声响不同大体可分以下三种。

**1. 弹响音**　多为低钝而清晰的音响，同时伴有组织弹跳感。如膝关节半月板或盘状软骨撕裂伤时做膝关节旋转伸屈活动可发生弹响；关节内游离体、肌腱或筋膜在骨突上滑动所引起的弹响，如弹响髋以及狭窄性腱鞘炎等。

**2. 捻沙音**　系粗糙的关节摩擦音，多为关节软骨面磨损而不平滑时发出的音响。如髌骨软化症、髌股关节骨性关节病等。

**3. 捻发音**　多见于慢性滑膜炎，常为滑膜面粗糙之故。另外常见于急性渗出性肌腱周围炎，如前臂伸肌腱、大腿的股四头肌肌腱或小腿的跟腱部等。

正常儿童在运动时关节不应有摩擦感，一旦原有的摩擦感消失，常表示关节已发生积液。另外，正常的关节有时亦可发生无病性单一清脆响音，需与关节疾病的摩擦音相鉴别。

## 三、问诊

问诊是通过询问患者或其陪诊者，以了解病情的一种诊察方法。问诊时，要首先抓住患者的主要病痛，然后再围绕主要病痛进行有目的、有步骤的询问，既要突出重点，又要了解全面。同时，要以高度热忱的精神和认真负责的态度进行详细询问，对患者要给予同情，说话要和蔼可亲、通俗易懂（不能用医学术语问话）、耐心细致，这样才能取得患者信任，使患者详细地叙述病情。颈肩腰背骨关节问诊的主要内容是询问疼痛，因疼痛是反映疾病的部位、性质、病势进展和消退的重要标志，是颈肩腰背骨关节最主要而又最常见的症状。

**1. 问疼痛的时间**　包括疼痛发生或加重的时间和疼痛持续的时间。某些疼痛的发生有特定的时间，或有规律地休止，这些特定的时间和规律性，可以帮助我们在临床上诊断痛证。因此，尤需询问清楚。此外，询问疼痛的时间还应和疼痛的部位、特性、程度结合起来，力争诊断准确无误。

（1）特定日痛：某些疼痛总是发作于某些特殊日子的前后，有的甚至准确无误，形成一种有规律性的疼痛。如寒湿腰痛，每逢寒冷阴雨天发作或加重；湿热腰痛，则每逢闷热雨天发作或加重。

（2）特定时痛：有些疼痛总是固定于每天的某个时辰发作或加重，临床上以晨起、午后、夜晚比较多见。如腰痛入夜加重者，多为瘀血阻滞，经络不畅所致；午夜腰酸胀痛，矢气或起床后缓解，多为气机郁滞；四肢关节红肿痛剧，入夜尤甚者，此为化火伤津之热痹。

（3）月经前后痛：妇女在月经前后疼痛者，有实有虚。凡经前疼痛者，多为实证；经后疼痛者，多为虚证。如经前腰痛，多为寒湿凝滞或湿热郁结等所致；经后腰痛，多为气虚血滞，或为肝肾亏损。

**2. 问疼痛的部位**　包括询问首次疼痛的部位、曾经疼痛的部位及现在疼痛的部位。要求患者用手指画出每次疼痛的部位。

（1）头痛：头痛是指整个头痛或头的某个部位疼痛，临床上极为常见，外感、内伤、痰饮、瘀血均可引起。故对本证应仔细询问，认真辨证。

（2）面痛：面痛与三阳经脉关系密切，临床以半侧疼痛最为常见，多是痰、火为患。单侧颊部灼痛如刀割，连及上下唇及齿龈处，时发时止，痛时发热，此为痰热阻于面络。颜面之中下部掣痛，或半侧面上下皆痛，时发时止，遇冷加重，此为寒痰阻于面络。半侧面部阵发性灼痛，痛连头角，常因情志刺激而诱发，则为肝火上犯。半面痛如锥刺，痛处不移，日轻夜重，为瘀血阻于面络。面部空痛连头，频繁发作，遇劳加重，为气血亏虚，面络失养所致。

（3）颈项痛：见于外感、落枕及太阳经脉病变。若项痛连头，多为外感风寒，太阳经气郁滞。若颈痛引肩胛，为手太阳经脉病变。若颈项痛引肩背、腰部，为邪伤肾脏。扭伤性颈项痛，多表现为单侧，痛向肩背放射，并有负重感。落枕所致颈项痛，表现为一侧或两侧，转动时痛剧，其痛可向肩背放射。

（4）肩痛：常见于手太阴肺、手阳明大肠、手太阳小肠、手少阳三焦经脉病变；亦可见于心、肺等内脏病变。多由寒、痰、瘀血引起。

（5）臂痛：臂部疼痛，遇寒加剧，且有重着牵拉感者，为感受寒湿之邪。表现为内侧痛者，为手三阴经受邪；外侧痛者，为手三阳经受邪；上臂外侧痛，为手太阳小肠经受邪；若痛处不定，时上时下，为风邪偏盛。臂部筋骨剧痛，酸沉重着，多为痰湿留着，遏阻气血所致。

（6）背痛：病因多为寒邪、瘀血。

（7）胁痛：即一侧或两侧胁肋部疼痛。乳下两旁至肋骨尽处为胁；肋骨尽处之下，称季胁。两胁为足厥阴肝经、足少阳胆经所过，故本证与肝胆疾患有关，外感、内伤均可引起。

（8）腰痛：即腰脊正中或腰部一侧或双侧疼痛。腰为肾之府，故腰痛与肾关系最为密切。外感、内伤均可致病，外感多是湿邪，内伤多为肾虚。

（9）骶尾痛：即腰以下至尾骨部疼痛的证候，常见于外伤和先天不足。外伤者疼痛较剧，多发于体型肥胖的中年妇女；先天不足者疼痛较轻，常见于先天骶骨闭合不全。

（10）腹痛：是指胃脘以下、耻骨毛际以上的部位发生疼痛的证候。腹部范围广大，其中脐以上为大腹，乃太阴脾经所属；脐以下为小腹，为肾、肠、胞宫所属；小腹两侧为少腹，为厥阴肝经所过。

（11）阴茎痛：前阴乃肝经所过，又由肾所主，故阴茎痛与肝肾关系密切，临床多以湿邪为患。

（12）睾丸痛：足厥阴肝经循阴器，因此睾丸痛与肝经病变最为相关，多因寒湿热毒、肝郁气滞所致。

（13）肛内痛：指肛门及其周围组织的疼痛，以热毒引起者居多。

（14）足痛：一侧或两侧足跟疼痛，夜间尤甚，不能久立者，为劳伤过度，肝肾阴亏，或大病以后，气血亏虚所致。单纯足心痛，则多为肝肾阴亏。全足部疼痛，阴雨寒冷天加重，为风寒湿侵袭之痹证。

（15）四肢痛：主要指上肢或下肢肌肉、关节疼痛，多见于痹证，为风寒湿三气杂至而成。

（16）身痛：即周身疼痛。可以是骨节、肌肉、经脉受邪所为，亦可是内脏疾病的外在之象。

**3. 问疼痛的诱因**　即询问疼痛诱发或加重的原因，它可以帮助判断疾病的寒、热、虚、实，尤其在某些无明显寒热虚实之象的痛疾中，就显得更为重要。

（1）寒冷：包括感受风寒、吸入冷气、阴雨天气等诱因。疼痛遇寒冷诱发或加重者，可见于四肢痛之属于痛痹者和寒湿困阻之腰痛、寒邪直中之腹痛；疼痛遇阴雨天气诱发或加重者，可见于寒湿腰痛及属于痛痹、着痹的四肢痛等。

（2）湿热：包括感受风热、湿热及闷热雨天等诱因。疼痛预热或闷热雨天诱发或加重者，可见于湿热阻络之腰痛。

（3）情志：包括怒、喜、思、悲、恐等诱因。以怒为主的情志波动诱发或加重的疼痛，多为肝气郁滞所致。

（4）疲劳：因疲劳过度诱发或加重的疼痛多是虚证，由气、血、阴、阳之不足引起。如肾精亏损之腰痛、气血虚弱之四肢痛等，皆可因疲劳过度诱发或加重。

**4. 问疼痛的病史**

（1）外伤史：包括跌、仆、闪、挫、撞、击、扭、碰、擦伤史。

（2）感受外邪史：外感头痛多有感邪史；寒湿足跟痛多有久立湿地或用冷水洗足史；风寒型肩周痛多有感受风寒之邪病史。

（3）其他病史：指因其他疾病所致或激发与其他疾病之后疼痛的病史。

**5. 问疼痛的性质**　疼痛的性质往往反映着疾病的特性，因此，询问疼痛的性质是疼痛问诊中重要的环节。

（1）胀痛：是气滞作痛的特点。

（2）刺痛：是瘀血疼痛的特点。

（3）冷痛：是寒邪凝滞或阳虚失煦致痛的特点。

（4）灼痛：即痛处有灼热感，常见于胸胁背部的疼痛。灼痛多因郁热内蕴、痰热内阻、湿热蕴积阴虚火旺所致。

（5）割痛：即疼痛如刀割般，多因热灼、瘀血阻滞所致。

（6）急痛：即疼痛有拘急、挛急感，多为寒邪阻滞、经脉拘挛所致。

（7）牵引痛：又称"掣痛"或"彻痛"，多由经脉阻滞或经脉失养所致，它是指一处疼痛向他处牵引。牵引疼痛多与经脉相连，或与部位邻近有关。

## 四、切诊

颈肩腰背骨关节的切诊包括脉诊和摸诊两个重要内容，是医者通过双手指端的触觉，在患者的一定部位进行触、摸、按、压等以了解病情的方法。脉诊是按脉搏；摸诊是对肌肤、手足、胸腹、腰背及其他部位的触摸按压。

**1. 脉诊**　在临床中，切脉虽然不能直接判定颈肩腰背骨关节的部位和性质，但是气血津液的盛衰、脏腑经络的虚实等情况，常能通过脉诊而得之。正常的脉象至数是一呼一吸，脉来四至，脉象和缓有力，从容有节，不快不慢。常见脉象有浮脉、沉脉、迟脉、数脉、滑脉、涩脉、洪脉、弦脉、紧脉、濡脉、细脉、结代脉等。

一般情况下脉证相应，但在临床上也有脉证不相应的情况。因此，辨证诊脉，必须结合临床症状详细审辨，做好恰当取舍。

**2. 摸诊**　摸诊的方法是通过对局部的触摸、按压、轻柔地被动屈伸、旋转关节、轻轻地叩击等手法检查患者的某些部位，以了解局部异常变化，从而推断疾病的部位、性质和病情。摸诊应该先轻后重，由浅入深，由近及远，自上而下，两侧对比，切忌动作粗暴。

（1）摸诊的内容

① 摸肤温：摸病患皮肤的温度，以辨别病变部位属寒属热。皮温增高，为热毒壅聚；疮疡肤温高，跳痛不止，数日不退者，可能转成脓疡之症；触之发凉，为寒凝气

滞，气血运行不畅。

②摸压痛点：按摸疼痛，确定压痛点，是寻找病灶最直接的方法，根据压痛点的有无、部位、范围、程度、性质等来初步诊断疾病。

③摸畸形：触摸体表骨突变化，判断畸形的性质及位置。颈肩腰背骨关节疾病中出现的畸形，常与周围软组织的状况如肌肉萎缩或痉挛以及神经损伤有密切关系。

④摸关节积液：表浅而较大的关节积液，可以触得囊性感；表浅而小的关节（如指关节）有积液时亦能触得一种弹性感觉。在判定关节有无积液的同时，还需辨别关节囊是否增厚及增厚的程度。在慢性滑膜炎中，滑膜可因炎症浸润而增厚。

⑤摸异常活动：在肢体关节处出现超出正常范围的活动常是韧带断裂的表现。

⑥摸病灶：触摸病灶在颈肩腰背骨关节诊察中占有重要地位。摸病灶时应仔细辨认以下几点：A.病灶形态，如增厚、肿胀、条索、团块、结节、膨大或粘连等。B.病灶质地软硬度。C.病灶边界及其活动度。D.病灶所处的解剖层次，在皮肤、浅筋膜、深筋膜或肌层等。E.病灶性质。F.按压反应，包括局部有无酸、困、沉、痛、胀、麻木等；有无放射反应；是喜按还是拒按；松手后的反应等。

⑦压痛的程度及性质：急性损伤时，对压痛十分敏感，常为剧痛、撕裂样疼痛；慢性损伤时，压痛较轻，且多为酸痛、钝痛或放射痛。

（2）摸诊的手法

①触摸法：用手指细心触摸患处，"轻摸皮、重摸骨，不轻不重摸筋肌"。

②挤压法：用手挤压患处上下、左右、前后，根据力的传导作用来诊察骨骼是否折断，以排除骨折。

③叩击法：利用对肢体的纵向叩击所产生的冲击力来检查。骨病骨折部位常有叩击和局部压痛，若仅有压痛而无叩击痛，则可能是伤筋。

④旋转法：用手握住伤肢远端，做各种活动，如旋转、内收、外展、内旋、外旋、提上、按下等活动，以观察关节有无疼痛、活动障碍、特殊响声。旋转法常与屈伸关节的手法配合应用。

⑤伸屈法：握住伤肢做受伤部位邻近关节的伸屈活动。常与旋转法配合使用，并测量其活动度数，以作为关节功能活动是否正常的依据。

摸诊非常重视对比，所以我们要认真对待"望、比、摸"的综合应用。摸诊必须善于将患侧与健侧做对比，而后才能正确地分析通过摸诊所获得的资料。

摸诊时要认真、细致，操作时手法要轻巧，不要粗暴草率，以免增加患者痛苦和误诊。

## 第五节　实验室检查

在颈肩腰背骨关节疾病的诊断中，实验室检查必不可少，亦是临床诊断中的重要组成部分。在认真询问病史和体格检查的基础上，有针对性地选择检验项目，避免盲目滥用。本节介绍部分临床上各类颈肩腰背骨关节病患者最常用的实验室检查，更多的内容请参阅有关实验室检查方面的文献。

## 一、血常规

### 1. 正常值

红细胞计数　男（4.0~5.5）×$10^{12}$/L

　　　　　　女（3.5~5.0）×$10^{12}$/L

血红蛋白　　男 120~160g/L　　　女 110~150g/L

白细胞计数　（4~10）×$10^9$/L

白细胞分类　中性杆状核粒细胞 0.01~0.05　　　（1%~5%）

　　　　　　中性分叶核粒细胞 0.50~0.70　　　（50%~70%）

　　　　　　嗜酸性粒细胞 0.005~0.05　　　　（0.5%~5%）

　　　　　　嗜碱性粒细胞 0~0.01　　　　　　（0~1%）

　　　　　　淋巴细胞 0.20~0.40　　　　　　　（20%~40%）

　　　　　　单核细胞 0.03~0.08　　　　　　　（3%~8%）

### 2. 临床结果分析

（1）对于疼痛伴发热的患者，用于鉴别感染性与非感染性疾患以及感染类型。如急性细菌感染，白细胞计数常升高，其增多的细胞成分以中性粒细胞为主。急性风湿热及类风湿，曾大量应用激素治疗者，亦可有白细胞升高。活动性结核，白细胞计数也常升高，但以单核细胞增多为主。病毒感染则白细胞数常减少。血管神经性水肿的患者嗜酸性粒细胞增多。骨髓纤维化时或某些肿瘤转移的患者，嗜碱性粒细胞增多。

（2）判断类风湿关节炎病情轻重及有无活动。类风湿活动期和病情重的患者，血红蛋白和红细胞计数可明显降低。

（3）对年老、体弱或晚期需要进行镇痛治疗者，应查血常规以估计患者全身状况，从而制定合适的治疗方案。

## 二、红细胞沉降率（ESR）

### 1. 正常值　魏氏（Westergren）法：男 0~15mm/h，女 0~20mm/h。

### 2. 临床结果分析

（1）临床上最常用 ESR 来观察风湿热及结核病有无活动及治疗效果。活动性风湿热、风湿关节炎等 ESR 常增快，病情好转时 ESR 渐减慢，无活动时 ESR 正常。肺结核亦然。

（2）对首诊病例，判断机体有无炎症及炎症的类型。ESR 增快伴白细胞计数增多可能有细菌性炎症；ESR 增快伴抗链球菌溶血素"O"增高可能为风湿热；ESR 增快伴类风湿因子凝集试验阳性者有助于类风湿关节炎的确诊。

（3）疼痛伴肿块的患者，可借 ESR 判断肿瘤性质。良性肿瘤 ESR 多正常，恶性肿瘤 ESR 常明显增快。

（4）判断疼痛是功能性还是器质性的，前者 ESR 多正常，而后者 ESR 多增快。

（5）对高丙种球蛋白血症的患者，可结合 ESR 做出诊断。如多发性骨髓瘤、系统性红斑狼疮、肝硬化等 ESR 常增快。

（6）借以判断贫血程度。一般来讲，贫血越严重，ESR 增快越明显。

使用 ESR 进行辅助诊断需强调的是：ESR 属非特异性试验，但 ESR 增快多提示器质性疾病，ESR 与血象互相参照对辅助诊断及疗效观察更为有益；ESR 对判断慢性炎症的疗效最有价值；亦要注意，复查 ESR 间隔时间不宜太短，最好为半个月以上。

### 三、凝血四项的检查

**1. 凝血因子测定**

（1）活化部分凝血活酶时间（APTT）：25~37 秒，需与正常对照比较，超过 10 秒为异常。

（2）凝血酶原时间（PT）：11~14 秒，需与正常对照，超过 3 秒为异常。活动度：80%~120%；INR：0.8~1.2。

（3）纤维蛋白原（FIB）：2~4g/L。

（4）凝血酶时间（TT）：12~16 秒，需与正常对照，超过 3 秒为异常。

（5）国际标准化比值（INR）：正常参考值：0.8~1.5。

临床应用：INR 是患者凝血酶原时间与正常对照凝血酶原时间之比的 ISI 次方（ISI：国际敏感度指数，试剂出厂时由厂家制定）。同一份样品在不同的实验室，用不同的 ISI 试剂检测，PT 值结果差异很大，但测得 INR 值相同，这样，使测得结果具有可比性。目前国际上强调用 INR 来检测口服抗凝剂的用量，是一种较好的表达方式。

**2. 临床结果分析**　世界卫生组织（WHO）规定，应用口服抗凝剂时 INR 的允许范围如下：预防静脉血栓形成，非髋部外科手术前 1.5~2.5；髋部外科手术前 2.0~3.0；深静脉血栓形成 2.0~3.0；治疗肺梗死 2.0~4.0；预防动脉血栓形成 3.0~4.0；人工瓣膜手术 3.0~4.0。

钩活术进行凝血四项检查是为了防止治疗中的出血。凝血四项的检查是钩活术的必查项目，如果没有口服抗凝药，指标不正常的要考虑择期钩活，如果口服抗凝药过程中国际单位比值 INR ＞ 2.5 或 ＜ 1.5 可以进行钩活术治疗。

### 四、血清尿酸测定（UA）

**1. 正常值**　男　149~416μmol/L；女　89~357μmol/L。

**2. 临床结果分析**

（1）痛风的诊断：痛风患者血浆尿酸可显著增高。

（2）痛风的疗效判断：治疗有效时，尿酸应呈下降趋势。

（3）与其他项目结合判断肾功能。此外，糖尿病患者血中尿酸增高说明病情严重。

## 五、C 反应蛋白测定（CRP）

**1. 正常值**　沉淀试验阴性；速率散射浊度法 <8.0mg/L。

**2. 临床结果分析**

（1）CRP 与 ESR 同属非特异性指标，临床选择指征在很多方面是相同的，但 CRP 更敏感也更准确。

（2）用于风湿热的诊断及疗效观察。

（3）用于判断气体有无炎症及组织坏死，类风湿关节炎、强直性脊柱炎、系统性红斑狼疮以及创伤、心肌梗死等引起组织坏死时，CRP 呈阳性。

（4）疑为恶性肿瘤的疼痛患者，可用 CRP 初步筛选。一般恶性肿瘤者，CRP 多呈阳性反应。

（5）用于鉴别细菌性或病毒性炎症，前者多呈强阳性，后者多为阴性反应。

## 六、抗链球菌溶血素"O"测定（ASO）

**1. 正常值**　ASO<400U。

**2. 临床结果分析**　临床主要用于辅助诊断风湿热，应将 ASO 测定与临床表现及血沉、白细胞计数等结合分析。ASO>1∶500 且多次检查结果呈递增趋势，或 ASO>1∶500 同时临床上有发热、关节肿痛、血沉增快及白细胞增多等，应诊为风湿热。如疑为风湿活动，ASO 反复检测均无异常者，应有助于排除诊断。高度怀疑风湿热，而 ASO 测定持续无异常者，应检查与溶血性链球菌感染有关的其他抗体，如抗透明质酸酶（AH）、抗链球菌激酶（ASK）等。

## 七、类风湿因子与凝集试验（RF）

**1. 正常值**　正常人 1∶20 稀释血清为阴性。

**2. 临床结果分析**　用于类风湿关节炎的诊断。未经治疗的类风湿关节炎，其阳性率约为 80%，正常人有 1%~4% 呈弱阳性，某些结缔组织病、慢性肝炎、结核等呈弱阳性反应。

## 八、血清钾测定

**1. 正常值**　3.5~5.3mmol/L。

**2. 临床结果分析**　临床出现的肢体乏力、慢性消耗性疾病（骨肿瘤等），大多是钾盐摄入不足或丢失过多，细胞外液钾离子不能维持肌肉神经的正常生理功能，影响肌肉的收缩能力。

## 九、尿液检查

### 1. 正常值

| | |
|---|---|
| 亚硝酸盐（NIT） | （－） |
| 葡萄糖（GLU） | （－） |
| 酸碱度（pH） | 5.0~7.0 |
| 尿钙 | 2.5~7.5mmol/24h |
| 尿酸 | 10~42mmol/24h |
| 酮体（KET） | （－） |
| 蛋白（PRO） | （－） |
| 胆红素（BIL） | （－） |
| 隐血（BLD） | （－） |
| 尿胆原（URO） | 阴性或弱阳性 |
| 比重 | 1.003~1.030 |
| 酚红排泄试验（PSP） | 24h 共排出 50%~80% |
| 颜色 | 淡黄或黄色 |
| 透明度 | 新鲜尿多为透明 |
| 尿沉渣镜检： | |
| 　红细胞 | 男 <3 万 /h，女 <4 万 /h |
| 　白细胞 | 男，女 <14 万 /h |
| 　管型 | <3400/h |
| 　上皮细胞 | 0~ 少量 /HP |

### 2. 临床结果分析

（1）腰痛有肋脊角压痛或叩痛者，应查尿常规以排除肾脏疾病。

（2）末梢神经炎患者应检查尿糖，以了解是否存在糖尿病。

（3）手足颤抖、无力者应查尿钙，以排除多发性骨髓瘤、骨软化症等。

（4）手足关节无原因红肿痛、肌肉疼痛性痉挛、肌肉萎缩，应查尿磷酸，了解是否存在痛风、原发性肌肉疾病等。

（5）老年性骨质疏松症患者的尿钙、尿磷在正常范围，尿镁略低于正常范围。

小结：以上基本概括脊柱退变性疾病（颈椎病、胸椎病、腰椎间盘突出症、脊椎管狭窄症、骨质增生症）、脊柱相关疾病、骨关节病、风湿类风湿疾病、妇科病、各种疑难杂症的实验室检查。如部分基础实验室检查、特异性实验室检查（人类的白细胞抗原 B27 检查）等未包括在内。

# 第六节 影像学检查

## 一、X线检查

普通X线检查方法有透视及摄片两种。

**1. 透视** 由于影像不够清晰，微小病变与厚密部位难以显示，所以临床上主要用于明显的骨折或脱位的诊断、整复及复查；异物的诊断、定位及手术；明显的软组织或骨疾患的范围估计及初步定性。

**2. 摄片** 是颈肩腰腿痛的常规检查。它利用人体各组织对X线的自然吸收差别，在照片上形成黑白对比。大多数骨关节疾患可依据摄片表现做出定性、定量诊断或定位性意见。摄片包括普通X线摄片和特殊X线摄片。普通X线摄片，又称平片。主要用于观察骨骼密度、皮质形态，骨小梁数量、形态及分布，以及骨骼周围软组织情况。此外，据平片表现，参考临床体征，可决定是否需要进一步做其他特殊X线摄片检查。

平片常规投照位置有正侧位、双斜位、低头位、抬头位，主要用于脊柱椎弓根、椎弓下椎间孔、上下关节突及骶髂关节，因为这些部位的病变，只靠正侧位往往显示不清，需要加摄斜位片。

### （一）骨与关节的正常X线表现

**1. 软组织** 其密度比骨组织低，呈均等性中等密度增高阴影。皮肤、皮下脂肪、肌肉、肌间隔、肌间脂肪的X线征象可形成自然对比。

**2. 骨膜** 正常情况下，骨皮质内、外层的骨膜均不显影。如骨皮质外可见骨膜影像，即表示骨膜异常。由于骨膜内含有丰富的神经末梢，故异常时可引起疼痛。

**3. 骨皮质** 位于骨的最外层，X线显示为密度增高的连续性的均匀阴影，骨干中部较两端厚，到骨端仅呈一薄层线状。但某些关节，由于功能的需要，骨端关节面皮质也可稍厚。其外缘光滑，营养血管穿过骨皮质的滋养孔，呈光滑的细管状密度降低的阴影。在肌肉或肌腱的附着处，有局限性的凹陷或隆起，边缘不光滑，这些部位往往是临床上软组织疼痛的手法治疗点。但在桡骨的肱二头肌粗隆和肱骨的三角肌粗隆，以及胫腓骨或尺桡骨的骨间膜附着的骨间嵴等处，骨皮质可出现凹凸不平或出现隆起、凹陷和切迹，边缘光滑，不可误为病理情况。

**4. 骨松质** 骨松质较骨皮质密度低，内含有许多骨小梁，在X线下显示为密度较低的网状阴影。干骺端骨松质较多，骨小梁的排列呈海绵状，显影较清，骨干部位的骨松质稀薄，且因骨皮质遮蔽不易显影。骨小梁的数目受年龄、性别及部位的影响，骨小梁的排列方向按照优势应力的方向排列，并有交叉的小梁连接，如股骨颈、跟骨部位。

**5. 骨髓腔**　位于远离关节面的长骨干中，松质骨明显减少或不存在而被髓腔取代，脂肪及造血组织填充其间，X线片上往往不能清晰显示；如能显示时，则表现为模糊无结构的密度降低的透亮区。

**6. 关节间隙**　四肢关节由两个或两个以上的骨端构成。靠骨端关节面的一层密质骨上面覆盖着透明软骨。X线片上两关节面之间见到的透光间隙代表透亮的透明软骨即关节软骨。由软骨覆盖着的两关节面之间隙非常狭小而不能见到，事实上仅不过是一种潜在的间隙。如果在异常情况下，关节间隙内含有足够量的液体把关节面分开，那时X线片上透亮间隙代表关节软骨和关节间隙的总和。在人体，正常关节软骨的厚度因各关节而异，一般大关节为2~4mm，小关节为0.2~0.5mm。其周围包括X线片上不能显示的关节囊。关节间隙的增宽或变窄都表示异常，在临床上往往表现为各种原因所致的关节疼痛。

**7. 关节面**　由骨端的骨皮质构成，表面覆盖着关节软骨，外缘光滑。

**8. 滑膜及关节囊**　正常时在X线片上不显影。如关节内有积液而肿胀时，由于密度的增加，周围软组织的对比，往往显出致密的膨隆阴影。

**9. 韧带**　往往跨越两骨或几个骨之间，由关节囊以带状增厚的形式局部聚集强化而成，一般在X线片上不显影，但在大关节偶可见到。临床上由于炎症或外伤所引起的关节周围韧带疼痛，在X线片上影像往往表现模糊，有助于早期的诊断。

**10. 关节附近脂肪阴影**　位于关节囊外的脂肪垫和位于软组织间的脂肪线，在X线片上均呈透明的密度降低的阴影区，如有病变，即表现出阴影变形、移位、模糊或消失。

**11. 脊柱**　在正位片上，自颈椎到尾椎排成一直线。椎体呈横置长方形，棘突与椎体影重叠，位于正中线，横突在椎体的两侧，呈伸向外侧的横宽条状影。椎弓根在椎体两侧外上部，呈浓密环状影；在腰椎段两侧可见到呈三角形的腰大肌影。在侧位片上，成人脊柱形成四个曲度——颈椎向前弧凸，胸椎向后弧凸，腰椎向前弧凸，骶尾椎向后弧凸。侧位时椎体显露得更清晰，外形呈长方形，两椎体间呈半透亮区，称椎间隙（各部椎骨特点详见局部解剖）。

### （二）骨与关节病变的基本X线表现

#### 1. 骨骼病变的基本X线表现

（1）骨轮廓的改变：正常的骨膜保持了骨轮廓的光滑整齐。损伤或病变的骨膜可使骨轮廓粗糙不齐，骨膜增生、皮质或髓腔中的膨凸性病变可引起骨局部的突出，皮质的缺损可导致骨局部的凹陷。在临床上，骨轮廓的改变多见于慢性炎症、肿瘤、外伤等。

（2）骨密度降低：临床上常见有如下几种。

① 骨质疏松：单位体积内骨组织含量的减少称骨质疏松，多为有机质和无机质同时减少。X线片表现为骨密度降低，骨小梁疏松、粗糙，网状结构空隙增大，骨皮质

变薄。常见于老年人以及炎症充血、长期卧床或肢体废用者，亦见于内分泌障碍、营养不良的患者。

②骨质软化：其基本改变为单位体积的骨结构的钙质不足，而未钙化的骨样组织则相对增多，使骨骼的硬度减小而发生软化。X线片表现为骨密度降低，骨小梁稀疏、粗糙，长骨往往弯曲变形，椎骨椎体可呈双凹变形。骨质软化常见于骨软化病、佝偻病等。骨质软化的 X 线表现与骨质疏松相比有许多类似之处，但两者的实质却不相同。骨质软化时，骨小梁和骨皮质因钙化不全而边缘不清，其影像颇似投照时肢体有轻微移动，与骨质疏松时骨小梁细而清楚不同。

③囊肿样变化：某些炎症或骨肿瘤，如骨囊肿、囊状骨结核等，骨骼发生扩张性囊肿状变化，囊内的骨组织皆被破坏吸收。X线片表现为境界清楚或较为清楚的密度减低的骨膨大区，该区内部骨小梁消失，皮质变薄。

④骨质破坏：骨组织被吸收破坏，而为肉芽、脓肿、肿瘤等病理组织所代替，见于骨髓炎、骨结核和骨肿瘤等。X线片表现为局部骨密度降低，破坏发生在骨松质时，则可见骨小梁模糊或消失；破坏发生在骨皮质时，则表现为骨皮质缺损或完全消失。病变区的境界清晰或模糊不清，病变区域的大小、形态及范围因病而异。

（3）骨密度增高：临床上常见的有如下几种。

①骨质增生或硬化：骨可因感染、肿瘤或其他疾病而引起新骨增生或钙盐沉着过多，致使单位体积内钙化骨质量的增加。X线片表现为骨密度显著致密增高，骨松质失去其网状结构，形如密质骨，骨髓腔变窄或消失、闭塞，骨皮质增厚。骨硬化可见于骨的慢性炎症和成骨性骨肿瘤等。骨质增生常发生在骨端边缘、骨嵴、骨突出的部位，即多见于肌腱、韧带的附着部位。按其形状不同常被称为骨刺、骨唇、骨桥等。骨质增生可见于骨损伤、炎症的修复期或慢性劳损等。

②骨内矿物质沉积：有些矿物质如铅、磷、铋等，在进入人体后可沉积在干骺端，X线片表现为多条横行相互平行的致密带，厚薄不一。

③死骨：部分骨质的血流供应断绝后，骨质就会坏死、脱落，形成死骨，死骨的X线表现为密度增高的条块状阴影，在其四周为一透亮区所包围，常见于慢性骨髓炎。

④骨膜的变化：骨膜可因炎症、肿瘤、创伤等而出现增生性反应，产生骨化，使本来不显影的骨膜可在 X 线下显影。X线片表现为骨骼增粗或呈不规则的隆起，骨膜改变可呈多种形态：A.线型（平行型）：呈现为与骨皮质表面平行的线样阴影，多见于急性炎症开始。B.成层型（葱皮型）：呈现为多层的线状阴影，似葱皮样，可见于炎症或恶性肿瘤。C.垂直型：与皮质成垂直的针刺形，常见于恶性肿瘤。D.散射型（日光型）：自皮质呈放射线状伸入附近软组织内，是骨肉瘤较为特殊的表现之一。E.花边型：骨膜新骨呈花边状的外缘，隆起在骨干上，多见于慢性骨髓炎。F.病灶一端与正常骨相邻处的三角形骨膜反应（Codman 三角），见于恶性肿瘤和化脓性骨髓炎等。增生的骨膜新生骨可被肿瘤破坏吸收，被顶起的相邻的正常骨膜反应活跃，新骨形成迅速，成为三角形致密阴影，又叫袖口征，它可再被肿瘤等破坏而逐渐缩短或消失（图7-6-

1），上述各种骨膜反应可混合出现。G. 形成骨膜包壳。

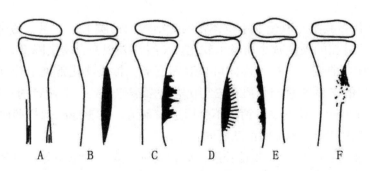

A. 平行型　B. 葱皮型　C. 垂直针状　D. 散射型　E. 花边型　F. 三角形、袖口征

**图 7-6-1　骨膜增生的各种 X 线表现**

**2. 关节病变的基本 X 线表现**　关节病变主要侵犯关节囊、关节软骨及骨骼，最多见于炎症性或退行性病变。

（1）关节肿胀：包括关节周围软组织肿胀和关节腔内积液，X 线片表现为关节周围软组织阴影膨隆，层次模糊，密度较正常侧高，有积液时，关节间隙增宽，见于炎症、外伤和出血性疾病。

（2）关节间隙增宽：为关节内积液或积血的表现。

（3）关节间隙狭窄：关节软骨退变或破坏时，X 线片表现为关节间隙变窄，甚至消失。

（4）关节骨骼破坏：病变侵及关节软骨下骨质时，则显示为关节间隙狭窄及关节面的骨质边缘模糊或骨质缺损不平整，严重者可见松质骨的破坏。

（5）关节骨骼增生：随着关节软骨的退行性改变，在关节边缘常有继发性骨赘形成。X 线片表现为关节间隙狭窄，关节面骨质边缘呈小尖角或骨赘突出，见于骨性关节炎、大骨节病。

（6）关节强直：关节强直是慢性关节病的后果，可分为骨性强直和纤维性强直两种。前者 X 线片表现为关节间隙显著狭窄或消失，两骨端紧靠在一起，并可见骨小梁贯穿其间；后者在 X 线片上尚可见很窄的关节间隙，无骨小梁贯穿其间，而临床上则有明显的关节运动障碍。

（7）关节脱位：X 线下可见组成关节的两个骨端失去其正常相对位置，依程度可分为半脱位和全脱位，其原因大部分见于外伤，小部分由关节病变所致。

**3. 周围软组织病变**　许多骨骼疾病常可引起或伴有周围软组织改变，而软组织本身病变也可导致骨骼改变。不少病变单纯依据骨的改变难以确诊，但在结合软组织改变之后，就比较容易做出正确的诊断。所以某些疾病的骨照片必须包括周围软组织，以观察有无肿胀或萎缩，以及肿胀的范围和程度，边界模糊或清除，密度是否均匀，其中有无钙化、异物或气体等。通常软组织发炎、水肿和出血时，X 线平片显示局部密度增高，边缘模糊。肿瘤和脓肿所引起的软组织钙化多见于肿瘤坏死区和肿瘤壁等部位。软组织内气体像可因外伤、产气杆菌的感染所致。于皮下、肌束间或肌肉内出现多数泡沫状透光影。

### （三）阅读X线片的方法及注意事项

**1. 要养成按一定顺序读片的习惯**　读片要有系统性并按一定程度进行，可按照个人习惯由周围到中心，由上到下，由软组织到骨关节。一张片上有多块骨影像时（如脊柱、肋骨、手足小骨等）必须依次检查每一骨及关节改变。

**2. 既要主次分明，又要全面**　既要观察主要部位，亦不能忽视其他部位；既要重点观察骨与关节，也要注意观察软组织。只有全面、细致地阅读X线片，才能避免漏诊和误诊。

**3. 病变的位置**　很多骨与关节病变常有一定的好发位置，如结核多发生于骨端，化脓性骨髓炎多见于骨干和干骺端，巨细胞瘤则好发于股骨下端和胫骨上端。病变的位置和部位对诊断有一定参考价值。

**4. 病变的范围**　注意病变涉及的是骨的局部还是全部。如骨肉瘤系局部骨质破坏呈横向发展，化脓性骨髓炎则沿骨长轴发展，可累及全骨。还需注意病变是单发还是多发，一侧还是双侧对称性出现等，如类风湿关节炎常为多发性，结核性关节炎则多为单发性。

**5. 病变的性质**　病变是破坏性的还是增生性的，有无扩张性，病灶边界是清晰、整齐还是模糊、不规则。如结核以骨质破坏为主，化脓性骨髓炎则兼有破坏及增生两种变化，巨细胞瘤有骨扩张变化，溶骨性肉瘤则无骨扩张现象。

**6. 骨膜情况**　有无骨膜反应，属何种类型的骨膜反应。

**7. 软组织的变化**　病变局部或附近软组织有无肿胀、肿块、钙化等。

**8. 注意结合患者的年龄及性别**　诊断骨与关节疾病时，患者的年龄及性别均很重要，如原发性骨肉瘤，多见于青少年；转移性骨肿瘤则多见于老年人，又如90%以上的痛风患者为男性。

**9. 结合病史**　有无外伤、感染、手术等病史。

**10. 结合临床资料进行综合分析**　有些疾病仅靠X线检查，即能明确诊断，如骨折、关节脱位、骨发育异常和畸形等。也有些骨、关节疾病即便不缺乏典型或特异的X线表现，也必须结合其他临床资料，才能得出正确的诊断。

**11. 结合骨与关节的局部解剖特点和疾病的病理变化阶段**　分析X线所见时，首先能识别所显示的阴影密度，形态与位置、大小等在生理上和解剖上的正常与异常。要做到这一点，就必须熟悉人体的解剖和生理以及其正常的X线表现，还必须了解相关疾病的基本病理变化和演变过程的X线表现。

## 二、CT 检查

CT 是 computer tomography（计算机体层摄影）的缩写，它是用 X 线来对人体层面进行扫描，取得信息，经计算机处理而获得的重建图像。

自 1969 年 Hounsfield 设计成功计算机横断层扫描装置以来，因其所显示的是断面解剖图像，其密度分辨率明显优于 X 线图像，使这一诊断技术发展异常迅速，设备不断更新。由于其对组织密度改变的高度敏感性，将全身各系统疾病的诊断质量提高到一个新的高度，更是颈肩腰腿痛疾病诊断与检查的重要方法之一。

### （一）CT 检查方法

对不同部位、不同性质病变，要采取不同的检查方法。通常做普通扫描，也称平扫（plain scanning）。

当疑有血管性、炎症性或肿瘤性病变时，可经静脉注入造影剂行增强扫描。对关节病变，可做 CT 扫描并进行关节造影，有助于观察关节软骨、关节内肌腱、韧带、滑膜及关节囊等关节内游离体。对怀疑椎管内病变，特别是颈胸段椎管内病变时，应做 CT 脊髓造影（CTM）。

### （二）四肢及关节 CT 检查的适应证

**1. 肿瘤或肿瘤样病变**

（1）骨肿瘤：包括良性肿瘤、原发恶性肿瘤及骨转移瘤。骨肿瘤的 CT 检查，可以确定肿瘤的部位、肿瘤在骨或骨髓腔内侵犯的范围；确定肿瘤与周围肌肉、神经及血管的关系。

（2）软组织肿块：包括原发或转移的软组织肿瘤、血管瘤、脓肿及肌肉畸形等。CT 检查不但能够确定软组织肿块的大小、部位及侵犯范围，通过血管内造影增强扫描，还可以区分血管、肌肉或肿瘤等不同病变。通过测量肌肉密度的改变，对肌肉的病变有特殊的诊断意义。

**2. 非肿瘤病变**

（1）骨或软组织感染：包括关节炎、骨髓炎、软组织内脓肿及蜂窝织炎等。CT 检查对早期关节炎或骨髓炎能够明确诊断。可确定病灶大小、深浅、骨质破坏情况及病灶周围软组织钙化范围；确定脓肿及其范围；并可鉴别蜂窝织炎与软组织水肿。

（2）外伤：包括骨折、脱位、肌腱或韧带撕裂、血肿、半月板撕裂或盘状半月板等。CT 检查对骨骼与软组织外伤有诊断意义。主要用于各种复杂部位骨折、脱位及需准确了解骨折形态、关节内骨折及关节内骨折碎片的检查；确定血肿存在及其范围。对于半月板的损伤及异常，CT 检查有一定意义。

**3. 其他**　CT 能早期识别骨与关节的退行性改变。对一些代谢性疾患引起的骨物质含量的改变做出评价。CT 扫描可确定骨骺分离、股骨头无菌性坏死等。

### （三）脊柱、脊髓 CT 检查的适应证

脊柱、脊髓的 CT 检查有良好的密度分辨率，使椎骨及椎管内外的软组织结构均可显影。用横断扫描、多平面影像重建及 CT 脊髓造影等技术，可充分展示脊柱的复杂结构，能清楚地观察椎管内神经孔的形态和大小、椎骨及椎间关节的结构，以及脊髓、神经根、蛛网膜下腔、大血管及椎旁肌肉等软组织结构；而且有些信息是用常规检查不能获得的。

**1. 肿瘤及炎症**　对平片已证实的病灶，CT 可确定病变的范围，椎体及附件的累及程度，椎旁有无脓肿，病变是否为侵蚀性的，椎管和椎间孔是否被侵犯，病变组织内有无钙化、坏死、囊性变，病变是多血管的或是少血管的等，这些情况有助于定性诊断。另外，对于一些平片上为阴性而临床症状明显的脊柱疾病患者，CT 检查能准确地确定骨质有无变化，协助诊断与治疗。

**2. 椎间盘突出症**　患者的症状多是由突出的髓核对其周围硬膜囊和神经根的压迫而产生。在 CT 检查时，用窄的窗宽可辨出脱出的髓核与硬膜囊之间的密度差别，从而显示出硬膜囊受压的移位情况。CT 检查在坐骨神经痛的鉴别诊断上也有一定的价值，因退行性变的骨及软组织可突入侧隐窝及椎间孔，肿瘤、脓肿及其他盆腔内的肿块都可能压迫神经根、腰骶丛或坐骨神经而产生类似椎间盘突出的症状。

**3. 椎管狭窄症**　CT 是诊断及定位椎管狭窄最准确的方法，能观察椎管的形态，测量其前后径及面积，了解构成管壁的骨和软组织结构的异常，如骨质增生、椎小关节突增生肥大、黄韧带和后纵韧带肥厚、钙化和骨化等。

**4. 骨折及脱位**　在 X 线平片上，对椎弓骨折及骨折块移入椎管或椎间孔的患者极易漏诊，而 CT 检查能准确地测量病变对椎管及椎间孔的侵犯程度。另外，CT 检查对寰椎骨折不仅能够确诊，而且还能够观察腰骶椎骨折及脱位的移位程度，了解下腹部及盆腔的软组织损伤情况。

**5. 先天性异常**　因为 CT 不仅能显示骨，而且能显示软组织的结构，所以对脊柱的先天性畸形能够全面进行了解。

## 三、磁共振（MRI）检查

磁共振（MRI）成像是利用原子核在磁场内共振所产生的信号经重建成像的一种技术。MRI 成像技术的临床应用，使疾病尤其是脊柱疾患的影像学诊断有了新的发展。与其他影像学诊断方法相比，它不仅能采用横断面、冠状面和矢状面图像来揭示病变部位的解剖结构及各种病理改变，而且是一项安全、无创伤的检查技术。

### （一）四肢及关节 MRI 检查的适应证

**1. 关节疾病**　MRI 能显示关节的肌腱、神经、血管、骨和软骨等结构。在膝和髋关节的检查方面应用较多。

对于膝关节，MRI 主要用于检查半月板和韧带的损伤。半月板断裂多发生在后角，以矢状面 T2WI 最为敏感，于断裂处信号增高，T2WI 可帮助显示关节内积液和出血。MRI 诊断的准确率可超过 90%，比关节造影和关节内镜敏感。膝关节外伤引起的胫、腓侧副韧带撕裂可在冠状面 T1WI 上显示，表现为韧带中断或不见。十字韧带撕裂在矢状面 T1WI 上则表现为外形不整、断裂，在低信号的韧带内出现高信号。这些疾病在 X 线或 CT 上是难于显露的。

对于髋关节，MRI 主要用于早期诊断股骨头缺血性坏死和疗效观察。征象出现早于 X 线、核素成像和 CT，且具有一定的特异性。在冠状面 T1WI 和 T2WI 上，股骨头内出现带状或半月状低信号区，其关节侧还可见强度不等的信号。

此外，MRI 对于检查手部腱鞘囊肿、肩袖破裂和踝关节外伤也有一定的帮助。

**2. 四肢骨骼病变**　在磁共振断层摄影中，皮质骨不产生信号，松质骨只能发出微弱信号，而含有脂肪的骨髓能发出较高的信号。如果这种情况有了变化，就意味着在骨骼里发生了病理性的变化，因而有可能在磁共振断层摄影中查明肿瘤转移和骨骼溃蚀。

**3. 软组织病变**　MRI 主要用于诊断肿瘤、血肿、脓肿、滑膜囊肿等，可比较准确地确定其位置、大小、范围和邻近结构受累的情况，但多不能确定病变性质。

### （二）脊柱 MRI 检查的适应证

MRI 能清楚显示脊椎、椎管和椎间盘，并能显示椎管内软组织，包括韧带、硬膜囊、脑脊液和脊髓等结构，对诊断椎间盘变性、膨出和脱出、椎管狭窄、脊椎外伤和感染的价值很高。

**1. 椎间盘突出**　MRI 成像技术，是对椎间盘病变进行筛选检查最有效的方法。MRI 成像对组织密度的分辨率高，能分辨正常纤维环与髓核。它可显示椎间盘突出的方向与程度，了解椎间盘有无变性；并且在对椎间盘变性的认识上远远优于 CT 及其他检查方法。MRI 检查对 L5 与 S1 椎间盘突出以及颈椎、胸椎之椎间盘突出的诊断有重要意义。

**2. 颈椎病、颈椎后纵韧带钙化症**　对脊髓型颈椎病及后纵韧带钙化的显示，断层扫描比 CT 更为优越。MRI 成像可直接显示椎间盘骨刺及后纵韧带钙化对脊髓的压迫状况，尤其对显示颈胸段移行部位之脊髓压迫状态更为有利。

**3. 腰椎椎管狭窄及滑脱**　MRI 成像能清楚地显示椎管狭窄及由于滑椎等所引起的椎间盘变性等变化。特别是可同时了解病变与蛛网膜下腔的关系。但对神经根微细变化，除对个别病例外，MRI 成像的诊断价值较小。

**4. 脊髓肿瘤**　MRI 检查脊髓肿瘤能够显示病变的部位、范围及其与神经轴的关系，如肿瘤是在脊髓内还是在脊髓外，在硬膜内还是在硬膜外；还能够清楚地显示肿瘤的形态与组织结构特点，从而有助于判断肿瘤的性质。

**5. 脊椎肿瘤**　MRI 检查可知肿瘤的范围及其对脊髓的压迫状况。目前，在脊椎转移瘤的诊断方面，同位素扫描的应用较多，但对转移瘤与单纯变形性变化、因骨质疏松所产生的压缩性骨折的鉴别诊断一般比较困难。而 MRI 成像可直接反映骨髓腔的变化，转移瘤呈现低强度信号区域，与普通 X 线检查结合，可以早期发现病变，并有利于鉴别诊断。但是尚不能达到根据 MRI 所见的骨转移瘤推断原发瘤的诊断目的。

**6.外伤** MRI 可在不移动患者的条件下，从任何一个方向来观察骨折片与神经、脊髓的关系；在应用表面线圈增高空间分辨率的基础上，将会增强检查小碎骨片的能力。它还可显示椎间盘损伤的程度。此外，由于 MRI 成像是唯一能够直接显示脊髓形态的影像学检查方法，它能清楚地显示脊髓损伤的部位出血、水肿、变性、坏死等，还能显示陈旧性脊髓损伤的继发性病理改变，如脊髓萎缩、空洞形成、交织增生及纤维组织增生等。

**7.感染** MRI 是诊断椎体、椎间隙感染最有效、最特异的检查方法。椎体、椎间隙感染，早期 MRI 检查即可有阳性所见。

此外，对于先天性畸形，MRI 比 CT 有更好的诊断价值。

# 第七节　病历书写的基本要求

病历是诊疗工作中的重要医疗文书，它是确定诊断及制定治疗和预防措施的依据，是总结医疗经验和进行科研的重要资料，还是解决医疗纠纷、判定法律责任、核算医疗保险等事项的重要证据。完整的病历能充分体现出医疗质量、医疗作风和医疗水平的高低。其中有很多内容应该注意。

1.病历是指医务人员在医疗活动过程中形成的文字、符号、图表、影像、检验、切片等资料的总和，包括门（急）诊病历和住院病历。

2.病历书写是指医务人员通过问诊、查体、辅助检查、诊断、治疗、护理等医疗活动获得有关资料，并进行归纳、分析、整理形成医疗活动记录的行为。

3.病历书写应遵循客观、真实、准确、及时、完整和规范的原则。

4.病历书写中记录格式要求

（1）日期记录格式：应统一采用公历制，按"年、月、日"的顺序，使用阿拉伯数字书写，例如"2013-02-08"或"2013 年 2 月 8 日"。

（2）时间记录格式：统一采用 24 小时计时制，时间记录到分。如"上午 8 点 10 分"记为"8：10"，"晚上 8 点 10 分"记为"20：10"。

（3）度量衡单位记录格式：统一采用法定计量单位，书写时一律采用国际单位符号。如血压使用"mmHg"；长度单位要写"米（m）、厘米（cm）、毫米（mm）"等，不能写"公尺、公分、公厘"等；容量应写"毫升（mL）""升（L）"，不能写"公升、立升"等。

（4）疾病分类编码和手术操作编码：疾病分类编码统一按照国际疾病分类 ICD-10；手术、操作分类按 ICD-9-CM-3。

5. 抢救记录补记格式。要按照补记时间书写，但抢救记录内容中必须记录开始抢救时间，具体到分钟。

6. 病历书写应当使用中文，通用的外文缩写和无正式中文译名的症状、体征、疾病名称等可以使用外文。书写应规范使用医学术语，文字工整，字迹清晰，表述准确，语句通顺，标点正确。

（1）电子病历是指医务人员在医疗活动过程中，使用医疗机构信息系统生成的文字、符号、图表、图形、数据、影像等数字化信息，并能实现存储、管理、传输和重现的医疗记录，是病历的一种记录形式，电子病历的修改应根据卫生部《电子病历基本规范（试行）》中相应条款实施，电子病历编辑过程中应当按照权限要求进行审阅、修改并予以电子签名确认。已完成录入打印并签名的电子病历不得修改。

（2）病历中化验单、报告单及病历眉栏一般信息错误（如姓名、住院号等出现错误）需修改时，在患者出院后持患者、代办人身份证或有效证件，由主管医生及患者（或代办人）双签字后，在医务处审批盖章，病历中存档一份，患者保留一份。一般在复印件上更改。

7. 病历应当按照规定的内容书写，并由具有相应资质的医务人员签名，出现在病历上的各级医师职称要以医院的正式聘任为准。

进修医师须经接收进修的医疗机构根据其胜任本专业工作实际情况认定后方可书写病历，进修人员书写的各类医疗、护理记录文件，须经指导医师（护师）及时审阅签名确认。

实习医务人员、试用期医务人员书写的有关记录，如"病程记录"等，本医疗机构注册的医务人员应及时审阅、修改并签名。

乡镇医疗机构的病历书写可根据情况需要由执业助理医师书写。

上级医师应及时对与自己有关的记录进行审阅、修改并签名确认。

患者知情同意是患者对病情、诊疗（手术）方案、风险益处、费用开支、临床试验等真实情况有了解和被告知的权利，患者在知情的情况下有选择、接受与拒绝的权利。对按照规定需取得患者书面同意方可进行的医疗活动（如特殊检查、特殊治疗、手术、临床试验性检查和治疗等），应当由患者本人签署知情同意书。患者不具备完全民事行为能力时，应当由其法定代理人签字；患者因病无法签字时，应当由其授权的监护人签字；为抢救患者，在法定代理人或被授权人无法及时签字的情况下，可由医疗机构负责人或者被授权的负责人签字。

8. 电子病历系统应当设置医务人员审查、修改的权限和时限。实习医务人员、试用期医务人员记录的病历，应当经过本医疗机构合法执业的医务人员审阅、修改并予电子签名确认。医务人员修改时，电子病历系统应当进行身份识别、保存历次修改痕迹、标记准确的修改时间和修改人信息。

9. 门诊电子病历中的门（急）诊病历记录以接诊医师录入确认即为归档，归档后不得修改。

10. 对目前还不能电子化的植入材料条形码、知情同意书等医疗信息资料，可以采取措施使之信息数字化后纳入电子病历并留存原件。

11. 因实施保护性医疗措施而不宜向患者说明情况的，应当将有关情况告知患者监护人，由患者监护人签署同意书，并及时记录；患者无监护人或者监护人无法签署同意书的，由患者的法定代理人或者关系人签署同意书。

12. 患者对检查、治疗有疑虑，拒绝接受医嘱或处理，应当在病程记录中做详细记录，并向患者做进一步解释，若患者仍拒绝接受处理，也应当在病程记录中说明。

13. 告知范围

（1）病情变化时，如病危、病重的告知。

（2）各种手术、有创操作的告知。

（3）变更手术方式的告知。在手术、有创操作中，当手术方式、治疗措施改变时应履行告知义务，并在患者签署知情同意书后方可实施。如在实施冠状动脉造影术中，发现冠状动脉闭塞达到一定程度，需要行支架植入或冠脉搭桥术，应履行二次告知义务，并签署知情同意书。

（4）麻醉方式、风险等内容的告知。

（5）自费项目告知。收费项目或自费比例较高的检查和治疗。

（6）拒绝检查、治疗的告知。患方拒绝检查、治疗时，医师应告知患者检查、治疗的意义，拒绝检查、治疗可能出现的后果以及替代方式，并在病程中记录相关内容，必要时应签署拒绝或放弃医学治疗告知书。

（7）出院注意事项的告知及自动出院患者的告知。其内容主要体现在出院记录和出院前的病程记录中。自动出院的患者，应签署未愈患者自动出院或转院告知书，同时在病程中记录相关内容。

（8）其他事项的告知。如死亡患者，患者家属应签署是否进行尸检的知情同意书。特殊情况时，如患者家属拒不签署时，应在病历中详细记录。

14. 告知方式。告知方式有三种，为口头和书面告知及公共场所的统一告知。

（1）口头告知：病情不复杂，医疗风险相对小的常规性医疗措施，可采用口头告知的方式履行告知义务。如周围浅静脉穿刺、常规肌内注射等。

（2）书面告知：病历中主要是书面告知，如手术、麻醉、输血、有创检查、治疗等各种知情同意书，请患者或授权委托人签字，这是尊重患者知情同意权的书面记录，也是证明医务人员履行告知义务，获得患者授权委托的重要法律文书。

（3）公共场所的统一告知：将一些共性的告知事项在医院显要位置或以宣传单的形式告知，如病历复印流程、就诊须知等。告知内容应具有针对性。

15. 电子病历的修改应遵照卫计委《电子病历应用管理规范（试行）》最新相关条款执行。

# 第八章　临床应用

以中医基础理论为指导的钩活术技术，是运用钩鍉针这一中医特异针具来治疗疾病，根据患者的具体情况进行辨证论治。疾病的发生、发展和临床证候表现虽然错综复杂，但究其原因则不外乎人体阴阳失去相对平衡，主要反映在人体脏腑经络功能的失调。钩活术就是根据阴阳、脏腑、经络学说，运用"四诊"方法诊察疾病，获取病情资料进行辨证，以明确疾病的病因病机、所在部位、病证性质和病情的标本缓急，在此基础上进行相应的配穴处方，依方施术，或补或泻，或补泻兼施，以通其经脉，调其血气，使阴阳归于相对平衡，从而达到治愈疾病的目的。

## 第一节　钩活术治疗原则和学术观点

### 一、钩活术的治疗原则

古代医家在长期的医疗实践中，总结出针灸具有调和阴阳、疏通经络、扶正祛邪的作用。针灸治疗作用的现代研究不仅从多方面证实了针灸具有上述治疗作用，而且深化了人们对针灸治疗作用机制的认识，钩活术作为各种针法智能化组合的新技术，治疗疾病重点是通过调阴阳、调气血、调经脉、减压减张、疏通松解而立平衡。所以钩活术的治疗原则可概括为调和阴阳、疏通经络、扶正祛邪、减压减张、疏通松解。

**1. 调和阴阳**　调和阴阳是指运用针灸等方法，通过经络、腧穴和针灸手法的作用，使阴阳之偏盛偏衰得以纠正。阴阳学说是中医基本理论的重要内容，对认识人体、认识疾病、辨证论治等均具有重要指导作用。若因六淫七情等因素导致人体阴阳的偏盛偏衰，失去相对平衡，就会使脏腑经络功能活动失常，从而引起疾病的发生。"阴盛则阳病，阳盛则阴病。"针对人体疾病的这一主要病理变化，运用针灸方法调节阴阳的偏盛偏衰，可使机体转归于"阴平阳秘"的状态，恢复脏腑经络的正常功能，从而达到治愈疾病的目的。

针灸调和阴阳的作用，主要是通过经穴配伍和针刺手法完成。

**2. 疏通经络**　疏通经络是指运用针灸等方法，通过腧穴和针灸手法的作用，使经络疏通、气血畅达，达到治疗疾病的目的。钩活术通过钩治某些经脉上的腧穴，可以使经络功能失常得以纠正，从而解除由此产生的病理反应，这就是钩活术疏通经络、调和气血作用所产生的治疗效应。

中医认为，许多疾病的发生、发展和变化都与经络气血运行状态有着不可分割的联系，钩活术对经络气血的疏通、调和作用决定了钩活术治疗的广泛性和通用性。如"痛证"的基本病理机制是经脉的气血不通，钩活术正是利用其疏通经络的作用，达到"通则不痛"的治疗效果。

**3. 扶正祛邪**  扶正，就是扶助正气，提高机体抗病能力；祛邪，就是祛除病邪，消除致病因素的影响。疾病的发生、发展及其转归的过程，实质上是正邪相争的过程。正盛邪祛则病情缓解，正虚邪盛则病情加重。因此，扶正祛邪是保证疾病趋向良好转归的基本法则。

**4. 减压减张**  钩活术通过特异钩鍉针的钩尖、钩板、钩刃、钩弧四位一体，同时施治，达到软组织减压减张的目的；钩活骨减压针通过直锥钻和套管钻协同作用，对硬组织骨和骨膜进行减压减张，在硬组织和软组织减压减张基础上调整组织间的平衡，达到治病的目的。

**5. 疏通松解**  钩活术疗法是钩治法、割治法、挑治法、针刺法、放血法、减压法、减张法、疏通法、温补法、平衡法多法并用，不通则痛，通则不痛，疏通松解是治疗疼痛病的重要原则。

钩活术治病，就在于能够发挥其扶正祛邪的作用。临床运用钩活术手法中的补法，选配一定的腧穴，可以起到扶正的作用；运用钩活术手法中的泻法，选配一定的腧穴，可以起到祛邪的作用。具体运用时还要根据邪正消长的转化情况，区别病证的标本缓急，分辨针下得气是邪气还是正气，随机应用扶正祛邪的法则。

## 二、钩活术学术观点和学术思想

古代医家对中医特异针治疗原则已有明确的论述，如《灵枢·九针十二原》云："凡用针者，虚则实之，满则泄之，菀陈则除之，邪盛则虚之。"《灵枢·经脉》载："盛则泻之，虚则补之，热则疾之，寒则留之，陷下则灸之，不盛不虚，以经取之。"根据中医治疗学的基本思想和中医特异针治疗疾病的具体实践，可将钩活术学术观点在标本缓急、补虚泻实、清热温寒的基础上归纳为四维平衡。

标本缓急：标与本是一组相对概念，具有本末、主次、先后、因果等多种含义，常用来说明疾病的本质与现象，以及疾病过程中矛盾的主次、先后关系。标本缓急是说疾病有标本缓急的不同，治疗有先后主次之分。标本的相对性常随疾病过程中的具体情况而划分：从邪正关系来看，正气是本，邪气是标；从疾病发生来看，病因是本，症状是标；从病变部位来看，内脏是本，体表为标；从发病的先后来看，先病是本，后病是标。因此，在临床上要从复杂多变的病证中分辨标本缓急，来确定治疗上的先后主次。根据《内经》"治病必求其本""谨察间甚，以意调之，间则并行，甚则独行"的治疗思想和临床实践的经验总结，标本缓急的运用原则分以下几个方面：治病求本、急则治标、缓则治本、标本兼治。

补虚泻实：补虚泻实即扶正祛邪。疾病的演变过程，从邪正关系来说，是正气与邪气双方互相斗争的过程，邪正斗争的胜负决定着疾病的转归和预后，通过扶正祛邪，改变邪正双方的力量对比，使其有利于疾病向痊愈方向转化。

补虚就是扶助正气，泻实就是祛除病邪。《素问·通评虚实论》说："邪气盛则实，精气夺则虚。"可见，虚指正气不足，实指邪气有余。虚者宜补，实者宜泻，都是针对虚证、实证刺灸的补虚泻实的治疗原则，也是钩活术治疗的基本原则。

清热温寒：热性病证用清法，即以寒治热；寒性病证用温法，即以热治寒，均属于正治法。《灵枢·经脉》载："热则病之，寒则留之。"就是针对热性病证和寒性病证的清热温寒的治疗原则。

**1. 学术观点**  扶正祛邪、活血化瘀、减压减张、钩割挑刺、疏通松解、骨肉放血这些诊疗方法目的只有一个，就是阴阳平衡、内外平衡、上下平衡，皮筋肉骨"四维平衡"。

**2. 学术思想**  中华钩活术流派自觉遵守钩活术流派的纪律，模范遵守钩活术流派的章程、纪律和行业规矩，严格保守钩活术流派的秘密，执行钩活术流派的决定，积极完成钩活术流派的任务，如"传承、创新、发展"六个字方针。

钩活术三个字：钩（针具）、活（理论）、术（规范），组成了钩活术学术思想的基本内容。

# 第二节  钩活术五因制宜

五因制宜指因时、因地、因人、因病、因像制宜，即根据季节（包括时辰）、地理环境和治疗对象的不同情况而制定适宜的治疗方法。

## 一、因时制宜

因时制宜是根据不同的季节和时辰特点，制定适宜的治疗方法。四时气候的变化，对人体的生理功能、病理变化均可产生一定影响。春夏之季，阳气升发，人体气血趋向体表，病邪伤人亦多在体表；秋冬之季，阴气渐盛，人体气血潜藏于内，病邪伤人亦多在深部。治疗上，春夏宜浅刺，秋冬宜深刺。人体气血流注呈现出与时辰变化相应的规律，针灸治疗注重取穴与时辰的关系，强调择时选穴，如子午流注针法、灵龟八法、飞腾八法均是选时选穴治疗疾病的方法，也是"因时制宜"治疗原则的具体运用。此外，在钩活术临床上还应注意钩活术的时机问题。如痛经宜在月经来潮前开始治疗，颈腰椎间盘突出症宜在发病后 48 小时内水肿期钩治，一般能收到较好的效果。

## 二、因地制宜

因地制宜是根据不同的地理环境特点，制定适宜的治疗方法。由于地理环境、气候条件和生活习惯的不同，人体的生理活动和病理特点也有区别，治疗方法亦有差异。

《素问·异法方宜论》说："北方者……其地高陵居，风寒冰冽，其民乐野处而乳食，脏寒生满病，其治宜灸焫。南方者……其地下，水土弱，雾露之所聚也，其民嗜酸而食腐，故其民皆致理而赤色，其病挛痹，其治宜微针。"说明钩活术治疗方法的选用与地理环境、生活习惯等有密切关系。

### 三、因人制宜

因人制宜是根据患者的性别、年龄、体质等不同的特点，制定适宜的治疗方法。男女性别不同，各有其生理特点，尤其是妇女有月经、怀孕、生产等情况，治疗时应予以注意。年龄不同，生理功能及病理特点亦不同，治疗时应予以区别。《灵枢·逆顺肥瘦》说："年质壮大，血气充盈，肤革坚固，因加以邪，刺此者，深而留之。"又载："婴儿者，其肉脆、血少、气弱，刺此者，以毫针，浅刺而疾发针，日再可也。"

### 四、因病制宜

因病制宜是根据患病的性质不同、程度不同、位置不同、椎体不同、关节不同而制定适宜的钩活术选穴位和实施适宜的手法，制定适宜的疗程。

患病的性质：椎间盘突出症和椎间盘炎，即腰部伤筋和热痹；

患病的程度：椎间盘突出症中脱出型、突出型、膨出型；

患病的位置：颈椎间盘突出症、胸椎间盘突出症、腰椎间盘突出症；

患病的椎体：颈 $C_{5/6}$ 椎间盘突出症、胸 $T_{11/12}$ 椎间盘突出症、腰 $L_{4/5}$ 椎间盘突出症；

患病的关节：肩关节、肘关节、腕关节、膝关节。

按其病情的轻重和关节、椎体活动度的大小而制定适宜的手法、选穴和疗程。

### 五、因像制宜

因像制宜是指根据影像显示的结果，制定适宜的钩活术治疗方法。影像显示椎间盘脱出、腰椎管狭窄、腰椎后纵韧带钙化、腰 $L_4$ Ⅱ度滑脱、腰 $L_5$ 峡部裂、腰椎间盘炎、腰椎椎体结核、腰 $L_1$ 压缩性骨折、颈椎曲度变直、颈椎前纵韧带骨化、胸椎竹节样变、膝关节骨质增生、肩关节周围钙化斑等，结果不同，选穴、选钩、选手法及配合的辅助治疗都不相同，据此不同制定出最为适宜的治疗方案。

## 第三节　钩活术临床常用的辨证方法

辨证是在中医基础理论指导下，通过对患者的临床资料分析综合，从而对疾病当前的病理变化本质做出判断，并概括为具体证名的诊断思维过程。证候是疾病在发生和演变过程中，某一阶段本质的反映，它以某些相关的脉证表现出来，能够不同程度地揭示病位、病性、病因、病机、病势等，为治疗提供依据；它是在疾病发生发展到某一阶段病情的总概括，是对疾病当前本质所做的一种诊断性结论。辨证的基本要求就是探求病因，确定病位，分清病性，阐明病机，审度病势，最后做出证候诊断。

## 一、八纲辨证

八纲即指阴、阳、表、里、寒、热、虚、实八类证候，其中阴阳又是八纲中的总纲，表、热、实证属阳；里、寒、虚证属阴。八纲辨证是中医辨证方法的基础和核心，通过八纲辨证把四诊获得的材料综合分析，进而用阴、阳、表、里、寒、热、虚、实这八类证候归纳说明病变的部位、性质及病变过程中正邪双方力量对比等情况。故八纲辨证是各种辨证的总纲，对疾病的辨证具有普遍的指导意义，对诊断颈肩腰背骨关节病有执简驭繁、提纲挈领的作用，可为临床治疗提供理论依据。临床上尽管颈肩腰背骨关节病的病因很多，证候多变，但基本上都可以归纳于八纲之中，其临床类别不外阴证、阳证；其病位深浅不在表，就在里；其病邪性质不是热证，便是寒证；其邪正的盛衰，不外邪气盛之实证、正气衰之虚证。由于疾病的变化往往不是单纯的，在一定条件下可出现不同程度的转化，甚至会出现一些与疾病性质相反的假象。因此，进行八纲辨证，不仅要熟练掌握各类证候的特点，还要注意它们之间的相兼、转化、夹杂、真假，才能正确而全面地认识疾病，诊断疾病。

**1. 表里辨证**　表里辨证是辨别病变的部位、病邪的深浅及病势趋向的一种辨证方法。一般而言，颈肩腰背骨关节病在皮毛、肌腠等部位浅者主表证，病在脏腑、血脉、骨髓等病位深者属里证。新病病程短者属表证，久病病程长者属里证；颈肩腰背骨关节病伴发热恶寒者为表证，发热不恶寒或但寒不热者为里证；舌苔无变化或仅有舌边尖红者为表证，舌苔有异常表现者为里证；脉浮者为病在表，脉沉者为病在里。

疾病在病变过程中，表里两者可以相互转化，也可表现为表里同病，临床当详辨之。

**2. 寒热辨证**　寒热是辨别疾病性质的一对纲领。寒热能较突出地反映疾病中机体阴阳的偏盛偏衰，病邪的基本性质属阴属阳。一般地说，寒证是阴盛或阳虚的表现，热证是阳盛或阴虚的表现。所谓"阳盛则热，阴盛则寒""阳虚则寒，阴虚则热"即是此意。故张仲景言："寒热者，阴阳之化也。"

寒热辨证，不能孤立地根据个别症状做判断，而应通过四诊对与其相适应的疾病本身所反映的各种症状、体征进行概括。具体地说，热证是指一组有热象的症状和体征，寒证是指一组有寒象的症状和体征，但必须注意恶寒、发热与寒证、热证不同，切不可以体温的高低来辨别寒热。辨清寒热，对于认识疾病性质从而确定治疗原则有指导意义，《素问·至真要大论》说"寒者热之，热者寒之"，就是在辨别寒热后确立的治疗大法。

临证之时，寒证、热证可相互转化或寒热错杂出现，当须详辨。辨别寒证和热证，不能孤立地根据某一症状做判断，应对疾病的全部表现进行综合观察，尤其是寒热的喜恶、口渴与不渴、面色的赤白、四肢的寒温、二便、舌象、脉象方面更为重要。

**3. 虚实辨证**　虚实辨证是分辨邪正盛衰的两个纲领。辨别虚证和实证，主要看病程的长短、精神的好坏、声音气息的强弱、痛处的喜按与拒按，以及二便、舌象、脉象等方面的改变。

虚证和实证，在钩活术治疗疾病临床上具有正气不足和邪气过盛的本质区别，但邪正虚实之间又相互联系、相互影响，可见虚实夹杂、实证转虚、因虚致实等现象，也可见真实假虚、真虚假实，即"大实有羸状""至虚有盛候"。

**4. 阴阳辨证**　阴阳是辨别疾病性质的总纲领，其运用范围甚广，大至概括整个病情，小至可以用于一个症状的分析。证候虽然复杂多变，但总不外阴阳两大类别，里、寒、虚属阴，表、热、实属阳，即阴阳是八纲辨证的总纲。

八纲辨证反映了病变过程中各种矛盾的几个主要方面，是相互联系，不可分割的。如从表里而言，可有寒热的不同和虚实之别。同时八纲中各种证候都不是静止不变的，在一定条件下可相互转化，如表证可以入里、寒证可以化热、实证可以转虚、阳证可以转阴等。因此在辨证时，必须随时注意疾病的发展和变化，要注意分纲辨证，善于综合分析，对具体情况进行具体分析，抓住主要矛盾，认识疾病的本质。

## 二、病因辨证

**1. 六淫**　风、寒、暑、湿、燥、火，在正常情况下，称为六气，是由自然界六种不同的气候形成，是万物生长的条件，对于人体是无害的；在气候异常骤变或人体抵抗力下降时，六气即成为致病因素，侵犯人体，发生疾病，此时之六气称为"六淫"。

六淫致病，多与季节气候、居住环境条件有关。六淫既可单独致病，又可两种以上同时侵犯人体而致病。且六淫之邪在一定条件下可相互转化，其发病途径多侵犯肌肤或由口鼻而入。在六淫之中，以风、寒、湿邪为常见病因。

（1）风寒

① 疼痛特点：背痛板滞，牵连颈项，颈项强痛，活动不利，腰部疼痛伴沉紧感，痛无定处。

② 全身症状：恶寒发热，头痛身痛，无汗。

③ 舌、脉象：舌淡红，苔薄白，脉浮紧。

（2）风热

① 疼痛特点：颈肩腰背骨关节部疼痛，游走不定，恶热喜寒。

② 全身症状：发热微恶风寒，头痛伴咽喉胀痛，口干渴。

③ 舌、脉象：舌红，苔薄黄，脉浮数。

（3）风湿

① 疼痛特点：颈肩腰背骨关节部疼痛，关节酸困重着，痛处固定不移，屈伸不利。

② 全身症状：发热午后加重，汗出而热不解，头身困重，四肢酸楚，或肌肤麻木不仁。

③ 舌、脉象：舌淡，苔白腻，脉濡缓。

因此，风邪和寒邪是造成疼痛的主要原因，但风邪和寒邪的侵袭是由于体虚、虚劳或脏腑虚，气血不足而造成的。所谓"体虚腠理开，风邪在于筋，使四肢拘挛""诸阳为风寒所客，则筋急""风邪击搏，如锥刀所刺""脏腑虚，血气不足，受风冷之气，使人面青而心闷，四肢冷痛""肾主腰脚，肾经虚损，风冷乘之，故腰脚冷痛，又邪客于足少阴之络，令人腰痛引少腹，不可以仰息""肾中风，踞而腰痛"。

湿邪可以加重风邪和寒邪导致的病情，所谓"痹者，风寒湿三气杂至，合而成痹，肌肉顽厚，可疼痛，由人体虚，腠理开，故受风邪也。病在阳曰风，在阴曰痹，阴阳俱病曰风痹，肌肤尽痛。冬遇痹者为骨痹，则骨重不可举，不随而痛。夏遇痹者为脉痹，则血凝不流，风多伤诸阳之经，风湿搏于阳气，身体疼痛"。

**2. 七情**　七情即喜、怒、忧、思、悲、恐、惊七种情志的变化，属于精神致病因素。在一般情况下，七情是人体对客观外界事物的不同反映，属于正常的精神活动范围，并不致病。只有突然、强烈或持久的情志刺激，超过了人体正常生理活动范围，使机体不能适应，造成情志的过度兴奋或抑制，使脏腑功能紊乱，才导致疾病的发生。

气血是脏腑生理功能所必需的物质基础，而情志活动又是脏腑生理功能活动的外在表现。所以，情志活动与脏腑气血的关系非常密切。

内伤七情，盛怒不止，郁怒伤肝，则诸筋弛纵，其腰背痛连及胸胁；失志则心血不旺，不能摄养筋脉，其疾病背痛常伴心悸胸闷、胸痛等症；忧思伤脾，脾伤则胃气不行，其疾病常伴脘腹胀满、嗳气呃逆等症状。由于七情是直接影响有关内脏而发病，故其疼痛特点及临床表现与五脏疾患相类似。此点认识与现代医学认为疾病的发生和人的精神心理因素有关的观点是一致的。

**3. 劳逸过度**　正常的劳动、工作，有助于气血疏通、增强体力、身体健康，不会致病；一旦有过度劳役，使正气损伤或气机紊乱，就会产生疾病，包括劳累过度、房事过度、安逸过度。

**4. 外伤**　外伤包括跌仆闪挫、持重努伤等，是导致颈肩腰背骨关节病的一个重要原因。多见于劳动和运动中姿势不当，用力过猛，脊柱受到挫、闪、扭等外力作用，造成颈肩腰背骨关节部关节的损伤，轻则皮肉受内损、出血、肿痛，重则筋伤骨断、关节脱臼、肿胀疼痛。由于出血渗出、肌肉痉挛，日久导致瘀血不散、经络阻滞、筋膜失养、周围软组织粘连、脊柱活动障碍，而导致颈肩腰背骨关节病的发生。

（1）疼痛特点：颈肩腰背骨关节部刺痛，痛处固定不移，入夜尤甚。

（2）全身症状：疼痛局部常有肿胀、出血或伴发热等。

（3）舌、脉象：舌暗边有瘀斑，脉细涩。

**5. 退变老化**　生老病死是自然界的规律，脊柱关节、筋膜肌肉、肌腱骨骼等会随着年龄的增长不断退变老化，轻度退变老化不影响正常功能也不产生症状，中重度退变必然形成临床症状而影响正常功能，造成疾病，尤其是疼痛类疾病，如腰椎间盘突出症、颈椎病、椎管狭窄症等。

### 三、痰饮和瘀血辨证

痰饮和瘀血都是脏腑失调的病理产物，但同时又都能直接或间接地作用于机体的某些脏腑组织，引起各种疾病，是导致疾病的原因之一。瘀血辨证下面有详述。

### 四、气血辨证

气和血是人体生命活动的产物，它既是脏腑功能的反映，又是脏腑活动的产物，人体病理变化无不涉及气血。从病理而言，脏腑发生病变可以影响到气血的变化，而气血的病变也必然要影响到某些内脏，故气血病变的证候，就包括在脏腑不同证候之中。

**1. 气病辨证**  气的病变很多，一般可概括为气虚、气陷、气滞、气逆四种。

**2. 血病辨证**  血行脉中，内流脏腑，外流肌肤，无处不到。若外邪干扰，脏腑失调，使血的生理功能失常，就可出现寒热虚实的证候。血的病证颇多，概括起来主要有血虚、血瘀、血热、血寒四个方面，前两者的病因病机既有区别又有联系，血热往往能引起出血，出血过多又往往导致血虚，血虚则行血不利而致血瘀。

**3. 气血同病的辨证**  气属阳，血属阴。气和血具有相互依存、相互资生、相互为用的密切关系。"气为血之帅，血为气之母"，气之于血有温煦、生化、推动和统摄的作用，而血之于气则有濡养、滋润和运载等作用。在正常情况下，气血阴阳是处于相对平衡的，气血相辅而行，循行全身而不息。一旦气血的生理关系遭到破坏时，则运行失常，形成局部的气血凝滞，阻于肌肉或沉于筋骨，损伤脏腑或经络，导致气血同病。《素问·调经论》云："气血不和，百病乃变化而生。"

气血运行失常，气血凝滞既是颈肩腰背骨关节病及所有疾病的发病基础和主要病机，也是其病理变化的结果。主要表现为气滞血瘀、气虚血亏、气虚失血、气虚血瘀、血虚血瘀。

气血是维持人体生命活动的物质基础，筋骨是依靠气血的温煦和肝肾精血之濡养而发挥正常的生理功能。气能生血、行血、摄血，气为血之帅，气又赖血为载，由血得养，即所谓血为气之母。正是气血的互根互用使之周流不息，运行于全身，故在伤筋动骨疾患中，气血损伤多同时存在，而筋骨损伤又可导致气血生理功能失常，临床常见气滞血瘀和气血两虚两类。

### 五、皮肉筋骨辨证

**1. 皮肉辨证**  皮肤和肌肉是人体最表层部分，皮最为敏感，如果发生疾病就会出现表皮的疼痛、红肿、感觉异常、功能障碍等，肉层发病不但有疼痛，更主要的是出现功能的障碍，辨清皮肤和肌肉在治疗上有重要意义。

**2. 筋骨辨证**  人体的肢体运动有赖于筋骨，但是筋骨的强劲有力离不开气血的温煦和肝肾濡养，脏腑经络功能的协调统一，特别是筋骨为肝肾之外合，所有筋骨与肝肾的关系尤为密切，筋骨的损伤，必然伤及气血，影响肝肾精气，而导致疾病的发生。造成筋骨损伤的原因主要是外力伤害和劳损所致，人体受到外来的暴力及劳损等伤害后，可以引起筋骨的损伤，在受伤部位可出现疼痛、肿胀、功能障碍等病理变化。人体的内在因素和筋骨损伤有密切关系。人体正气强盛，机体受损伤的机会少，即"正气存内，邪不可干"，外界致病因素只有在机体虚弱或致病因素超过人的防御能力时，才能致病，即"邪之所凑，其气必虚"。致病的内在因素常与年龄、体质、局部解剖结构的异常及职业工种有密切关系。青年及肝肾气盛的人，筋骨强壮，不易损伤，即使筋骨损伤也易修复；年老体衰及肝肾亏虚的人，筋骨衰弱，每易致筋骨损伤，且损伤后修复迟缓。主要病因病机是外力因素、筋骨失养、劳损因素、风寒湿侵袭。

### 六、脏腑辨证

脏腑辨证，是根据脏腑的生理功能、病理表现，对疾病证候进行综合分析归纳，借以推究病机，判断病变的部位、性质、正邪盛衰情况的一种辨证方法。即是以八纲为纲，脏腑为本，对疾病进行辨证的方法。部分疼痛虽发生于体表，但根源在内脏，故脏腑辨证也为疼痛的诊断基础，更是其他疾病的诊断基础。

脏腑是化生气血、通调经络、濡养皮肉筋骨、主持人体生命活动的主要器官，跌仆筋伤与脏腑密切相关、但关系最为密切的为肝肾两脏。

### 七、经络辨证

经络辨证，主要是根据《灵枢·经络》所载十二经脉的病证，及《难经·二十九难》所载奇经八脉的病证而加以概括。经络在生理上有沟通上下表里、联系脏腑器官与通行气血的作用。经络又是气血运行的通路，通过经络的流注，血气通达全身，发挥其营养组织器官、抗御外邪、保卫机体的作用。正如《灵枢·本脏》所说："经脉者，所以行血气而营阴阳、濡筋骨、利关节者也。"

经络在病理上的作用，主要是关系于疾病的发生与转变，用于说明病理变化，临床上可根据疾病所出现的症状，结合经络循行的部位及所联系的脏腑，作为诊断疾病的依据。中医学认为，因背为阳，督脉行于背正中，总督一身之阳气，为"阳脉之海"。腰为肾之府，腰脊为督脉所过，督脉并于脊里，肾附其两旁，膀胱经夹脊络肾，所以脊柱病的发生，与十二正经及奇经之督脉关系相当密切。由于经络病证常可错杂于脏腑、气血病证之中，故可相互参照。

经络是运行全身气血、联络脏腑肢节、沟通上下内外、调节各部功能的通路。《灵枢·本脏》说："经脉者，所以行血气而营阴阳、濡筋骨、利关节者也。"指出了经络运行气血、营运阴阳、濡养筋骨、滑利关节的作用。跌仆筋伤，致经络受损，经络阻塞，气血之道不得宣通，而导致气滞血瘀，则出现肿胀疼痛。同样，如经络为病，气血瘀阻不通，又可导致筋脉失养，发生筋伤疾患，致其发病。也常累及经络循行所过部位，如腰为肾之府，肾之经络入脊内，贯脊至腰，络膀胱。膀胱经夹脊，抵腰，络肾，并行经臀及股后外侧沿小腿后行于足背外侧，止于小趾至阴穴。故肾与膀胱经脉的病变可引起腰背、臀部及向下放射性疼痛。

## 八、影像辨证

影像辨证是通过影像这只特殊明亮的"眼睛"所看到的结果，观察患者的病变部位、病变的大小、病变的性质、病变周围有无其他病变，了解病变与病变之间、病变与正常组织之间的相互关系，直观地显示骨骼外形特点，进行综合辨证分析，进一步准确病位、属性及周围组织的相邻关系。影像的结果是坐标定位法的基础，为钩活术选穴提供了明确的依据，还可以通过观察治疗前后影像的变化来证实临床疗效。影像学辨证包括：X线片辨证、CT层面图像辨证、磁共振（MRI）成像辨证。

## 九、内外辨证

病在内一般属五脏六腑疾病、筋骨疾病、七情疾病、气血津液疾病等；病在外者多因外伤、六淫、劳损、环境、空气等，辨别有利于治疗和诊断。

## 十、病椎辨证

钩活术主要治疗脊柱类退变性疾病，所以钩活术在辨证方面增加了病椎辨证。如腰1椎病变主要是腰痛或影响小便功能、腰2椎病变主要是腰痛或腹痛、腰3椎病变主要是腰痛或坐骨神经痛至腘窝以上，腰4椎病变主要是腰痛、坐骨神经痛至小腿外侧，腰5椎病变主要是坐骨神经痛至足踝或以下：这就是椎体辨证的意义。

## 十一、"阿是穴"辨证

"阿是穴"辨证是通过医者的望、闻、问、切四诊寻找局部和顺应经络的敏感点、反应点、异常皮肤、异常外型、结节点、条索状瘀阻等进行综合分析判断，为"阿是穴"辨证。可借用部分检查工具进行"阿是穴"检查，如叩诊锤、钩针的定位锥等，可以明确"阿是穴"的位置，又可找到病之经络。

# 第四节　适应证、禁忌证及注意事项

## 一、适应证

适用于钩活术的疾病，有效率达到90%以上者为钩活术适应证。大概包括16类疾病。

1. 脊柱骨关节退变性疾病。
2. 脊椎管狭窄症。
3. 脊柱退变性滑脱。

4. 四肢关节退变性疾病。

5. 软组织劳损性疾病。

6. 陈旧性脊柱外伤。

7. 脊柱相关疾病。

8. 部分骨伤科疾病。

9. 强直性脊柱炎。

10. 股骨头坏死。

11. 脊柱有关的妇科病（月经病、不孕、盆腔炎、乳腺增生、产后病等）。

12. 脊柱有关的变态反应性疾病（过敏性鼻炎、花粉症、哮喘、皮炎、血管炎等）。

13. 带状疱疹后遗神经痛。

14. 各种慢性软组织损伤性疾病。

15. 骨质增生性疾病。

16. 骨内高压症。

17. 神经卡压综合征。

以上病症无其他兼证为绝对适应证。

以上病症有其兼证，钩活术治疗对兼证不产生负面影响或兼证不影响钩活术治疗效果时为相对适应证。

## 二、禁忌证

钩活术的禁忌证是指某些不能用钩活术治疗的疾病、某些影响钩活术治疗的疾病，大概有以下 15 类。

1. 结核、肿瘤。

2. 心脑血管病急性期。

3. 急慢性感染性疾病。

4. 各种代谢紊乱综合征。

5. 凝血功能障碍的血液病。

6. 各脏器功能的衰竭。

7. 风湿、类风湿疾病的急性期。

8. 其他全身性疾病的急性期，伴有血象异常或发热者。

9. 糖尿病患者血糖未能控制者。

10. 肝肾功能不全、慢性消耗性疾病。

11. 妇女妊娠期、围产期。

12. 青光眼发作期、癫痫病发作期、精神分裂症发作期。

13. 施钩部位神经、血管不能避开者。

14. 局部溃疡、瘢痕、皮损、感染、肿物等。

15. 椎间盘炎。

绝对禁忌证是指绝对不可使用钩活术的情况，如钩活术治疗会加重其他疾病或引起不良反应者、存在自发性出血或损伤后出血不止者、局部皮肤有感染（溃疡、瘢痕）、肿瘤、妇女怀孕期及哺乳期等，为绝对禁忌证。

相对禁忌证指通过钩活术治疗的适应证对其兼证不产生负面影响或通过控制兼证使其稳定后，可以钩活治疗的一类复杂疾病。如颈椎管狭窄症，兼证是急性高血压病，及时控制血压使其稳定后，便可钩治颈椎管狭窄症；腰椎间盘突出症，兼证是糖尿病，通过控制血糖使其稳定在正常范围，在降糖手段不变的前提下，可以钩活治疗腰椎间盘突出症；胸椎间盘突出症，兼证是外感发热，通过控制外感发热，症状基本稳定后，可以钩活治疗胸椎间盘突出症；带状疱疹后遗神经痛，兼证是冠心病，通过控制冠心病症状，在心率稳定的前提下，可以钩活治疗带状疱疹后遗神经痛等。

### 三、注意事项

钩活术的注意事项见各分论内容。

## 第五节　钩活术治疗临床分类

人体脊柱是由 33 块椎骨及其连结构成的，其中包括颈椎 7 块、胸椎 12 块、腰椎5 块、骶椎 5 块（成人由 5 块骶椎融合为 1 块骶骨）、尾椎 4 块（成人 4 块尾椎融合为1 块尾骨）。脊柱由全部椎骨、骶骨和尾骨以及它们之间的骨连结构成，形成头颅的支柱、躯干的中轴，并参与胸腔、腹腔和盆腔后壁的构成。各椎骨的椎孔连结起来（椎体之间、椎弓之间分别借软骨和韧带封闭）则构成椎管，容纳脊髓及其被膜。

椎体由上向下逐渐增大，至骶骨底最宽阔，这是与人体直立时脊柱下部负重较大相适应的。在耳状面以下，由于重力骤减，骶骨和尾骨的形态也随之迅速变小。

脊柱的后面观：棘突在背部正中形成纵嵴，两侧有纵行的背侧沟，容纳背部的肌肉。颈部棘突短，近水平位，胸部棘突向后下方倾斜，呈覆瓦状。腰部棘突又趋于水平位。

脊柱的侧面观（图 8-5-1）：可见颈、胸、腰、骶 4 个生理弯曲，其中颈曲和腰曲凸向前，而胸曲和骶曲凸向后，脊柱的弯曲使之具有良好的弹性，可缓解震荡并人体维持的重心。临床上许多原因可以导致其生理弯曲的改变。

随着年龄的增长、各种外邪的侵袭，人体自身的老化、长久的劳损，脊柱的各脊椎及附件组织发生退变，引起脊柱的退变。脊柱退变性疾病属本虚表实证，本虚是脾肾两虚，表实是由于瘀血、痰湿阻滞气血经络而产生相应的疼痛、麻木、晕眩等症状。主要包括颈椎病、腰椎间盘突出症、胸椎间盘突出症、胸椎骨软骨病、腰椎退行性骨关节病等。

治疗方面有针灸、理疗、按摩、牵引、封闭、中西药、介入等方法，不得已的情况下行手术干预治疗，都有一定的疗效，但是效果都不尽如人意，而且大部分专家主张尽量保守治疗，只有10%~20%需手术治疗。中医特异针疗法——钩活术治疗脊柱退变性疾病，利用中医辨证施治、辨证和辨病相结合、通过影像学检查确定病位，按脊柱的配穴规律进行相应取穴，按照常规的钩活术方法，进行钩治相应的穴位点，可达到治疗脊柱退变性疾病的目的。

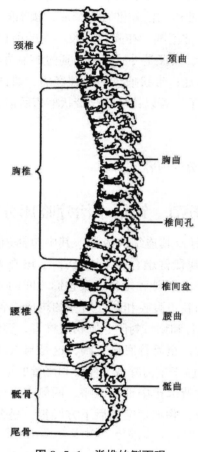

图 8-5-1　脊椎的侧面观

## 一、颈胸椎退变性及软组织疾病

颈椎7块椎骨有椎动脉走行于横突孔中，臂丛神经和颈丛神经是颈椎部位的主要神经，颈椎部肌肉丰富、功能复杂，最容易形成退变和劳损，周围软组织的退变和劳损必然引起颈椎间盘的退变，甚至影响椎骨的退变，进而形成颈椎病。由于人体的自我修复能力，颈椎病的发病过程时好时坏，但是逐年加重。具体内容见《中华钩活术治疗颈胸椎退变性及软组织疾病》。

### 二、腰骶椎退变性及软组织疾病

腰椎由 5 块椎骨组成，腰椎的腰 4 椎和腰 5 椎载荷量最大，所以腰 4、腰 5 椎最容易形成退变和劳损而影响坐骨神经，形成腰椎间盘突出症，由于反复发作进而形成腰椎管狭窄症。腰椎周围的软组织必然影响腰椎的功能活动，尤其是腰 3 横突生理性偏长，易形成第 3 横突综合征。具体内容见《中华钩活术治疗腰骶椎退变性及软组织疾病》。

### 三、脊柱骨关节病及脊椎管狭窄症

脊柱椎管狭窄症目前没有统一的明确定义，大多数学者认为脊柱椎管狭窄症系指因脊柱椎管骨性或纤维性增生引起的一个或多个节段的椎管狭窄，导致局部血液循环障碍，脊髓、硬膜囊、神经根受压，而引起各种临床症状和体征的一组症候群。临床因发病的部位不同、受累的组织不同、引起的临床症状也不同而表现各异。由外伤诱发者起病较急，发病时可能即有截瘫，日后遗留神经功能障碍（此类在陈旧性脊柱外伤中介绍）。无外伤诱因者，逐渐出现脊髓、神经压迫症状，甚至四肢瘫痪、卧床不起等。

本病根据临床表现，属中医学"颈肩痛""腰腿痛""痹证""痿证"等病证的讨论范围。中医学针对该病的理论探讨和临床治疗等方面的报道较少。随着医学技术的提高，特别是影像学技术的提高，对椎管狭窄的诊断和治疗都有很大的推动作用，也必将促进中医学对本病诊断和治疗方面的研究及探讨。中医认为本病发生的主要原因与先天肾气不足，肾气虚衰，以及外伤、劳损，或受风寒湿之邪侵袭等有关。其主要病机是肾虚不固，风寒湿邪阻络，气滞血瘀，营卫不通。该病症状多但体征少，故诊断有一定难度。治疗多以按摩、牵引、中药、硬膜外封闭等保守综合治疗为主，或采用手术治疗，但疗效不太确切。钩活术通过在脊柱旁选定相应的魏氏夹脊穴、华佗夹脊穴进行钩治，通过减压、减张、疏通、松解，解除外周的张力和压力（异常应力），使脊柱椎管外的压力和脊柱椎管内的压力建立起动态平衡，达到治病的目的，与其他疗法相比见效快、操作方便、反弹率低。其病因、病理、治疗过程、注意事项等详见《中华钩活术治疗脊柱骨关节病及脊椎管狭窄症》。

### 四、脊柱损伤及强直性脊柱炎

陈旧性脊柱外伤疾病是由于工作或其他原因不慎而造成的，最易发生于胸 11、胸 12、腰 1 和腰 2 椎体，通过外科手术治疗能缓解部分症状，同时也残留部分后遗症，给患者带来终身的痛苦，对陈旧性（受伤后 3 个月）脊柱外伤所形成的后遗症，钩活术对其有一定的治疗效果。

钩活术治疗陈旧性脊柱外伤疾病包括脊柱外伤性截瘫、脊柱外伤性二便功能障碍、脊柱外伤性抽搐、脊柱外伤性四肢活动受限、外伤性麻木等，利用中医辨证施治，通过影像学检查确定病位，按照脊柱的配穴规律进行相应取穴，如胸 12 和腰 1 椎体外伤性疾患，选取相对应的穴位点，按照常规的钩活术方法，进行钩治。具体病因、病理、诊断、辨证、钩治方法见《中华钩活术治疗四肢关节病》。

强直性脊柱炎（ankylosing spondylits，AS）是一种慢性进行性疾病，主要侵犯骶髂关节、脊柱骨突、脊柱旁软组织及外周关节，并可伴发关节外表现，严重者可发生脊柱畸形和关节强直，又称原发性 AS；其他脊柱关节病并发的骶髂关节炎为继发性 AS。通常所指均为前者。

治疗方面对于 AS 目前尚无根治方法。但是患者如能及时诊断及合理治疗，可以达到控制症状并改善预后的效果。通过药物和手术等综合治疗，可缓解疼痛和发僵，控制或减轻炎症，保持良好的姿势，防止脊柱或关节变形；必要时可矫正畸形关节，以达到改善和提高患者生活质量的目的。

钩活术选择魏氏夹脊穴和华佗夹脊穴，辅助脊柱旁其他穴位点，利用四位十法即钩治法、割治法、挑治法、针刺法、放血法，达到舒筋、调筋、顺筋、理筋、正筋的目的，直接解除粘连，缓解疼痛，控制或减轻炎症，调节机体免疫功能，以达到改善症状、延缓发展、控制疾病的目的，而且没有药物（如柳氮磺吡啶、甲氨蝶呤、糖皮质激素、米诺环素）带来的副作用。具体病因、病理、诊断、辨证、钩治方法见《中华钩活术治疗脊柱损伤及强直性脊柱炎》。

### 五、脊柱相关疾病

脊柱相关疾病是指颈、胸、腰椎的骨关节、椎间盘及椎周软组织遭受损伤或退行性改变，在一定诱因条件下，发生脊柱小关节错位、小关节紊乱、脊椎旋转、脊椎侧弯、椎间盘突出、韧带钙化或骨质增生、椎旁软组织肿胀、痉挛或粘连等，直接或间接对脊神经根、椎管内外动静脉、脊髓或交感神经等产生刺激或压迫，导致脊柱损伤疾患以外多系统症状和体征的疾病。

多种疾病类似内科、心血管科、胸科、神经科、骨科、腹外科、泌尿外科、妇科、五官科、口腔科等疾病中的一些相似征象，具体包括脊柱力平衡改变、自主神经功能紊乱、神经根传导异常或延迟、椎动脉痉挛、扭转等病理变化，如颈性鼻炎、脊源性乳腺增生、腰性腹痛和骶尾性性功能障碍。

脊柱相关疾病的诊断包括两个方面的内容：第一，符合脊柱病的诊断，既有脊柱相关的症状，又有脊柱相关影像学检查的结果；第二，排除相关的内科、外科、心血管科等疾患。

治疗方面有针灸、理疗、按摩、牵引、封闭、中西药、介入等方法，不得已的情况下行手术干预治疗，都有一定的疗效，此类疾病在临床上保守治疗占据很大的优势。中医特异针疗法——钩活术治疗脊柱相关疾病，利用中医辨证施治，如症状、体征符合脊柱相关疾病的诊断，通过影像学检查确定病位，按脊柱的配穴规律进行相应取穴，按照常规的钩活术方法，钩治相应的穴位点。具体病因、病理、诊断、辨证、钩治方法见《中华钩活术治疗脊柱相关疾病》。

## 六、四肢关节退变性疾病

四肢关节是人体活动的枢纽，在工作和生活中四肢关节最易受外邪的侵袭，出现风湿痹痛，四肢关节的长期活动易致劳损，容易发生退变而形成疾病，临床多见膝关节骨性关节炎、髋关节骨性关节炎、肩周炎、肱骨外上髁炎、腱鞘炎等。

四肢关节退变性疾病多因四肢关节内外软组织急性损伤和慢性劳损等产生无菌性炎症刺激而形成病变。四肢关节解剖结构发生微小的变化而引起关节旁肌痉挛和肌挛缩，刺激、牵拉或压迫相应的周围组织，形成无菌性粘连，功能下降，劳损则牵拉骨膜，骨膜下出血，骨质增生，出现关节疼痛、关节变形、活动受限，如此恶性循环，症状逐渐加重，甚至残废。

四肢关节疾病的诊断包括两个方面的内容：第一，四肢关节功能受限，局部肿胀疼痛，逐渐加重，或时轻时重，又符合四肢关节相关影像学检查的结论；第二，排除相关其他原因引起的四肢关节病。

治疗方面有针灸、理疗、按摩、牵引、封闭、中西药、关节腔注射、骨减压、介入等方法，不得已的情况下可行手术置换，大部分专家主张尽量保守治疗。中医特异针疗法——钩活术治疗四肢关节疾病，利用中医辨证施治，通过影像学检查确定病位，按四肢关节的配穴规律进行相应取穴，按照常规的钩活术方法，钩治膝三穴的穴位点。具体病因、病理、诊断、辨证、钩治方法见《中华钩活术治疗四肢关节病》。

## 七、妇科病及变态反应性疾病

人体以脏腑、经络为本，以气血为用。脏腑、经络、气血的活动，男女基本相同，但是女性在脏器上有胞宫，在生理上有月经、带下、胎孕和产育等，这些与男性的不同点便构成了女性的生理特点——多血之体。

女性的月经、带下、胎孕和产育等特殊功能，主要是脏腑、经络、气血乃至天癸的化生功能作用于胞宫的表现。研究女性的生理特点，找出其活动规律，必须了解脏腑、经络、气血、天癸与胞宫的内在联系及其在女性生理中的特殊作用。按照中医学的理论，胞宫是行经和孕育胎儿的脏器；天癸是肾中产生的一种促进人体生长、发育和生殖的物质；气血是行经、养胎、哺乳的物质基础；脏器是气血生化之源；经络是联络脏器、运行气血的通路。因此，研究女性的生殖特点，必须以脏器、经络为基础，深入了解脏腑、经络、气血、天癸与胞宫的整体关系，尤其要着重了解肾、肝、脾、胃和冲、任二脉在妇女生理上的作用，这样才能系统阐述中医妇科学的月经、带下、胎孕和产育等理论。

由妇女的生理特点所决定，妇科病有其不同的病因、病机和疾病属性。在临床上有很多方法可以治疗妇科病，但对某些病种出现见效慢、反复发作的现象。钩活术按照中医的辨证施治和脊柱、经络、气血、妇科疾病特点之间的相互关系，辨证选取魏氏夹脊穴和相关腧穴，常规钩活术治疗，对月经病（痛经、子宫内膜异位症及子宫腺肌病）、乳腺增生、产后身痛（产后风）、不孕症、妇人腹痛（慢性附件炎和慢性盆腔炎）、脏躁等具有良好的疗效。具体病因、病理、诊断、辨证、钩治方法见《中华钩活术治疗妇科病及变态反应性疾病》。

### 八、部分疑难杂症

很多疑难杂症临床没有特效办法，利用不同型号和弧度的钩针进行钩活术治疗可解决部分疑难杂症。如：通过钩治腰背部魏氏夹脊穴位点治疗老年或小儿遗尿；钩治相应神经根部的穴点治疗带状疱疹后遗神经痛；钩治头颈部魏氏夹脊穴位点治疗三叉神经痛和面神经麻痹（面瘫）；钩治腰骶部魏氏夹脊穴位点治疗慢性前列腺炎；通过钩治背部魏氏夹脊穴位点防治慢性气管炎；肛门型钩针直接钩治肛裂部位治疗新发和陈旧性肛裂；汗腺型钩针治疗狐臭病等取得了良好的疗效。详见《中华钩活术治疗疑难杂症》。

# 第六节　钩活术术后注意事项

钩活术治疗后只是完成全部治疗的三分之二，还有三分之一就是术后应该如何保养和修复，这就是钩活术术后注意事项的主要内容。

1. 术后 4 天去除敷料之后，针眼局部干热敷 2~3 天，2 次 / 日（关节腔积液患者不能热敷，足浴、足疗），一次约 10 分钟，7 天定时复查，根据情况 7~14 天酌情做下一次。3 次 1 个疗程，1 个疗程完成后，20 天复查，根据病情综合分析确定下一疗程钩治的方案。术后禁食羊肉、鱼虾水产类、辣椒、生葱辣蒜、韭菜、胡椒、麻椒、酒类、菌类、酶类等刺激发酵类食品 30 天；5 天内不能洗浴；注意不要过度劳累，术后第 2、4、7、14、21、30、90 天为反弹日，请加以注意，每日有足够的睡眠、合理膳食。

2. 糖尿病、冠心病、高血压及老年患者，在钩活术治疗期间个体化常规用药，在院期间，患者应配合相关检查，否则责任自负。

3. 注意休息，讲究卫生，防止感染，节制性生活，生活有规律，禁烟酒，合理营养，避免受风着凉，有其他疾病或在治疗中、治疗后又有他病出现，要及时治疗，此时颈腰病可暂缓治疗。

**颈椎病**：治疗后 4 天内不要被动颠簸，注意适当活动颈部，不长时间维持一个姿势，不躺着看书、看电视。争取每天做颈保健操，其幅度要因人而易（但术后前 4 天未去除敷料前不能做颈保健操）。保健枕每天仰卧位 15 分钟（但对胸腰椎退变、驼背明显或强直性脊柱炎患者不能仰卧者不要求仰卧位，并且应把保健枕的下方垫起来，适应其病理现象为佳），之后可随意或延续，仰卧位时颈部一定要枕在保健枕较软的部位，使其恢复颈椎生理曲度，使颈椎和枕骨产生生理性的协调，既保健又治病。保健枕可用 1~2 年，其他注意看 1、2、3。

**腰椎病**：治疗后注意使用硬板床，根据病情注意休息，进行床上、床下功能活动，不要久坐、久站和下蹲。如需大便，一定要在高位大便椅上解便，解便后提裤动作一定要慢用力。3个月内不做扭腰的动作，不要直接弯腰持物和固定姿势，不做体力劳动。腰围至少围1~2个月，白天使用，夜晚可去掉，以及注意1、2、3。

**椎管狭窄**：治疗后根据病情注意休息，进行床上、床下功能活动，多食含钙食物，如鲜奶，做颈保健操，尽量少走路，交通工具最好是三轮车、自行车，不能随意进行各种锻炼，其他注意同颈腰椎病，以及注意1、2、3。

**膝关节**：治疗后根据病情注意休息，进行床上、床下功能活动，床上做各种功能位锻炼最佳，注意少走路，减少膝关节的负荷，交通工具最好是三轮车或自行车，对膝关节积水者加压绷带24小时去掉，积水出现红肿热痛者不要热敷。避免受风着凉，多食含钙食物，如鲜奶等，以及注意1、2、3。

**肩关节**：治疗后注意适当的肩关节功能锻炼，如爬墙运动的锻炼，尽量使各种功能到位，少接触凉水或冷环境，注意保暖，以及注意1、2、3。

**鼻炎、鼻窦炎**：治疗后注意预防上呼吸道感染，一定不要受风着凉，避免接近流行性感冒患者，注意冷热调整，尤其是冬天。如有肺部、咽喉部、耳部炎症时积极治疗，避免再次感染，按时口服中药，以及注意1、2、3。

**带状疱疹后遗神经痛**：治疗后注意不要饮酒及摄入刺激性食物，局部绝对不能热敷，局部不能使用任何膏药，尽量避免局部刺激，不要受风着凉，注意保持情绪稳定，防止情绪急躁而引发疼痛。增加人体免疫力，预防感冒及病毒感染，感染后及时治疗，以及注意1、2、3。

**遗尿**：治疗后注意调整情绪，尤其是不责骂孩子，晚间家长帮助唤醒孩子起来排尿两次，老人也要予以提醒，并加以鼓励。多做思想工作，多赞扬，以及注意1、2、3。

**强直性脊柱炎**：治疗后注意不受潮湿、不劳累、不受风着凉，加强适度的功能锻炼。不要有任何思想压力，合理营养，提高人体免疫力，随时观察疾病的变化，如有反弹，及时钩活治疗，也可以每年1~2次钩活术预防性治疗，以及注意1、2、3。

**颈性震颤**：治疗后注意调整情绪，参加适宜的娱乐运动，预防其他疾病发生，并积极配合其他疾病的治疗，因颈性震颤与情绪有极大的关系，所以尽量减少精神类刺激，控制疾病的发展，减少并发症的出现，以及注意1、2、3。

**胆囊炎胆石症**：治疗后注意饮食调整，少食油腻肉类及刺激性食物，注意饮食清淡，保持良好的情绪，防止情绪急躁，配合胆囊炎及胆石症的其他治疗方法，以及注意1、2、3。

**股骨头坏死**：治疗后根据病情注意休息，进行床上、床下功能活动，最好是非负重性功能锻炼，每日1~2次，每次10分钟左右，下床活动、行走时可拄拐杖，减轻对股骨头的压力，有助于局部功能恢复，注意不要受风着凉，多食含钙食物，如鲜奶等，以及注意1、2、3。

# 第七节　钩活术的疗程

钩活术治疗分为软组织治疗和硬组织治疗，其疗程稍有不同，特殊疾病有特殊的疗程，有利于疾病的康复和被钩治软硬组织的康复。

## 一、钩活术治疗的疗程

### 1. 一般疗程的标准

（1）脊柱退变性疾病和脊柱相关疾病（须住院治疗）：同一椎体钩活术 2~3 次为 1 个疗程，间隔 7~14 天治疗 1 次，治疗 1 次临床控制者不需第 2 次治疗，治疗 2 次临床控制者不需第 3 次治疗，以患者原有的症状消失 ≥ 75% 为临床控制。疗效评估根据 1994 年 9 月中华人民共和国中医药行业标准《中医病证诊断疗效标准》综合判定。

（2）四肢关节病（须住院治疗）：同一关节治疗 2~3 次为 1 个疗程，间隔 7~14 天治疗 1 次，治疗 1 次临床控制不需第 2 次治疗，治疗 2 次临床控制不需第 3 次治疗，以患者原有的症状消失 ≥ 75% 为临床控制。疗效评估根据 1994 年 9 月中华人民共和国中医药行业标准《中医病证诊断疗效标准》综合判定。

### 2. 再次钩治的标准（同一椎体或关节）

再次钩活术治疗的标准，根据 1994 年 9 月中华人民共和国中医药行业标准《中医病证诊断疗效标准》综合判定。

第 1 次钩活术治疗后住院观察（同时辅助其他治疗）：临床症状未见好转，等待第 2 次治疗；如好转 ≥ 75% 可暂不做第 2 次钩活术治疗，需出院观察 10~20 天复诊，如有反弹，可行第 2 次住院钩活术治疗。

第 2 次钩活术治疗后住院观察（同时辅助其他治疗）：症状未见好转或加重改用他法；如好转 ≥ 75% 可暂不做第 3 次钩活术治疗，需出院观察 20~30 天复诊，如有反弹，可行第 3 次住院钩活术治疗。

第 3 次钩活术治疗住院观察（同时辅助其他治疗）：症状好转 ≥ 75% 可出院修复观察，需院外观察 20~60 天复诊，如症状反弹好转 < 50%，可行下一疗程的住院钩活术治疗。

### 3. 钩治不同椎体或关节的标准

同一椎体 7~14 天钩活术治疗 1 次，2~3 次为 1 个疗程，两个疗程之间间隔 20~60 天；不同椎体间隔 3~4 天；脊柱和四肢关节可以同时钩治；颈、胸、腰、骶椎可交替钩治。对脊柱退变性疾病和脊柱相关疾病及四肢关节病复发者，可再进行住院进行钩活术治疗。

特殊疾病：如脊髓型颈椎病、颈胸腰椎管狭窄症、胸髓变性、椎体滑脱等失去或不接受开放性手术的患者，经钩活术 3 次治疗后自觉症状好转 5% 或未见加重，20~60 天可继续下一疗程的住院钩活术治疗。

## 二、软组织钩活术两疗程间隔的标准

1. 一次一个疗程者观察 20 天，症状好转 ≥ 75% 不做下一疗程治疗，如症状反弹好转 < 50%，可行下一疗程的住院治疗。

2. 两次一个疗程者观察 20 天，症状好转 ≥ 75% 不做下一疗程治疗，如症状反弹好转 < 50%，可行下一疗程的住院治疗。

3. 三次一个疗程者观察 20~60 天，症状好转 ≥ 75% 不做下一次治疗，如症状反弹好转 < 50%，可行下一疗程的住院治疗。

4. 特殊维持控制类慢性疾病，经钩活术 1~3 次治疗后自觉症状好转 5% ~10% 或未见加重，也可按照疗程出院休养观察（症状继续加重者改用他法）。需院外观察 20~60 天复诊，进行下一疗程的治疗；一般慢性疾病，三次一个疗程者观察 20~60 天，症状好转 ≥ 50% 不做下一次治疗，如症状反弹好转 < 50%，可行下一疗程的住院治疗。

5. 一年内同一部位钩活术治疗按照疗程间隔 20~60 天的时间，最多 3 个疗程。

# 参考文献

［1］王国强.中医医疗技术手册［S］.北京：国家中医药管理局，2013.

［2］于文明.中医临床基层适宜技术手册［S］.长春：吉林科学技术出版社，2009.

［3］于文明.中医临床基层适宜技术［M］.北京：国家中医药管理局，2009.

［4］魏玉锁.中华钩活术［M］.北京：中医古籍出版社，2009.

［5］魏玉锁.中华钩活术治疗颈胸椎退变性及软组织疾病［M］.北京：中医古籍出版社，2012

［6］魏玉锁.中华钩活术治疗腰骶椎退变性及软组织疾病［M］.北京：中医古籍出版社，2012.

［7］魏玉锁.中华钩活术治疗脊柱骨关节病及脊椎管狭窄症［M］.北京：中医古籍出版社，2013.

［8］魏玉锁.中华钩活术治疗脊柱损伤及强直性脊柱炎［M］.北京：中医古籍出版社，2014.

［9］魏玉锁.中华钩活术治疗脊柱相关疾病［M］.北京：中医古籍出版社，2015.

［10］魏玉锁.中华钩活术治疗四肢关节病［M］.北京：中医古籍出版社，2016.

［11］魏玉锁.中华钩活术治疗妇科病及变态反应性疾病［M］.北京：中医古籍出版社，2017.

［12］魏玉锁.中华钩活术治疗部分疑难杂症［M］.北京：中医古籍出版社，2018.

［13］魏玉锁.中医微创钩活术（钩针）技术诊疗方案和临床路径［S］.北京：中国中医药出版社，2020.

［14］魏玉锁.中医钩活术技术操作规范（第一册脊柱类疾病）［S］.北京：中医古籍出版社，2019.

［15］魏玉锁.中华钩活术99问［M］.2版.北京：中医古籍出版社，2017.

［16］周振东.颈肩部慢性疼痛治疗学［M］.北京：人民军医出版社，2003.

［17］鲁玉来，蔡钦林.腰椎间盘突出症［M］.北京：人民军医出版社，2002.

［18］郑丕舜.脊椎脊髓关连病与脊髓病诊断治疗学［M］.北京：北京科学技术出版社，2002.

［19］马奎云.颈源性疾病诊断治疗学［M］.郑州：河南科学技术出版社，2005.

［20］张学军.皮肤性病学［M］.北京：人民卫生出版社，2001.

［21］陈百成，张静.骨关节炎［M］.北京：人民卫生出版社，2004.

［22］叶应陵.腰腿痛的诊断与治疗［M］.北京：人民军医出版社，2004.

［23］王和鸣.中医伤科学［M］.北京：中国中医药出版社，2002.

［24］陈廷明，刘怀清，闵苏.颈肩腰背痛非手术治疗［M］.北京：人民卫生出版社，2006.

［25］邵福元，邵华磊，薛爱荣.颈肩腰腿痛应用解剖学［M］.郑州：河南科学技术出版社，2000.

［26］贺普仁.针具针法［M］.北京：科学技术文献出版社，2003.

［27］黄开斌，田纪钧.特异针刺疗法［M］.北京：人民日报社培训中心，1998.

［28］王萍芬.中医儿科学［M］.上海：上海科学技术出版社，1997.

［29］黄贤忠.壮医针挑疗法［M］.南宁：广西人民出版社，1986.

［30］江建明.河北省病历书写规范.河北：河北省病案质量管理与控制中心，2013版.

［31］魏玉锁.自定颈三穴"钩针"治疗颈椎病［J］.中国临床医生，2003，31（11）：44-46.

［32］魏玉锁.钩针松解术微创治疗腰椎间盘突出症［J］.中国临床医生，2004，32（4）：43-44.

［33］魏玉锁.颈部软组织劳损行钩活术32例报道［J］.中国临床医生，2005，33（4）：35-37.

［34］魏玉锁."钩活术"治疗颈腰椎管狭窄1例报道［J］.中华脊柱医学，2005，2（3）：58.

［35］魏玉锁."钩活术"治疗腰椎间盘膨隆型突出症300例临床观察［J］.中国社区医师，2005，21（14）：40.

［36］魏玉锁.钩活术与椎旁注射治疗突出型腰椎间盘突出症临床疗效对比观察［J］.社区医学杂志，2006，4（2）：47-49.

［37］魏玉锁."钩活术"治疗腰椎间盘突出症1例报道［J］.社区医学杂志，2006，4（6）：48-50.

［38］魏玉锁.钩活术治疗腰椎手术失败综合征228例临床观察［J］.医药月刊，2006，3（10）：56-58.

［39］魏玉锁.钩活术加椎旁神经阻滞治疗带状疱疹后遗神经痛［J］.中国临床医生，2006，34（12）：45-46.

［40］魏玉锁.纯中药加穴位阻滞治疗慢性过敏性鼻炎［J］.社区医学杂志，2007，5（20）：63-64.

［41］魏玉锁.纯中药治疗慢性过敏性鼻炎［J］.医药月刊，2007，4（10）：191-192.

［42］魏玉锁.慢性过敏性鼻炎行钩活术52例报道［J］.按摩与导引，2007，23（11）：16-17.

［43］魏玉锁.钩活术治疗神经根型颈椎病［J］.中国民间疗法，2008，16（1）：15-16.

［44］魏玉锁.神经妥乐平治疗带状疱疹后遗神经痛临床观察［J］.社区医学杂志，2008，6（14）：14.

［45］魏玉锁.钩活术加神经妥乐平椎旁阻滞治疗带状疱疹后遗神经痛疗效观察［J］.社区医学杂志，2008，6（18）：35-36.

［46］魏玉锁.中药加局部阻滞治疗肩周炎110例［J］.临床医学学刊，2008，17（20）：136.

［47］魏玉锁.中药加手法治疗肩周炎98例［J］.社区医学杂志，2008，6（22）：56-57.

［48］魏玉锁.钩活术治疗带状疱疹后遗神经痛［J］.针灸临床杂志，2008，24（12）：30-31.

［49］魏玉锁.钩活术治疗肩周炎180例［J］.中国临床医生，2009，37（4）：53-54.

［50］魏玉锁.局部麻醉在钩活术中的应用［J］.社区医学杂志，2010，8（13）：88.

［51］魏玉锁.钩活术防粘活血药物应用的临床研究［J］.中国保健营养，2010，19（14）：186-188.

［52］魏玉锁.钩活术治疗轻度膝关节骨性关节炎65例疗效观察［J］.社区医学杂志，2010，8（17）：87-88.

［53］魏玉锁.钩活术治疗重度膝关节骨性关节炎临床观察［J］.世界中西医结合杂志，2010，5（10）：889-891.

［54］魏玉锁.钩活术治疗中度膝关节骨性关节炎60例［J］.中国中医基础医学杂志，2010，16（10）：921-922.

［55］魏玉锁.钩活术治疗中期股骨头缺血性坏死70例［J］.大家健康，2011，5（6）：30-32.

［56］魏玉锁.钩活术治疗早期股骨头缺血性坏死50例疗效观察［J］.社区医学杂志，2011，10（16）：40-41.

［57］魏玉锁.股骨头缺血性坏死晚期钩活术治疗55例［J］.中国保健营养，2011：73-75.